Inhaltsübersicht

D1670596

Der Umwelt zuliebe verzichten
wir auf den traditionellen Kunststoffumschlag –
schreib uns deine Meinung
zu diesem neuen Umschlag über
kundenservice.thieme.de

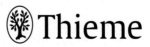

Checklisten der aktuellen Medizin

Begründet von F. Largiadèr, A. Sturm, O. Wicki

Checkliste Medical Skills

Sven Hengesbach, Jochen Hinkelbein,
Harald Genzwürker, Christopher Neuhaus,
Yvonne Kollrack, Amelie Knauß

2., unveränderte Auflage

260 Abbildungen
34 Tabellen

Georg Thieme Verlag
Stuttgart · New York

Bibliografische Information
der deutschen Nationalbibliothek
Die Deutsche Nationalbibliothek verzeichnet diese Publikation in der Deutschen Nationalbibliografie: detaillierte bibliografische Daten sind im Internet über http://dnb.d-nb.de abrufbar

Ihre Meinung ist uns wichtig! Bitte schreiben Sie uns unter

www.thieme.de/service/feedback.html

1. Auflage 2013
© 2019 Georg Thieme Verlag KG, Rüdigerstraße 14, D- 70469 Stuttgart
Unsere Homepage: http://www.thieme.de

Umschlaggestaltung: Thieme Gruppe
Umschlagfoto: Studio Nordbahnhof, Stuttgart
Zeichnungen: Angelika Brauner, Hohenpeißenberg
Satz: L42 AG, Berlin; gesetzt in: 3B2
Druck: Westermann Druck Zwickau GmbH, Zwickau

DOI 10.1055/b-007-167434
ISBN 978-3-13-243025-9   1 2 3 4 5 6
Auch erhältlich als E-Book:
eISBN (PDF) 978-3-13-243026-6, eISBN (epub) 978-3-13-243027-3

Vorwort

Wie übersteht man die ersten Einsätze in der Klinik, ohne allzu viele Federn zu lassen, und vor allem ohne den Patienten zu schaden? Und wo kann ich nachschlagen, wenn ich mal nicht weiter weiß? Diese Frage stellen sich sicherlich viele Studenten zu Beginn ihrer ersten praktischen Tätigkeit in Famulatur und PJ.

Der „Sprung ins kalte Wasser" wird möglicherweise durch den häufig vorherrschenden Personalmangel beschleunigt – und so findet man sich, ehe man viel darüber nachdenken kann, alleine mit den Patienten auf der Station oder in der Ambulanz. Ohne eine ausführliche Einarbeitung und ohne ausreichende eigene Erfahrungen entstehen dann Gefühle von Hilflosigkeit und Überforderung. Das bringt nahezu jeden Anfänger in der Klinik irgendwann an die Grenzen seiner Leistungsfähigkeit. Der Einstieg kann hart sein im Biotop Krankenhaus, das wissen wir Autoren alle aus eigener Erfahrung.

Daher möchten wir ein bisschen Licht ins Chaos bringen und eine Orientierung für Medizinstudenten und junge Ärzte bieten. Mit dem Ziel, schnell die wesentlichen Informationen zur Hand zu haben, ist die Checkliste Medical Skills entstanden.

So finden Sie im Anfangsteil hilfreiche Hinweise für das richtige Verhalten auf Station und erhalten Tipps, wie Sie sich in Ihrer neuen Rolle zurechtfinden.

Im Weiteren werden alle wichtigen Arbeitstechniken – von der Blutentnahme bis zur Knochenmarkspunktion – ausführlich Schritt für Schritt erklärt. Profitieren Sie dabei von unseren Tipps aus der Praxis!

Wichtige (und vor allem sinnvolle) Laborparameter finden Sie tabellarisch in der Buchmitte. So haben Sie die entsprechenden Normwerte schnell bei der Hand.

Auf einen Notfall kann man sich zwar schlecht vorbereiten, aber im roten Buchteil erfahren Sie ein paar grundsätzliche Verhaltensregeln. Wichtige Techniken wie die Intubation und die Maskenbeatmung werden genau erklärt. Außerdem finden Sie die aktuellen ERC-Richtlinien zur Reanimation verständlich aufbereitet.

Zur Vorbereitung von Famulaturen und PJ in der Chirurgie ist der letzte Buchteil hilfreich: Erfahren Sie, welche Besonderheiten sich auf chirurgischen Stationen ergeben, lernen Sie chirurgische Instrumente und häufige Operationen kennen und schlagen Sie die postoperative Versorgung nach.

Für die Unterstützung während der Entstehung des Buches möchten wir uns herzlich beim gesamten Thieme-Team bedanken. Ein großer Dank geht insbesondere an Frau Dr. med. Janna Fischer für ihre engagierte fachredaktionelle Arbeit – viele konstruktive Anmerkungen und Rückfragen haben die einzelnen Kapitel abgerundet.

Wir hoffen, dass diese Checkliste Ihnen mehr Sicherheit im klinischen Alltag und damit mehr Freude an Ihrem Berufseinstieg gibt – ob als klassisches Kitteltaschenbuch oder als App. Wir freuen uns über Ihr Lob, aber auch über Anregungen, wie wir dieses Buch weiter verbessern können.

Die Autoren im Mai 2019

Anschriften

Dr. med. Sven Hengesbach
Hausarztzentrum Münster-Süd
Hammer Straße 99
48153 Münster

Prof. Dr. med. Jochen Hinkelbein, D.E.S.A., E.D.I.C., F.As.M.A.
Geschäftsführender Oberarzt
Klinik für Anästhesiologie und Operative Intensivmedizin
Universitätsklinikum Köln (AöR)
Kerpener Straße 62
50937 Köln

Priv.-Doz. Dr. med. Harald Genzwürker
Chefarzt der Klinik für Anästhesiologie und Intensivmedizin
Neckar-Odenwald-Kliniken gGmbH
Standorte Buchen und Mosbach
Dr. Konrad-Adenauer-Straße 37
74722 Buchen

Dr. med. Christopher Neuhaus
Klinik für Anästhesiologie
Universitätsklinikum Heidelberg
Im Neuenheimer Feld 110
69120 Heidelberg

Dr. med. Yvonne Kollrack
Oberärztin
Abteilung für Unfallchirurgie und Orthopädie
Sankt Gertrauden-Krankenhaus
Paretzer Straße 12
10713 Berlin

Amelie Knauß
Neckartailfinger Str. 11
72655 Altdorf

Inhaltsverzeichnis

Blauer Teil: Diagnostik und Intervention

Roter Teil: Notfall und Intensivmedizin

Anhang: Allgemein- und Unfallchirurgie

1 Einführung

1.1 Verhalten während Famulatur und PJ – 10 goldene Regeln

Allgemeine Anmerkungen

▶ **Die ersten Famulaturen:** Der Übergang von der Theorie zur Praxis beginnt für die meisten Studenten mit den ersten Famulaturen. Es kann sinnvoll sein, diese ersten praktischen Erfahrungen in einem operativen Fach zu sammeln, da dort manches anschaulicher ist. Auch in Ambulanzen sehen Sie häufige Krankheitsbilder und können viele praktische Fertigkeiten lernen. Die in der Inneren Medizin wichtige Pharmakologie hingegen wird erst später im Studium gelehrt, sodass es sich anbietet, diese Famulatur an den Schluss zu stellen. Bedenken Sie auch, dass Famulaturen eine einmalige Gelegenheit bieten, in Fachgebiete „reinzuschnuppern", die Sie im PJ nicht pflichtmäßig belegen müssen.

▶ **Eigene Erwartungen:** Ihre Lernziele werden sich im Laufe der Zeit verändern. So sollten Sie in den ersten Famulaturen Grundfertigkeiten wie Blutabnehmen, Nadeln legen, Verhalten im OP etc. lernen; im PJ hingegen betreuen viele Studenten bereits einige Patienten nahezu selbstständig und können unter Aufsicht auch anspruchsvollere Tätigkeiten durchführen. Nach der Anfangszeit sollten Sie resümieren, ob die Lernziele erreicht werden können oder ob Veränderungen notwendig sind.

▶ **Vorbereitung:** Es ist in jedem Fall sinnvoll, sich thematisch auf Famulaturen und das PJ vorzubereiten. Beschränken Sie sich dabei aber auf die wichtigsten Krankheitsbilder (S. 18), ansonsten laufen Sie Gefahr, sich zu verzetteln. Die folgenden Verhaltensregeln können im Umgang mit Kollegen, Pflegepersonal, Angestellten und Patienten helfen, die Famulaturen und das PJ lehrreich, erfolgreich und für alle Seiten gewinnbringend verlaufen zu lassen.

10 goldene Regeln für Famulatur und PJ

▶ **1. Stellen Sie sich lieber einmal zu viel vor als einmal zu wenig!** Das gilt nicht nur gegenüber den Mitarbeitern der eigenen Station sondern auch in Funktionsbereichen wie der Radiologie, der Cafeteria, bei den Sekretärinnen und der Pforte. Sie selbst werden sich anfangs nicht sofort alle Namen merken können – Nachfragen ist, wo nötig, erlaubt.

▶ **2. Fragen sind da, damit man sie stellt!** So profitieren Sie vom Wissen erfahrener Stationsärzte. Achten Sie dabei auf den passenden Moment und eine angemessene Formulierung: Die Fragen sollten nicht zeigen, dass Sie sich mit dem Thema noch nie befasst haben. Nachlesen können Sie zu Hause oder in ruhigen Zeiten auf der Station.

▶ **3. Respektieren Sie Ihre Grenzen!** Kommunizieren Sie offen, wenn Sie sich bestimmte Tätigkeiten noch nicht zutrauen oder sie noch nie durchgeführt haben. Ehrlichkeit zahlt sich letztlich aus und hilft, Fehler, die aus übertriebenem Ehrgeiz entstehen, zu vermeiden.

▶ **4. Lassen Sie sich nicht ausbeuten!** Sie sind auf der Station, um etwas zu lernen, und sollten nicht nur mit Hilfstätigkeiten betraut sein. Im Gegenzug freut sich der engagierte Stationsarzt aber auch, wenn Sie ihm Arbeit abnehmen und im besten Fall investiert er einen Teil der gewonnenen Zeit in Ihre Ausbildung.

▶ **5. Zeigen Sie Engagement und Lust auf´s Arbeiten!** Aber: Nehmen Sie sich auch die Freizeit, die Ihnen zusteht. Ein schlechtes Gewissen ist dabei nicht angebracht: Sie brauchen nicht schon als unbezahlte Arbeitskraft 50- oder 60-Stunden-Wochen abzuleisten.

▶ **6. Machen Sie einen Dienst mit!** Dieser bietet oft die Möglichkeit, selbstständig kleine Eingriffe (z. B. Wundversorgung) durchzuführen und ein anderes Patientenspektrum kennenzulernen. Außerdem schaffen gemeinsam durchwachte Nächte eine ganz neue Kollegialität.

▶ **7. Nehmen Sie sich die Zeit, in den Arztberuf „hineinzuwachsen".** Der Übergang vom Studenten zum Arzt geschieht nicht von heute auf morgen und ist mit großen Umwälzungen verbunden. Insbesondere zu Beginn Ihrer klinischen Tätigkeit ist Perfektionismus eher hinderlich als hilfreich.

▶ **8. Lassen Sie nicht den Arzt/die Ärztin raushängen!** Ja, Sie haben schon eine Menge gelernt. Theoretisch. Was Ihnen fehlt, ist praktische Erfahrung. Nehmen Sie das Pflegepersonal ernst – es bietet einen reichhaltigen Fundus an Erfahrung und Wissen. Stationsarbeit ist Teamarbeit. Wenn Sie hilfsbereit und bescheiden auftreten, wird man Ihnen bei Problemen und Fragen gerne weiterhelfen.

▶ **9. Vernachlässigen Sie soziale Aktivitäten nicht.** Der klinische Alltag mag Sie zwar (besonders zu Beginn) enorm fordern, ein körperlicher und seelischer Ausgleich ist aber erforderlich, um langfristig leistungsfähig sowie körperlich und seelisch gesund zu bleiben. Achten Sie auch auf ausreichend Schlaf und eine ausgewogene Ernährung.

▶ **10. Mit Speck fängt man Mäuse** … und mit Süßigkeiten Klinikpersonal. Ein Kuchen zum Abschied oder nach einer besonderen „ersten Leistung" (Punktion, kleine OP) freut alle!

1.2 Rechte und Pflichten als Famulant oder im PJ

Allgemeine Anmerkungen
. . . .

▶ **Status:** Als Famulant oder im PJ gehören Sie zum ärztlichen Personal und sind formell dem Ärztlichen Direktor unterstellt. Trotzdem sind Sie nach wie vor Student und kein Arzt. Dieser „Zwischenstatus" kann zu Konflikten und Unsicherheiten im eigenen Selbstverständnis, aber auch in der Rolle gegenüber Patienten, Angehörigen und Pflegepersonal führen.

▶ Als Famulant und im PJ haben Sie gewisse Pflichten, aber auch Rechte. Diese werden im Folgenden erläutert.

Rechte
. . . .

▶ **Recht auf Ausbildung:**
  • Laut der Ärztlichen Approbationsordnung muss es sich bei den Tätigkeiten im PJ um ärztliche Tätigkeiten handeln. Trotzdem wird es vorkommen, dass PJler auf die Suche nach Röntgenbildern oder Akten geschickt werden. Auch die Stationsärzte müssen im Alltag solche Tätigkeiten durchaus einmal selbst durchführen! So etwas ist nicht automatisch als Schikane gemeint, sollte aber eine Ausnahme und nicht die Regel sein! Als Ausgleich könnten Sie sich die Röntgenbilder dann auch erklären lassen! Auch viele erst einmal „langweilig" erscheinende Tätigkeiten (z. B. Haken halten im OP) können durch Eigeninitiative (Fragen stellen, am Ende der OP Hautnaht erbitten) einen Lerneffekt erhalten.
  • Sollten sich längerfristig Probleme ergeben, suchen Sie das Gespräch mit dem Stationsarzt, Oberarzt oder auch Chefarzt. Die Lehrkrankenhäuser erhalten pro PJ eine Ausbildungspauschale und auf diese Ausbildung haben Sie ein Recht!
  • In vielen Abteilungen gibt es einen PJ-Leitfaden mit festgelegten Ausbildungszielen und -aufgaben zur Orientierung. Zudem wird die Qualität des PJ meist evaluiert. Fachschaft bzw. Dekanat geben darüber Auskunft.

▶ **Arbeitszeit:**
  • In den Studienordnungen/PJ-Leitfäden der meisten Universitäten ist eine wöchentliche Arbeitszeit im PJ von 40 Stunden festgelegt. Das gilt auch für Spitäler in der Schweiz, die die wöchentliche Arbeitszeit z. B. als 50 Wochenarbeitsstunden, davon x Stunden Selbststudium plus x Wochenenddienste/Monat mit x Stunden Kompensation festlegen.

- Im Durchschnitt sollten die 40 Stunden eingehalten werden. Fallen einmal Überstunden an, müssen diese durch Freizeit ausgeglichen werden. Das gilt auch für oftmals vorgesehene Dienste am Wochenende oder nachts. Hier gilt meistens, dass eine unmittelbare Kompensation im Verhältnis 1 : 1 in Freizeit erfolgen muss, d. h. wer z. B. am Samstag 8 Stunden in der Notaufnahme geholfen hat, bekommt am Montag frei.
- Oft gehört die Teilnahme an Kolloquien, Fallvorstellungen und Fortbildungsveranstaltungen zum PJ-Inhalt!

▶ **Krankheit/Urlaub:** Die Zahl der Krankheits- bzw. Urlaubstage ist in der jeweiligen Studienordnung festlegt. In den meisten Lehrkrankenhäusern sind durchaus unbürokratische Absprachen möglich, z. B bei wichtigen Arztterminen. Im Krankheitsfall sollte unverzüglich die Meldung an das jeweilige Chefsekretariat und/oder den zugeteilten Stationsarzt/die Funktionsabteilung erfolgen. Bei PJ- oder Famulaturbeginn nachfragen, wie die Krankmeldung gehandhabt werden soll.

▶ **Verpflegung:**
- In vielen Lehrkrankenhäusern ist für Famulanten und PJler eine Verpflegungspauschale als Aufwandsentschädigung vorgesehen. Meistens gibt es pro Monat einen Freibetrag auf die Essenskarte für die Personalcafeteria o. Ä.
- Ganz wichtig ist es auch, zu klären, ob auf der Station oder im OP Wasserflaschen öffentliches Gut sind oder privat mitgebracht wurden. Gleiches gilt für die Kaffeemaschine, hier wird oft ein monatlicher Beitrag erwartet. Auch bei auf Station herumstehenden Süßigkeiten/Kuchen nicht einfach zugreifen, sondern fragen, von wem und für wen es ist. Übrig gebliebene Patientenessen zu verspeisen ist offiziell streng verboten!

▶ **Bekleidung:**
- Ob und welche Bekleidung gestellt wird, kann von Klinik zu Klinik verschieden sein, in der Regel wird aber mindestens ein Arztkittel zur Verfügung gestellt. Machen Sie sich bei Arbeitsbeginn mit den Kleidungsvorschriften vertraut. Weiße Hose oder geht auch Jeans? Weißes T-Shirt oder auch bunte Bluse? Wird Funktionsbekleidung getragen ("scrubs") und, falls ja, in welchen Bereichen? Wer mit OP-Kleidung auf Station erwischt wird, kann durchaus Ärger mit der Hygienefachkraft bekommen (s. S. 292)!
- Im Ausland gilt ggf. eine andere Kleiderordnung: In den USA/Ländern des Commonwealth oft Anzug/Krawatte bzw. Kostüm. Vor der Abreise informieren!

▶ **Gehalt:** Immer wieder ein großes Diskussionsthema. Einige Lehrkrankenhäuser bieten mittlerweile eine Aufwandsentschädigung, aber ein Recht auf Gehalt besteht für Studenten nicht. In der Schweiz jedoch erhalten „Unterassistenten" einen geregelten Monatslohn. Für „clinical electives" oder „internships" in den USA, Kanada, Australien etc. muss oft sogar eine Studiengebühr gezahlt werden (siehe auch Checkliste Auslands PJ: www.thieme.de/viamedici/medizinstudium/pj_artikel/ausland.html)!

▶ **Versicherung:**
- Als Student im Krankenhaus sollten sie krankenversichert sein, an Ihrem Studentenstatus ändert sich jedoch nichts. Die gesetzliche Unfallversicherung wird durch den „Arbeitgeber" gedeckt, sie gilt auch für unmittelbare Wegeunfälle. Eine Berufshaftpflichtversicherung muss in der Regel nicht abgeschlossen werden, da diese durch das Krankenhaus gewährleistet wird. Grobe Fahrlässigkeit und Vorsatz sind hier jedoch nicht abgedeckt! Einige Universitäten verlangen eine zusätzliche Berufshaftpflichtversicherung im PJ. Im Ausland (v. a. USA, Kanada) ist eine eigene Berufshaftpflichtversicherung meist vorgeschrieben und muss bei der Bewerbung um eine PJ Stelle vorgelegt werden.
- Für Berufsanfänger ist der Abschluss einer Berufsunfähigkeitsversicherung und einer Zusatz-Berufshaftpflichtversicherung zu überlegen; diese schließt dann evtl. auch Nebentätigkeiten (Sportmedizin, Praxisvertretung, Notarztdienst) ein.

Pflichten

▶ **Schweigepflicht:**
- Jeder PJ-Student und Famulant muss sich an die Schweigepflicht nach § 203 StGB halten. Hiervon sind alle zum persönlichen Lebensbereich gehörenden Geheimnisse und alle Betriebs- oder Geschäftsgeheimnisse betroffen, die ein Patient im Rahmen des Krankenhausaufenthalts offenbart. Dieses gilt prinzipiell gegenüber jedem, auch engen Angehörigen, außer der Betroffene hat den Studierenden/Arzt davon entbunden. Meist ist im Aufnahmebogen des Pflegepersonals vermerkt, wem Auskunft gegeben werden darf/soll. Im Zweifel hier nachschauen bzw. schweigen. Falls es dabei zu Konfliktsituationen mit Angehörigen kommt, erklären Sie Ihre Verpflichtung zur Schweigepflicht. Diese gilt auch über den Tod des Betroffenen hinweg. Siehe auch www.aerztekammer-bw.de/10aerzte/40merkblaetter/10merkblaetter/schweigepflicht.pdf.
- Im Ausland (z. B. in der Schweiz) gelten nahezu gleiche Regelungen zur Schweigepflicht, informieren Sie sich bitte im Einzelfall.
- Die Schweigepflicht gilt
  - auch bei Minderjährigen, abhängig von ihrem Entwicklungsgrad und ihrer Einsichtsfähigkeit.
  - auch gegenüber anderen Ärzten: Klären Sie, an wen der Arztbrief geschickt werden darf.
  - gegenüber Familienmitgliedern.
  - gegenüber Versicherungsgesellschaften. Bei Versicherungsanfragen muss eine Entbindung von der Schweigepflicht vorliegen.
  - gegenüber Behörden z. B. Polizei /Gesundheitsamt. Hier muss man im Einzelfall zwischen Schweige- und Offenbarungspflicht (z. B. Infektionsschutz oder Straftat) abwägen.
- Meist müssen Sie zu Beginn von PJ oder Famulatur eine Schweigepflichterklärung oder Ähnliches unterschreiben (z. B. www.uni-wuerzburg.de/fileadmin/medizin/user_upload/dateien_studiendekanat/PJ_Dateien/Erklaerung_Schweigepflicht.pdf).

▶ **Kompetenzbewusstsein/Übernahmeverschulden**
- Welche Kompetenzen ein Famulant/PJler hat, ist nicht festgelegt. Während in der Famulatur vor allem durch Zusehen gelernt werden soll, sollen im PJ praktische Fähigkeiten erlernt und vertieft werden.
- Sowohl Student als auch Anleiter sollten sich des Ausbildungsstandes und der jeweiligen Fähigkeiten bewusst sein. So kann der betreuende Arzt verschiedene Tätigkeiten delegieren, wenn er meint, der Beauftragte ist in der Lage, diese regelrecht durchzuführen. Dazu können Anamnesen, Aufnahmeuntersuchungen, Blutentnahmen, aber auch einfache Ultraschallkontrollen und Verbandswechsel gehören.
- Rein ärztliche Aufgaben und an die Approbation gebunden sind z. B. Bluttransfusionen, Verabreichung von Chemotherapien, Leichenschau. Auch die Indikation zu radiologischen Untersuchungen kann nur ein approbierter Arzt mit Fachkunde Strahlenschutz (S. 114) stellen.
- Ziehen Sie im Zweifel die eigenen Kompetenzgrenzen eher zu eng als zu weit und übernehmen Sie keine Aufgaben, die Ihre Kompetenzen überschreiten, sonst kann ein Übernahmeverschulden vorliegen.

▶ **Umweltschutz:** Im Krankenhaus fallen täglich Unmengen von Abfall an. Vermeiden Sie unnötigen Abfall, ohne die Hygienevorschriften zu verletzen. Meist besteht ein Mülltrennungssystem, welches beachtet werden sollte. Blutige Abfälle werden in extra Behältnisse entsorgt. Für scharfe und spitze Abfälle gibt es spezielle Abwurfbehälter (gelb, verschließbar). Wenn diese voll sind, nicht überquellen lassen oder „nur noch diese eine Nadel" reinstopfen, sondern austauschen!

Selbstschutz

▶ **Impfungen/Nadelstichverletzungen:**
- Mitarbeiter im Krankenhaus mit Patientenkontakt sollten gegen Hepatitis B und auch A geimpft sein. Viele medizinische Fakultäten bieten die Immunisierung während des Studiums an, ansonsten führt sie auch der Betriebsarzt des Krankenhauses durch.
- Sollte es zu einer Nadelstichverletzung oder anderen Kontaminationen (Blut/Sekret ins Auge gespritzt) gekommen sein, melden Sie dies in Ihrem eigenen Interesse dem Betriebsarzt. Eine solche Verletzung wird BG-lich aufgenommen und der Impfstatus sowie der immunlogische Status von Verletztem (Empfänger) und Spender (Person, dessen Blut z. B. die Nadel kontaminiert hatte, i. d. R. ein Patient) überprüft. Eventuell wird eine Postexpositionsprophylaxe notwendig. In jedem Krankenhaus gibt es ein schriftlich festgelegtes Vorgehen bei Nadelstichverletzungen (S. 302). Zur Durchführung eines HIV-Tests ist eine Einverständniserklärung notwendig!

▶ **Strahlenschutz:**
- Eine Exposition ist oftmals nicht zu vermeiden, z. B. bei einer Assistenz im OP oder einer Katheteruntersuchung. Nicht unmittelbar am Patienten benötigte Personen können manchmal den Raum verlassen – dabei ggf. auf Sterilität achten und vom OP Personal leiten lassen.
- Ansonsten ist das Abstands-Quadrat-Gesetz zu beachten sowie die Position zur Strahlenquelle. Unbedingt adäquate Schutzkleidung tragen (Röntgenschürze, Schilddrüsenschutz) und auf richtige Lagerung derselben achten → nicht zerknäult in die Ecke werfen, sondern gerade aufhängen, sonst gehen die Bleielemente kaputt! Wer regelmäßig im Überwachungsbereich oder Kontrollbereich eingesetzt wird, sollte ein Dosimeter erhalten. Zudem ist vor dem Einsatz eine Unterweisung im Strahlenschutz Pflicht.

▶ **Allgemein:**
- Der Übergang vom Studentenleben in den ärztlichen Arbeitsalltag ist physisch und psychisch eine Herausforderung. Anfangs ist vor allem der lange kontinuierliche Arbeitstag ungewohnt.
- Außerdem prasseln im Krankenhaus viele neue Eindrücke auf Sie ein und oft kommt es zur Konfrontation mit Tod und Leiden. Auch Zweifel am eigenen Können und an der Eignung zum Arztberuf können auftreten. Wichtig ist es, sich ein gutes soziales Umfeld zu bewahren, um evtl. Probleme besprechen zu können. Das können auch ältere erfahrene Kollegen sein, zu denen ein Vertrauensverhältnis besteht. Manche Stellen bieten auch ein „Counseling" (Beratung) an. Auf keinen Fall sollten Sie Probleme und Zweifel in sich hineinfressen!
- Im Arbeitsalltag kommt es immer wieder zu Konflikten mit verschiedenen Personenkreisen. Es dabei allen Parteien recht zu machen ist unmöglich. Die meisten Probleme lassen sich kurzfristig beheben. Kommt es zu prinzipiellen Problemen oder gar Mobbing, suchen Sie sich Hilfe!

Hinweis

Die Arbeit in einem Krankenhaus ist Teamarbeit. Daher sollten Sie sich angewöhnen, alle (!!!) Mitarbeiter freundlich und höflich zu behandeln und sich keinesfalls als (angehender) Arzt für etwas Besseres zu halten. Vor allem als Anfänger kann man vom Wissen und von der Erfahrung des Pflegepersonals profitieren. Außerdem erleichtert es den Arbeitsalltag enorm, wenn durch nette Beziehungen offizielle und bürokratische Vorgänge erleichtert oder gar durch den „kurzen Dienstweg" ersetzt werden können.

1.3 Tipps zur Gesprächsführung

Grundlagen ärztlicher Gesprächsführung

▶ **Kommunikation** beinhaltet einen Sender, der eine Nachricht encodiert, meist mit dem Medium Sprache, aber auch nonverbal. Der Empfänger muss die Nachricht decodieren („entschlüsseln") und verstehen. Arzt und Patient müssen also die gleiche Wellenlänge benutzen, um einander zu verstehen!
▶ Hier kommt es oft zu **Missverständnissen:**
  • Nach Aussage eines Herzchirurgen möchten die meisten Ärzte gar nicht, dass ihre Patienten sie verstehen. Denn ein Patient, der nicht versteht, wovon der Arzt redet, stellt ihm auch keine Fragen und der Arzt kommt nicht in die Verlegenheit, ihm antworten zu müssen.
  • Studien belegen, dass Patienten die Bedeutung der von Ärzten verwendeten Begriffe unklar ist und sie nicht verstehen, was ihnen gesagt wird. Nach Verlassen einer Arztpraxis oder Klinik wissen bis zu 50 % der Patienten nur sehr bedingt oder gar nicht, wie sie sich im Interesse ihrer Gesundheit zu verhalten haben. Ihr gesundheitliches Problem verstehen sie noch nicht einmal im Ansatz und sie sind auch nicht in der Lage, die ihnen verordnete Behandlung zu beschreiben.
  • Trotz hoher Informationsbedürfnisse haben die Patienten Hemmungen, nachzufragen und sich genauer zu erkundigen.
▶ **Gesprächsführung:**
  • Das Arzt-Patienten-Gespräch ist leider oft asymmetrisch aufgebaut: Der Arzt ist der Gesprächsführer, der den Gesprächsverlauf diktiert, der Patient der passive Partner.
  • Ziel ist es, auch unter einem gewissen Zeitdruck und Informationsbedarf dem Patienten eine positive Wertschätzung, Empathie, Transparenz und Verständlichkeit entgegenzubringen sowie Lügen und ausweichende Antworten zu vermeiden. Der direktive Kommunikationsstil (einer redet und gibt Anweisungen) soll durch einen ebenso zielführenden partizipativen Kommunikationsstil im Dialog ersetzt werden.
  • In Untersuchungen wurde bewiesen, dass eine erfolgreiche Gesprächsführung das Vertrauen in den Arzt/die Klinik stärkt und die Compliance der Patienten erhöht! Ein gutes Arzt-Patienten-Gespräch umfasst folgende Aspekte:
    – Kommunikationsstil: Namentliche Vorstellung des Arztes, ausführliches Fragen nach Patientenwünschen, entspannte Gesprächsatmosphäre, kein Zeitdruck, Eingehen auf Gefühlsäußerungen, non-verbale Kommunikation, explizites Erfragen der Zufriedenheit.
    – Bio-psycho-soziale Perspektive: Erfassen der akuten Beschwerden, der Familien- und Krankengeschichte, Auswirkungen der Beschwerden im Alltag, frühere Erkrankungen und Verlauf, Umgang mit Beschwerden (Coping).
    – Informationsvermittlung: Erklärungen zum Verlauf, Rückfragen zum Verständnis des Gesagten, genaue Erklärung der Diagnose, Hinweise zum wahrscheinlichen Krankheitsverlauf.

- Ermutigung zum Shared Decision Making (partizipative Entscheidungsfindung): Erörterung der Arzt- und Patientenperspektive, Diskussion von Konflikten, detaillierte Informationen zu Nutzen und Risiken möglicher Therapien.
- Das Gespräch sollte mit einer *offenen Frage* begonnen werden („Was führt Sie her? Wie fühlen Sie sich heute?"). Doch Vorsicht: Studien haben gezeigt, dass hier der Patient im Schnitt schon nach 18 Sekunden unterbrochen wird! Gründe sind Zeitmangel oder ausschweifende Patientenberichte. Es ist übrigens nachgewiesen, dass Deutschland hinsichtlich der ärztlichen Gesprächsdauer in Europa das Schlusslicht bildet. Die durchschnittliche Gesprächsdauer in der Praxis beträgt in der Schweiz 15,6, in den Niederlanden 10,2 und in Deutschland 7,6 Minuten.
- Neben der verbalen Kommunikation müssen auch nonverbale Faktoren wie die Körpersprache und paraverbale Faktoren (Stimmführung) beachtet werden. Ein Arzt, der mit verschränkten Armen vor dem Patientenbett steht und beim Gespräch aus dem Fenster schaut, erzielt eine andere Wirkung als der Kollege, der sich neben das Bett des Patienten setzt, sich dem Patienten zuneigt und Augenkontakt hält.

▶ **Indirekte Kommunikation:** Es wird *über* den Patienten geredet statt *mit* ihm. Diese Situation sollten Sie vor allem während der Visite vermeiden und Informationen vor dem Betreten oder erst nach dem Verlassen des Patientenzimmers austauschen. Wenn es sich nicht vermeiden lässt, am Patientenbett über den Behandlungsverlauf o.Ä. zu diskutieren (häufig bei Chefvisiten!), erklären Sie dem Patienten im Anschluss in Ruhe, was gerade besprochen wurde!

❏ *Beachte:* Patienten, die schlecht hören, erfahren oft unbeabsichtigt eine indirekte Kommunikation!

▶ **Geschlechtsunterschiede im Arzt-Patienten-Gespräch:** Frauen sind oft stärker als Männer auf zwischenmenschliche Gefühle und soziale Beziehungen ausgerichtet und sensibilisiert und stellen die Verfolgung eigener autonomer Interessen häufiger in den Hintergrund. Sie sind stärker darum bemüht, einen Einblick in die soziale Situation ihrer Patienten zu bekommen. In Studien waren Ärztinnen ihren männlichen Kollegen deutlich überlegen, was die Umsetzung eines patienten-zentrierten Kommunikationsstils anging!

▶ Im Vergleich zu Chirurgen bewerten Internisten Kommunikationsfertigkeiten für die eigene Arbeit höher und halten sie diagnostisch für wertvoller.

Besondere Gespräche

▶ **Deeskalation:**
- Manchmal kommt es im Klinikalltag zu unangenehmen Gesprächssituationen. Dazu gehört der Umgang mit aggressiven Patienten oder Angehörigen. Darauf sollten Sie vorbereitet sein und diese Situationen geübt haben.
- Wichtig ist es, ruhig und überlegt zu bleiben. Lassen Sie sich nicht dazu verleiten, zu drohen oder zu beleidigen (Gutes Distanzierungsmittel: Siezen!), und suchen Sie stets eine sachliche Gesprächsebene. Halten Sie Augenkontakt und eine neutrale offene Körpersprache, damit Sie sich nicht in eine Opferrolle begeben. Vermeiden Sie jedoch Körperkontakt und halten Sie einen Sicherheitsabstand außerhalb der „Schlagdistanz".
- Holen Sie sich frühzeitig Hilfe, wenn Ihnen das Gespräch entgleitet, oder verlassen Sie das Zimmer. Setzen Sie ggf. das Gespräch zu einem anderen Zeitpunkt im Beisein eines (neutralen) Kollegen/Vorgesetzten fort.

▶ **Schlechte Nachrichten:**
- Suchen Sie sich (wie für alle anderen Gespräche) einen ruhigen Ort, an dem Störungen ausgeschlossen sind. Geben Sie Telefon oder Funk an einen Kollegen, um ungestört zu sein. Gehen Sie vorbereitet in diese Gespräche, damit Sie wissen, was Sie sagen wollen. Überlegen Sie sich auch vorher, welches Kommunikationsniveau Sie anstreben wollen. Müssen Sie einfache Worte wählen, mit Abwehr und überzogener Coolness oder einem hochemotionalen Ausbruch des Gesprächspartners rechnen?

- Lassen Sie Tränen und Trauer Ihres Gesprächspartners zu und versuchen Sie, dabei nicht peinlich berührt oder übertrieben sentimental zu wirken. Eine gern empfangene Geste ist z. B. das Reichen von Taschentüchern. Müssen Sie schlechte Nachrichten überbringen, seien Sie dabei sachlich und aufrichtig, aber empathisch. Ein „Ich weiß es nicht" auf die Frage „Wie lange habe ich noch?" oder „Muss ich sterben?" ist oft ehrlicher als geschätzte Aussagen über Zeitspannen oder Wahrscheinlichkeiten.
- Falls Sie eine schlechte Nachricht per Telefon überbringen müssen (Schweigepflicht beachten!), bedenken Sie zunächst die Situation am anderen Ende des Telefons (Tageszeit, Partner allein, bereits erwartete Nachricht oder völlig überraschend) und fallen Sie nicht mit dem ersten Satz mit der Tür ins Haus.
- Viele Angehörigen rechnen gleich mit dem Schlimmsten, wenn „das Krankenhaus anruft". Erklären Sie im harmlosen Fall also gleich nach der namentlichen Vorstellung, dass „nichts Schlimmes passiert ist" sondern z. B. dass es „nur" um eine Aufnahme wegen einer Radiusfraktur oder Gehirnerschütterung geht.

Hinweise
- ▶ Viele Universitäten bieten **Kurse zur ärztlichen Kommunikation** im Regelstudiengang oder als Zusatzseminare an. Hier können Sie mit Schauspielern als Patienten verschiedene Gesprächssituationen üben.
- ▶ Beachten Sie auch die teils erheblichen **kulturellen Unterschiede** (siehe www.thieme.de/viamedici/studienort_innsbruck/tipps/gespraechsfuehrung.html).

WICHTIG
- ▶ Grundsätzlich schätzen Ärzte **Gespräche mit dem Patienten** als **überaus wichtig** ein. In der Realität überwiegt aber ein arztzentrierter, direktiver Kommunikationsstil. Dazu passt, dass Ärzte sich von der Teilnahme an einem Kommunikationstraining vor allem eine bessere Steuerung des Gesprächs erhoffen.
- ▶ Das ärztliche Kommunikationsverhalten zeigt häufig **Merkmale eines Aktiv-Passiv-Modells,** bei dem die Autonomie des Patienten eingeschränkt und seine Mitarbeit eher bescheiden und reaktiv ist.
- ▶ **Kommunikations- und Gesprächstechniken werden in der Ausbildung kaum vermittelt.** Die ärztliche Ausbildung ist in dieser Hinsicht defizitär, eine Verbesserung dringend notwendig.

1.4 Krankheitsbilder, die Sie kennen und gesehen haben sollten

Wichtige Krankheitsbilder, die Sie gesehen haben sollten

- ▶ In jedem Fachgebiet gibt es Krankheitsbilder, die zum klinischen Alltag gehören und den Großteil der Patienten ausmachen („Häufige Krankheiten sind häufig."). Diese Krankheitsbilder sollten sicher erkannt werden und Diagnostik und Therapie geläufig sein.
- ▶ Darüber hinaus gibt es in jedem Fachgebiet „typische" Notfälle, mit denen Sie sich ebenfalls vertraut machen sollten. Die folgende Auswahl erhebt keinen Anspruch auf Vollständigkeit!
- ▶ **1. Allgemeine Chirurgie:**
  - *Akutes Abdomen:* Hier gibt es einen *Diagnostischen Algorithmus* (Abb. 1.1, Entscheidung OP ja oder nein). Diesen finden Sie häufig im Qualitätsmanagementhandbuch der Abteilung, er kann von Klinik zu Klinik variieren.
  - *Appendizitis:* Sonderfall des akuten Abdomens. Differenzialdiagnosen sollten geläufig (Gynäkologie, Urologie) und die operativen Methoden (offene/laparoskopische OP) gesehen worden sein.

- *Cholezystitis:* Unterschied zwischen chronischer und akuter Form, wann Indikation zur Operation? Ursachen? Folgen der Cholezystektomie?
- *(Leisten)hernie:* Welche Arten von Hernien gibt es? Wann besteht eine elektive, wann eine notfallmäßige OP-Indikation?
- *Divertikulitis:* Symptome („Appendizitis des linken Unterbauchs"), Risikofaktoren, konservative und operative Therapie.
- *Mesenterialinfarkt:* Ursachen (häufig Vorhofflimmern), enges Zeitfenster (6 h), rascher Handlungsbedarf, oft nur geringe Symptomatik (Hb ↑, Leukozyten ↑, Laktat ↑, Blutauflagerung im Stuhl).
- *Hämorrhoidalleiden und Analfissur:* Symptomatik und Ursachen.
- *Karzinome* (Magen, Kolon, Pankreas): Diagnostik, Staging, Operation, Nachbehandlung – hier bietet sich auch der Besuch einer interdisziplinären Tumorkonferenz an.
- *Akuter Gefäßverschluss:* Kenntnis der 6 P, Notfalltherapie, operative und interventionelle Therapie.

▶ **2. Unfallchirurgie:**
- *Wundversorgung und Tetanusschutz:* Wann kann eine Wunde primär genäht werden (S. 297)? Wann besteht ausreichender Tetanusschutz (S. 302)? Wann muss eine Exploration im OP erfolgen? (Bei tiefen schichtübergreifenden Wunden, Muskelfaszieneröffnung, potenziell infizierten Wunden [Tierbisse], bei V. a. Gefäß-, Nerven und Sehnenverletzung). Wann werden die Fäden gezogen (S. 298)? Besonderheiten von Kopfplatzwunden (S. 300).
- *Schulterluxation:* Häufigste Luxation. Wie erfolgt die Diagnostik, welche Formen der Luxation und welche Repositionstechniken gibt es? Unterschied der Nachbehandlung bei jüngeren zu älteren Patienten? Operationsmöglichkeiten?
- *Distale Radiusfraktur* (S. 316): Häufigste Fraktur. Welche Formen gibt es, wann besteht eine OP-Indikation? Wie wird konservativ behandelt, wie operativ? Komplikationen?
- *Femurfrakturen* (S. 318), *Coxarthrose:* Diagnostik (klinisch und radiologisch) und Behandlungsmöglichkeiten (konservativ, operativ [osteosynthetisch, prothetisch]). OP-Methoden?
- *Kindliche Frakturen:* Welche Besonderheiten sind zu beachten?
- *Kompartmentsyndrom:* Wie erkennt man es und wie wird es behandelt?
- *Polytrauma:* Wenn Sie die Gelegenheit haben, assistieren Sie bei der Versorgung eines Polytraumas im Schockraum (oder schauen von der Seite aus zu, S. 259). Prägen Sie sich das Schockraummanagement ein.

▶ **3. Innere Medizin:**
- *Akutes Koronarsyndrom:* Worin besteht die erste Hilfe? Wie lautet der diagnostische Algorithmus, welche interventionellen Behandlungsmöglichkeiten stehen zur Verfügung? Schauen Sie bei einer Koronarangiografie zu.
- *Akute Herzinsuffizienz und Lungenödem:* Diagnostik und Therapie sollten Sie kennen.
- *Diabetes mellitus:* Diagnostik, Folgeschäden, Therapiemöglichkeiten.
- *Herzrhythmusstörungen:* EKG-Diagnostik (S. 123): Wann haben Sie Zeit und in welchen Fällen müssen Sie sofort handeln? Schauen Sie bei einer Kardioversion zu und machen Sie sich mit den gängigen Antiaarrhythmika vertraut.
- *Hypertensive Krise:* Wie ist sie definiert und wie wird sie behandelt?
- *COPD, Asthma bronchiale und Status asthmaticus:* Sofortmaßnahmen und Therapie chronischer Erkrankungen. Was sagt eine BGA aus (S. 68)?
- *Morbus Crohn und Colitis ulcerosa:* Unterschiede in Pathogenese und Pathologie, Therapie und Komplikationen.
- *Chronische Niereninsuffizienz:* Ursachen, Bedeutung für den Patienten in seinem Alltag und bei medikamentöser Therapie oder diagnostischen Verfahren.
- *Ikterus:* Verschiedene Formen und Ursachen.

▶ **4. Anästhesie:**
- *Narkose:* Welche Narkoseform ist für welchen Eingriff und welchen Patienten geeignet? Vor- und Nachteile? Gängige Narkosemittel?
- *Intensivmedizin:* Ernährung, Flüssigkeitsbilanzierung, Nierenersatztherapie und Beatmungsstrategien.

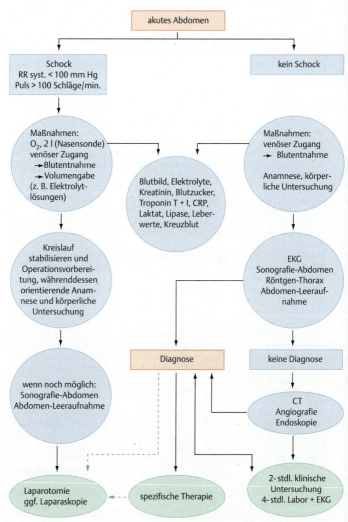

Abb. 1.1 • Diagnostischer Algorithmus bei akutem Abdominalschmerz.
(nach Neurath MF, Lohse A. Checkliste Anamnese. 3. Aufl. Stuttgart: Thieme; 2010)

Wichtige praktische Fähigkeiten, die Sie in Famulatur und PJ mitmachen oder lernen sollten

▶ **Allgemeine Fähigkeiten:** Einige Fähigkeiten muss *jeder Arzt beherrschen*, egal welcher Fachrichtung. Dazu zählen:
  • Korrekte Durchführung von allgemeiner (und später fachspezifischer) Anamnese und körperlicher Untersuchung (S. 22).
  • Erstellen eines Arztbriefes (S. 43).
  • Venöse Blutabnahme (S. 51) und Legen eines peripheren venösen Zugangs (S. 214).
  • Technik der Bluttransfusion und Bedside-Test (S. 231), als Student nur unter direkter ärztlicher Aufsicht!
  • Verschiedene Injektionstechniken (S. 200).
  • Primäre einfache Wundversorgung (S. 296).
  • Orientierende Begutachtung eines EKGs (S. 123).
  • Basismaßnahmen der Reanimation (Herzdruckmassage und Maskenbeatmung, S. 240 und S. 253).
▶ **Wichtige Tätigkeiten und Fähigkeiten in den einzelnen Fachgebieten:**
  • *Chirurgie:*
    – Verhalten im OP, Umgang mit Sterilität (S. 283).
    – Untersuchungstechnik Schilddrüse, Abdomen, Leiste, Rektum (S. 24).
    – Untersuchungsablauf einer Abdomen-Sonografie (S. 142) und einer Schilddrüsen Sonografie.
    – Pulsstatus erheben (S. 32), ggf. auch Verschlussdopplerdruck messen.
    – Anlage eines Blasenkatheters (S. 189) und einer Magensonde (S. 182).
  • *Unfallchirurgie:*
    – Verschiedene Gips- und Verbandanlagetechniken (S. 302).
    – Knotentechniken und Nahttechniken (S. 298).
    – Erlernen der Neutral-Null-Methode (S. 32).
    – Grundlagen des BG-(berufgenossenschaftlichen)-Verfahrens.
    – Interpretation von Röntgenbildern der Extremitäten und des Rumpfes (S. 114).
  • *Innere Medizin:*
    – Interpretation von Laborbefunden (S. 67).
    – Interpretation von Röntgen-Thorax Befunden (S. 114).
    – Korrekte Anlage, Schreiben und Interpretation eines EKGs (S. 123).
    – Assistenz bei Ergometrie und Lungenfunktion und Interpretation der Befunde (S. 117).
    – Entnahme von Blutkulturen (S. 59).
    – Verschiedene Injektionstechniken (S. 200).
    – Anlage einer Magensonde (S. 182), Durchführung einer Aszites- oder Pleurapunktion (S. 167).
    – Knochenmarkpunktion (S. 178), Lumbalpunktion (S. 174).
  • *Anästhesie:*
    – Arterielle Punktion zur Blutgasanalyse (S. 61) und Interpretation der BGA (S. 68).
    – Gerätekunde (Perfusoren, Infusomaten, Beatmungsgeräte, Defibrillator).
    – Narkoseplanung und Prämedikation.
    – Teilnahme an der Schmerzvisite.
    – Teilnahme an Intubation (S. 246), Anlage Larynxmaske (S. 244), Spinalanästhesie (S. 206).
    – Führen der Narkose unter Aufsicht.
▶ In allen Fächern bietet es sich an, **Dienste mitzumachen oder am Notarztdienst teilzunehmen.** Zur Wertigkeit sogenannter Logbücher im PJ siehe www.egms.de/static/en/journals/zma/2009-26/zma000614.shtml

2 Patientenbetreuung

2.1 Elektive Aufnahme

Allgemeines

▶ **Ziele der Patientenaufnahme:**
- Patient und Arzt sollen sich gegenseitig kennenlernen und eine Vertrauensbasis schaffen.
- Das diagnostische oder therapeutische Prozedere wird anhand der Anamnese und evtl. bereits vorliegender Untersuchungsergebnisse festgelegt und besprochen.
- Die Aufnahme erfolgt meist mit schon gesicherter Diagnose zur operativen oder konservativen Therapie oder zur Spezialdiagnostik. Patient und Arzt sind durch Vorbefunde vorbereitet.

▶ **Bestandteile der Patientenaufnahme:**
- Anamnese, körperliche Untersuchung.
- Routinelabor, apparative Routineuntersuchungen.
- Patientenvorstellung beim Stationsart/Oberarzt.
- Information des Patienten über das weitere Vorgehen.
- Aufklärung über evtl. Interventionen/Operationen.
- Anordnungen und Rücksprache mit dem Pflegepersonal.

> **Das sollten Sie wissen/können**
> ▶ Anamnese und körperliche Untersuchung sind die Basis Ihres ärztlichen Handelns. Gewöhnen Sie sich für die einzelnen Arbeitsschritte eine für Sie gut strukturierte, routinierte Reihenfolge an. Beachten Sie dabei aber die individuellen Probleme des Patienten.
> ▶ Schauen Sie zunächst einige Male einem erfahrenen Kollegen bei der Aufnahme zu, bevor Sie sie zunächst unter Aufsicht und dann eigenständig durchführen.
> ▶ Nehmen Sie sich Zeit und arbeiten Sie sorgfältig! Wenn Sie sich bei einem Befund nicht sicher sind, bitten Sie einen erfahrenen Kollegen, diesen nachzuprüfen. Nur durch diese Rückmeldung können Sie lernen!
> ▶ Je besser Sie in die Stationsarbeit eingebunden sind, desto eher können Sie auch selbstständig Anordnungen formulieren. Diese müssen jedoch von einem approbierten Kollegen gegengezeichnet werden.

Anamnese

▶ **Vorbereitung:**
- Bereits vorliegende Befunde zusammentragen und sichten. *Cave:* Diagnosen nicht unkritisch übernehmen!
- Bei Anamnese im Patientenzimmer sollten alle nicht beteiligten Personen dieses möglichst verlassen (Ausnahme Angehörige für Fremdanamnese). Sorgen Sie für Ruhe (Radio und Fernseher ausschalten). Optimal ist ein spezielles Untersuchungszimmer (vorher aufräumen, frische Unterlage auf Untersuchungsliege).
- Alle benötigten Utensilien (z.B. Blutdruckmessgerät, Blutentnahmetablett) sollten Sie vorher bereitgelegt haben.

▶ **Begrüßung:**
- Vorstellung mit Name und Funktion (z.B. Student im Praktikum = Famulant, Student im Jahr der praktischen Ausbildung). Augenkontakt.
- Händedesinfektion, Händedruck.
- Es hat sich bewährt, die Anamnese mit einer offenen Frage nach der aktuellen Problematik („Was hat Sie zu uns geführt?") zu beginnen (Gesprächsführung S. 16).

> **Die Anamnese ist wichtig!**
> Sie führt in über 60 % Fälle bereits zur korrekten Diagnose! Das Anamnese-
> gespräch sollte gut strukturiert sein und interaktiv ablaufen, wobei der Arzt die
> Gesprächsführung übernimmt. Abschweifende Patienten werden höflich wieder
> in Richtung der zu erfassenden Fakten gelenkt.

▶ **Systematischer Aufbau einer Anamnese:**

- *Aktuelle Beschwerden:*
  - Lokalisation, Ausstrahlung?
  - Dauer und zeitlicher Verlauf (Nacht-, Morgen-, Dauerschmerz? Intermittie-
    rend? Anfallsweise?). Ähnliche Beschwerden schon früher?
  - Charakter der Beschwerden (Drückend? Stechend?).
  - Intensität? Eventuell Schmerzskala verwenden (Abb. 2.1).
  - Auslösende Faktoren? Begleitsymptome? Verschlimmernde oder lindernde
    Umstände?
  - Unfall oder Arbeitsunfall?

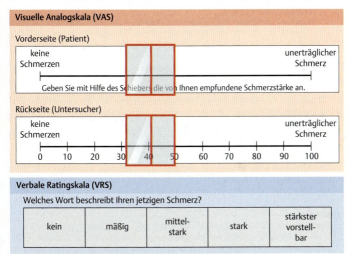

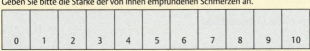

Abb. 2.1 • Mögliche Skalen zur Objektivierung der Schmerzintensität.
(aus Füeßl HS, Middeke M. Duale Reihe Anamnese und Klinische Untersuchung. 4. Aufl. Stuttgart:
Thieme; 2010)

- *Eigenanamnese (Vorgeschichte des Patienten):*
  - Frühere oder bekannte chronische Erkrankungen, frühere Operationen? Dabei aufgetretene Komplikationen?
  - ⮞ *Beachte:* Vor allem bei älteren Patienten kann es sinnvoll sein, *systematisch nach Vorerkrankungen aller Organsysteme* zu fragen.
  - Weitere derzeitige Beschwerden?
  - Derzeitige Medikamenteneinnahme? Genaue Mengenangaben erforderlich, ggf. Rücksprache mit dem Hausarzt.
  - Allergien? Impfanamnese, insbesondere bei Kindern.
- *Familienanamnese:* Tumoren? Stoffwechsel- oder Erbkrankheiten?
- *Vegetative Anamnese:*
  - Appetit? Durst? Trinkmenge erfragen.
  - Gewichtsverlauf? Eventuelle Schwankungen gewollt oder ungewollt?
  - Fieber? Nachtschweiß? Gegebenenfalls Höhe und Periodik des Fiebers erfragen.
  - Husten, Auswurf? Gegebenenfalls nach Dauer und Art des Hustens (trocken/produktiv) sowie Farbe des Auswurfs fragen.
  - Miktion: Häufigkeit? Brennen beim Wasserlassen? Nykturie (nächtliches Wasserlassen)? Inkontinenz?
  - Stuhlgang: Häufigkeit? Konsistenz? Farbe? Blut-/Schleim- oder Eiterbeimengungen?
  - Schlafstörungen: Wie viele Stunden schlafen Sie? Ein- oder Durchschlafstörungen?
  - Eventuell gynäkologische und Sexualanamnese.
- *Genussmittelanamnese:*
  - Nikotin (Angabe in pack years), Alkohol, Drogen.
  - ⮞ *Beachte:* Manchmal kann es hilfreich sein zu fragen, *wie viel Alkohol* oder *welche Drogen* konsumiert werden, anstatt zu fragen, *ob* konsumiert wird.
- *Soziale Anamnese:*
  - Beruf derzeit und früher (Risikofaktoren?), Arbeitslosigkeit? Berentung?
  - Familiäre Situation? Häusliche Versorgung?
  - Frage nach Hausarzt und Einweiser.
- *Fremdanamnese* bei bewusstseinsgestörten oder dementen Patienten.
- ▶ **Dokumentation** der Anamnese und Untersuchung auf standardisierten Bögen (Abb. 2.2).

Hinweis

Je nach Fachbereich und Grund der Aufnahme sind die einzelnen Anamnesepunkte unterschiedlich wichtig. Ein gesunder junger Patient, der zur Kreuzband-OP aufgenommen wird, muss nicht nach seiner kompletten vegetativen Anamnese (Stuhlgang, Sexualanamnese etc.) befragt werden! Es kann aber evtl. sinnvoll sein, nach Drogenkonsum zu fragen, was bei der Anamnese einer 80-Jährigen eher verzichtbar ist.

Körperliche Untersuchung

Das sollten Sie wissen/können

- ▶ Der Ablauf einer körperlichen Untersuchung sollte Ihnen fließend gelingen. Die häufigsten pathologischen Untersuchungsbefunde sollten Sie sicher erkennen und deuten können. Kennmuskeln und Dermatome müssen Ihnen geläufig sein, ebenso die Verwendung der Neutral-Null-Methode (32).
- ▶ Je nachdem, in welcher Fachdisziplin Sie als Student tätig sind, sollten Sie auch weitere, spezielle Tests kennen.

Poliklinische Untersuchung

Überweisungs-Grund:

> Patientenetikett

Jetzige Anamnese:

Datum

Eigenanamnese:

Familien-Anamnese: **BSG:**

Temperatur	Puls	RR	Atmung	Größe	Gewicht	adipös ☐ normal ☐ kachektisch ☐

Befund:
Allgemeinzustand, Sensorium, Psyche:

Kopf, Hals:

Augen:

Mundhöhle:

Thorax:

Lungen:

Herz:

Abdomen:

Leber:

Milz:

Nierenlager:

Wirbelsäule/
Extremitäten:

ZNS:

Lymphknoten:

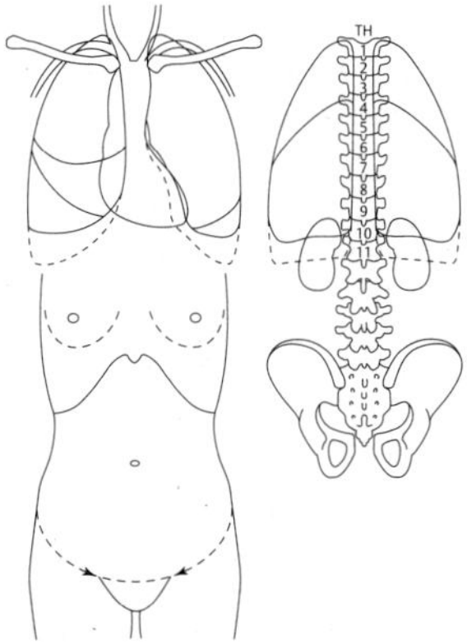

Vorläufige Diagnose:

Geplante Diagnostik:

Therapievorschlag:

Bericht am: Unterschrift Aufnahme-Arzt:

Abb. 2.2 • Möglicher Dokumentationsbogen für Anamnese und körperliche Untersuchung.
(aus Neurath MF, Lohse A. Checkliste Anamnese. 3. Aufl. Stuttgart: Thieme; 2010)

▶ **Allgemein:**
  • *Allgemeinzustand (AZ):* Wie wirkt der Patient (z. B. krank, leidend, schmerzgeplagt)?
  • *Ernährungszustand (EZ):* Größe? Gewicht? Body-Mass-Index berechnen:

$$\text{BMI} = \frac{\text{Körpergewicht in kg}}{\left(\text{Körpergröße in m}\right)^2}$$

▶ *Bewusstseinszustand:* Ist der Patient bei vollem Bewusstsein, schläfrig, unruhig oder agitiert?

▶ *Orientierung:* Ist der Patient zu Zeit, Ort, Person, Situation orientiert?

▶ *Körperhaltung, Gangbild:* Gebückt, kleinschrittig, spastisch?

▶ *Sprache:* Wortfindungs-, Sprach- oder Sprechstörungen, Heiserkeit?

▶ *Lage und Bewegung:* Ist der Patient unruhig oder vermeidet er Bewegungen?

▶ *Vitalparameter:* Körpertemperatur, Blutdruck, Herzfrequenz, O2-Sättigung (wird oft vom Pflegepersonal durchgeführt).

▶ **Haut:**
  • Exsikkosezeichen (trockene Schleimhäute, stehende Hautfalten, Abb. 2.3)?
  • Zyanose (Blaufärbung von Haut und Schleimhäuten?), Ikterus (Gelbfärbung von Haut und Skleren?), Anämie (Blässe der Haut und Schleimhäute?).
  • Ödeme (generalisiert oder lokal?).
  • Exantheme, Einblutungen (großflächig oder petechial?).

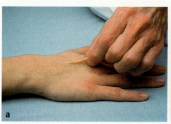 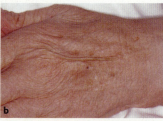

Abb. 2.3 • a) Prüfung des Hydratationszustandes durch Anheben der Haut am Handrücken. b) Stehende Hautfalte bei Exsikkose.
(aus Füeßl HS, Middeke M. Duale Reihe Anamnese und Klinische Untersuchung. 4. Aufl. Stuttgart: Thieme; 2010)

▶ **Lymphknoten:**
- Palpation der Lymphknoten prä- und retroaurikulär, zervikal, supraklavikulär, axillär und inguinal.
- Beurteilung nach Größe, Konsistenz, Abgrenzbarkeit, Verschieblichkeit, Druckschmerzhaftigkeit.

▶ **Kopf und Hals:**
- Pupillen (direkte/indirekte Pupillenreaktion, Isokorie? Motilität? Visus?).
- Konjunktiven und Skleren (Hinweis auf Ikterus/Anämie/Zyanose?).
- Mundhöhle (Rötung, Zunge, Foetor ex ore, Zahnstatus?).
- Druckschmerz der Trigeminusaustrittspunkte oder der Temporalgefäße (Arteriitis temporalis?).
- Halsvenen (Obere Einflussstauung?).
- Schilddrüse (Größe/Schluckverschieblichkeit), Meningismus?

▶ **Thorax:**
- *Inspektion* von Form, Atemexkursionen.
- *Palpation* des Herzspitzenstoßes (5. ICR in der Medioklavikularlinie), Pulsationen.
- Eventuell Palpation der Mammae (es sollte eine Indikation vorliegen [erklären!] und eine weibliche Person anwesend sein).
- *Perkussion:* Beurteilung der Qualität des Klopfschalls.
  - Sonor: Normalbefund.
  - Hypersonor: Emphysem oder Pneumothorax (weniger Parenchymanteile).
  - Gedämpft: Infiltrat, Stauung oder Erguss (erhöhte Dichte des Lungenparenchyms).
  - Bestimmung der Lungengrenzen und der Lungenverschieblichkeit.

Perkussion Lungen
- ▶ Bei der Perkussion werden die Gewebe des Patienten durch **Beklopfen der Körperoberfläche** in Schwingungen versetzt und der hervorgerufene Klopfschall beurteilt.
- ▶ Die linke Hand wird flach auf den Brustkorb des Patienten gelegt und mit dem Mittelfinger der rechten Hand das fest anliegende Mittelglied des linken Mittelfingers beklopft (Abb. 2.4).
- ▶ Die Perkussion erfolgt **im Seitenvergleich von oben nach unten** in der Medioklavikularlinie, anschließend auch hinten und seitlich.
- ▶ Wird dies **vergleichend in Exspiration und Inspiration** vorgenommen, kann die Atemverschieblichkeit bzw. Expansionsfähigkeit der Lunge beurteilt werden.
- ▶ Die **Eindringtiefe des Perkussionsschalls** ist auf **5–6 cm** begrenzt. Tiefer liegende Pathologien entgehen dem Nachweis.

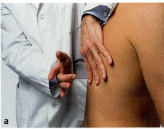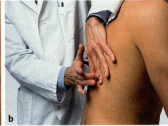

Abb. 2.4 • Perkussion der Lunge: Mittelfinger auf Mittelfinger. Dabei ist es wichtig, den Finger kräftig auf den Patienten aufzulegen.
(aus Füeßl HS, Middeke M. Duale Reihe Anamnese und Klinische Untersuchung. 4. Aufl. Stuttgart: Thieme; 2010)

- *Auskultation der Lunge:*
  - Vesikuläres Atemgeräusch: Normal.
  - Bronchialatmen: Hinweis auf eine Pneumonie.
  - Nebengeräusche: Giemen, Brummen, Pfeifen bei obstruktiven Lungenerkrankungen.

Auskultation Lungen
- ▶ Die Lunge wird im **Seitenvergleich dorsal, ventral und axillär-lateral** auskultiert.
- ▶ Der Patient muss durch den offenen Mund kräftig ein- und ausatmen. *Beachte:* Rasches tiefes Ein- und Ausatmen kann zur Hyperventilation führen. Gönnen Sie dem Patienten also zwischendurch eine Pause!
- ▶ Lassen Sie den Patienten ggf. husten, um eine Schleimlösung zu provozieren.

- *Auskultation des Herzens:*
  - Herztöne rein? Herzgeräusche vorhanden? *Beachte:* Nicht alle Herzgeräusche sind pathologisch, es gibt auch akzidentelle Herzgeräusche.
  - Herzgeräusche werden nach dem Zeitpunkt ihres Auftretens (Systole, Diastole) und ihrer Verlaufsform (crescendo, descrescendo) beschrieben.
  - Beurteilung der Pulsfrequenz und -rhythmik.

Auskultation Herz
- ▶ Sorgen Sie für eine **ruhige Umgebung!**
- ▶ Zunächst orientierende Auskultation über dem **Erb´schen Punkt** (3. oder 4. ICR links parasternal) mit gleichzeitiger Palpation des Karotis- oder Radialispulses zur Unterscheidung von Systole und Diastole.
- ▶ Anschließend Auskultation über der **Herzspitze** (Mitralisareal), des **Trikuspidalisareals**, der **Aorten- und Pulmonalisklappenregion** (Abb. 2.5).
- ▶ Bei der Auskultation der Karotiden im Seitenvergleich muss der Patient kurz die Luft anhalten.

Hinweise zur Auskultation:
- ▶ Hohe Frequenzen werden mit der Membran, tiefe mit der Glocke/dem Trichter besser gehört. Auskultieren Sie also **mit beiden Seiten des Stethoskops.**
- ▶ Die meisten Klappenfehler (außer Pulmonalisfehlern) sind am besten in Exspiration zu hören.
- ▶ In **Linksseitenlage** werden **Mitralisgeräusche** verstärkt gehört.
- ▶ Die Auskultation des Herzens erfordert mehr noch als andere klinische Untersuchungstechniken **viel Übung.** Seien Sie geduldig und nutzen Sie jede Gelegenheit, von erfahrenen Kollegen erhobene pathologische Auskultationsbefunde nachzuvollziehen.

▶ **Abdomen:**
- *Inspektion:* Narben (Abb. 2.6)? Leberhautzeichen? Bauchwandhernien?
- *Auskultation:*
  - Darmgeräusche vorhanden? Abgeschwächt oder hochgestellt?
  - Pulsationen/Geräusche über der Aorta, den Nierenarterien oder Femoralgefäßen?
- *Perkussion:* Beurteilung der Grenzen von Leber und Milz sowie des Luftgehalts der Darmschlingen (Abb. 2.7).
- *Palpation:*
  - Resistenzen? Druckschmerz?
  - Abwehrspannung? Peritonismus?
  - Nierenlager druckschmerzhaft?
  - Konsistenz der Leber?
  - Aszites? Bauchdeckenkonsistenz?

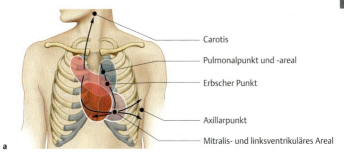

Carotis

Pulmonalpunkt und -areal

Erbscher Punkt

Axillarpunkt

Mitralis- und linksventrikuläres Areal

a

Beachte: Die Auskultationspunkte der Herzklappen entsprechen nicht unbedingt der exakten anatomischen Lage.

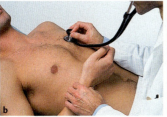

b

Auskultation in Rückenlage:
Erbscher Punkt.

Aortenpunkt

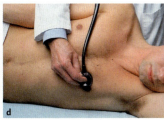

d

Auskultation in Linksseitlage.

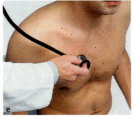

e

Auskultation bei vorgebeugtem Oberkörper.

Abb. 2.5 • Auskultation des Herzens.
(aus Füeßl HS, Middeke M. Duale Reihe Anamnese und Klinische Untersuchung. 4. Aufl. Stuttgart: Thieme; 2010)

> *Beachte:* Zur Untersuchung des Abdomens sollte die **Bauchdecke entspannt** sein. Dazu liegt der Patient flach (nur ein Kopfkissen, wenn möglich), die Hände ruhen neben dem Körper. Die Beine können zur weiteren Entspannung der Bauchdecke leicht aufgestellt sein. Die Umgebungstemperatur sollte angenehm sein, die Hände des Untersuchers warm.

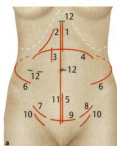

Schnitt, Narbe	Operation
1 medianer Oberbauchschnitt	Magen
2 rechter Subkostalschnitt	Gallenblase (konventionell)
3 rechter Paramedianschnitt	Gallenblase (konventionell)
4 Oberbauchquerschnitt	Pankreas, Querkolon
5 medianer Unterbauchschnitt	Kolektomie
6 re./li. Flankenschnitt	Nephrektomie rechts/links
7 rechter Unterbauch lateral	Appendektomie
8 linker Unterbauch lateral	Varikozele, transplantierte Niere
9 suprapubischer Querschnitt	gynäkologische Operation,
10 rechts/links inguinal	Kaiserschnitt
11 medianer Längsschnitt	Leistenhernie
12 4 kleine Schnitte: Epigastrium,	Bauchaortenaneurysma
rechter Mittelbauch lateral	Gallenblase (laparoskopisch)
und medial, Nabel	

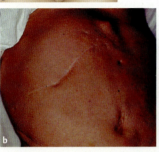
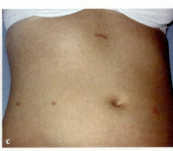

Abb. 2.6 • Narben als Hinweise auf frühere Operationen.
(Sammlung Prof. Füeßl, Haar)

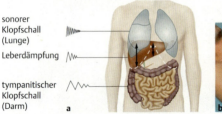
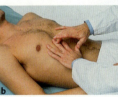

sonorer
Klopfschall
(Lunge)

Leberdämpfung

tympanitischer
Klopfschall
(Darm)

Abb. 2.7 • Perkussion zur Bestimmung der kranialen Grenze der Leber.
(aus Füeßl HS, Middeke M. Duale Reihe Anamnese und Klinische Untersuchung. 4. Aufl. Stuttgart:
Thieme; 2010)

Auskultation des Abdomens
- ▸ **Die Auskultation sollte vor der Palpation erfolgen,** da durch die Palpation Darmbewegungen angeregt werden, die den Untersuchungsbefund verändern können.
- ▸ Die Auskultation sollte an mehreren Stellen des Mittel- und Unterbauchs für jeweils **mindestens 20 Sekunden** erfolgen.
- ▸ Physiologische Darmgeräusche (DG) können als **träge, normal oder rege** beschrieben werden.
- ▸ Beim paralytischen Ileus sind keine DG vorhanden (Totenstille).
- ▸ Beim mechanischen Ileus finden sich klingende oder hochgestellte Darmgeräusche. Das hört sich an, als würde ein Fingernagel gegen eine Getränkedose schnipsen.

Palpation des Abdomens

► Fordern Sie den Patienten auf, **Schmerzen bei der Palpation sofort anzugeben.**
► Achten Sie während der Palpation genau auf die **Gesichtszüge** des Patienten, damit Sie erkennen, ob er Schmerzen hat.
► Beginnen Sie mit der Palpation **oberflächlich und schmerzfern.** Jeder Quadrant sollte palpiert werden.
► Tasten Sie sich vorsichtig zum Punctum maximum der Schmerzen vor und **erhöhen Sie stufenweise die Palpationstiefe.** Die tiefe Palpation erfolgt mit übereinanderliegenden Händen, wobei die obere Hand Druck ausübt.
► Achten Sie bei der Palpation auch auf Abwehrspannung und Resistenzen, auf die Dicke und den Muskeltonus der Bauchwand sowie oberflächliche Verhärtungen und Hernien.
► Spezielle Schmerzpunkte (McBurney, Lanz, Rovsing) weisen auf eine Appendizitis hin.
► Für die Palpation von Leber und Milz tastet man sich bei jeder Inspiration unter dem jeweiligen Rippenbogen vor (Abb. 2.8).
► Bei schlanken Patienten können ggf. von dorsal die Nieren palpiert werden.

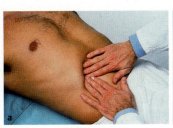 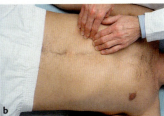

Abb. 2.8 • Leberpalpation. a) Die Fingerkuppen liegen unter dem Rippenbogen. Bei der Einatmung schiebt sich der kaudale Leberrand über die Fingerspitzen. b) Bimanuelle Palpation von kranial.
(aus Füeßl HS, Middeke M. Duale Reihe Anamnese und Klinische Untersuchung. 4. Aufl. Stuttgart: Thieme; 2010)

WICHTIG

► Bei einem **akuten Abdomen** kann schon die **leichte Berührung äußerst schmerzhaft** sein.
► Löst die vorsichtige Perkussion schon heftige Schmerzen aus, ist das ein Zeichen für eine **akute Peritonitis!**

► **Wirbelsäule:**
• *Inspektion:* Skoliose, Kyphose, Lordose?
• *Palpation:* Klopf-, und Druckschmerz über den Dornfortsätzen/Wirbelkörpern?
  – Lokal: Möglicher Hinweis auf Frakturen, Metastasen oder entzündliche Prozesse einzelner Wirbelkörper.
  – Diffus: Möglicherweise Zeichen einer generalisierten Osteoporose oder diffusen Metastasierung.
• Paravertebrale Palpation: Muskelhartspann? Klopfschmerz über Nierenlagern (Abb. 2.9).
• Beweglichkeit: Bestimmung des Finger-Boden-Abstands und des Kinn-Brust Abstands.
• Iliosakralgelenke: Mennell-Handgriff, schmerzhaft bei Schädigung oder Entzündung im Iliosakralgelenk (ISG, Abb. 2.10).

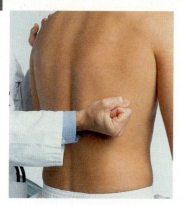

Abb. 2.9 • Prüfen von Klopfschmerzen über dem Nierenlager.
(aus Füeßl HS, Middeke M. Duale Reihe Anamnese und Klinische Untersuchung. 4. Aufl. Stuttgart: Thieme; 2010)

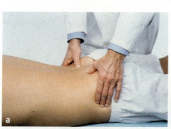
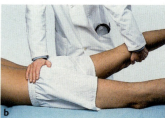

Abb. 2.10 • a) Palpation der ISG. b) Eine Hand fixiert das Sakrum. Mit der anderen Hand wird das Bein (ruckartig) dorsal extendiert. Schmerzen weisen auf eine Affektion des ISG hin.
(aus Füeßl HS, Middeke M. Duale Reihe Anamnese und Klinische Untersuchung. 4. Aufl. Stuttgart: Thieme; 2010)

▶ **Extremitäten:**
- Temperatur, peripherer Pulsstatus (Abb. 2.11).
- Umfangdifferenzen, Deformitäten, Muskelatrophien?
- Generalisierte oder lokale Ödeme?
- Varikosis, Ulzera (Abb. 2.12)?
- Inspektion der Hände (Rheumazeichen, Nägel, Kontrakturen etc).
- Aktive und passive Beweglichkeit nach der **Neutral-Null-Methode**.

Neutral-Null-Methode
▶ Der Bewegungsumfang eines Gelenks wird **ausgehend von seiner normalen Ruhestellung** beschrieben (Abb. 2.13).
▶ Die erste Zahl beschreibt das mögliche Ausmaß der vom Körper wegführenden Bewegung, die dritte Zahl das mögliche Ausmaß der zum Körper hinführenden Bewegung.
▶ Wird die Nullstellung passiert, steht die 0 zwischen den beiden gemessenen Bewegungswerten.
▶ Wird die Nullstellung z. B. bei einer Kontraktur nicht erreicht, steht die 0 als nicht erreichte Bewegungsrichtung an erster oder dritter Stelle.
▷ *Beispiele:*
- Bewegungsumfang normales Kniegelenk in Extension/Flexion: 5-0-140°.
- Bewegungsumfang Knie mit 30°Beugekontraktur: Extension/Flexion: 0-30-140°.

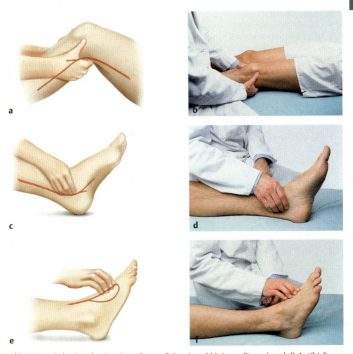

Abb. 2.11 • Palpation der Arterienpulse am Bein. a) und b) A. poplitea. c) und d) A. tibialis posterior. e) und f) A. dorsalis pedis.
(aus Füeßl HS, Middeke M. Duale Reihe Anamnese und Klinische Untersuchung. 4. Aufl. Stuttgart: Thieme; 2010)

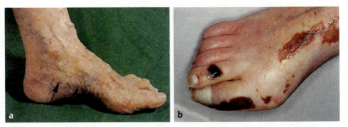

Abb. 2.12 • Inspektion bei a) venösen und b) arteriellen Durchblutungsstörungen.
(Teilabb. a) aus Baenkler H-W, Fritze D, Füeßl HS. Duale Reihe Innere Medizin. Kartonierte Sonderausgabe. Stuttgart: Thieme; 2001. b) Sammlung Prof. Füeßl, Haar)

▶ **Rektum, Genitale:**
- Rektale Untersuchung (S. 274): Sphinktertonus? Resistenzen? Prostata? Blut?
- Bruchpforten? Eventuell Inspektion und Palpation der Hoden.
- Eventuell gynäkologische Untersuchung (meist von Fachärzten durchgeführt).

▶ **Neurologische Untersuchung:**
- Seitenvergleichende Prüfung von Kraft und Sensibilität der oberen und unteren Extremität.
  - Obere Extremität: Prüfung der Armbeuger/-strecker, Handgelenkbeuger/-strecker und Fingerbeuger/-strecker.
  - Untere Extremität: Prüfung der Hüftbeuger, Kniestrecker, Fußheber und -senker.
- Der Patient soll dabei aus der entgegengesetzten Extremitätenposition (also bei Prüfung der Armstrecker aus der Armbeugung heraus) gegen den Widerstand des Untersuchers drücken.

Kraftgrade

▶ Es lassen sich folgende **Kraftgrade** ermitteln:
- **5** = Normale Kraft.
- **4** = Bewegung gegen mäßigen Widerstand möglich.
- **3** = Bewegung gegen die Schwerkraft möglich.
- **2** = Bewegung unter Ausschaltung der Schwerkraft möglich (Bsp.: Das auf dem Bett liegende Bein kann bewegt werden).
- **1** = Sichtbare Muskelkontraktionen ohne Bewegungseffekt.
- **0** = Keine Muskeleigenaktivität (Plegie).

- Beurteilung von Sprache, Koordination (Abb. 2.14) und Gangbild.

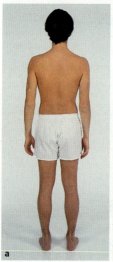 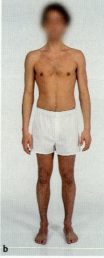

Abb. 2.13 • Ausgangsstellung zur Gelenkmessung. (nach Neurath MF, Lohse A. Checkliste Anamnese. 3. Aufl. Stuttgart: Thieme; 2010)

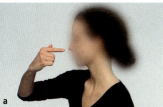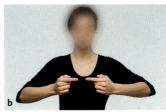

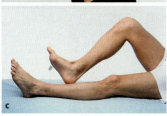

Abb. 2.14 • Prüfung gerichteter Zielbewegungen. a) Finger-Nase-Versuch. b) Annähern der Zeigefinger. c) Knie-Hacken-Versuch.
(aus Füeßl HS, Middeke M. Duale Reihe Anamnese und Klinische Untersuchung. 4. Aufl. Stuttgart: Thieme; 2010)

- Die Untersuchung der Hirnnerven:
  - Geruchssinn (I).
  - Visus, Gesichtsfeld, ggf. Augenhintergrund (II).
  - Okulomotorik (III, IV, VI): Der Patient blickt *bei fixiertem Kopf* den Fingern des Untersuchers nach, Doppelbilder?
  - Sensibilität im Gesicht, Mundöffnung (V).
  - Augenbrauenheben, Augenzukneifen, Zähnezeigen, Pfeifen (VII).
  - Gehör (Flüstern) und Gleichgewichtssinn (VIII).
  - Würgereflex (IX afferente Leitung, X efferente Leitung).
  - Schulterheben und Kopfdrehung (XI).
  - Zungenbewegung (XII).
- Beschreibung von Spontanbewegungen (Tremor, Dyskinesien).
- Nervendehnungszeichen (Lasègue, Meningismus, Abb. 2.15).
- Beurteilung von Kognition und Stimmung. Denkstörungen?
- Reflexstatus (Abb. 2.16).

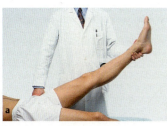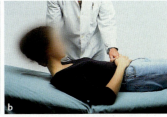

Abb. 2.15 • Provokation von Nervendehnungsschmerzen. a) Lasègue-Zeichen (gestrecktes Bein im Hüftgelenk beugen). b) Meningismus (der Kopf des Patienten wird passiv gebeugt).
(aus Füeßl HS, Middeke M. Duale Reihe Anamnese und Klinische Untersuchung. 4. Aufl. Stuttgart: Thieme; 2010)

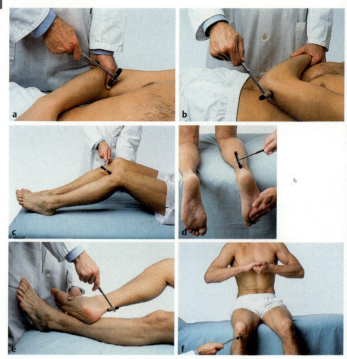

Abb. 2.16 • Physiologische Eigenreflexe. a) Bizepsreflex (C 5–C 6). b) Trizepsreflex (C 6–C 8). c) Patellarsehenenreflex (L 2–L 4). d und e) Achillessehnenreflex (S 1–S 2). f) Bahnung des Patellarsehnenreflexes durch Jendrassik-Handgriff.
(aus Füeßl HS, Middeke M. Duale Reihe Anamnese und Klinische Untersuchung. 4. Aufl. Stuttgart: Thieme; 2010)

WICHTIG

▶ Wenn Sie einen auffälligen oder besorgniserregenden Befund erheben, besprechen Sie sich erst mit dem Stationsarzt. Lassen Sie sich auf keinen Fall Ihre Unsicherheit oder Erregung anmerken, das beunruhigt den Patienten. Erklären Sie, dass Sie noch unerfahren sind und ein erfahrener Kollege die Untersuchung wiederholen wird.

▶ Wenn sich während der Untersuchung der Allgemeinzustand Ihres Patienten verschlechtert, rufen Sie sofort Hilfe herbei (bei aktiviertem Anwesenheitsknopf Patientenruf drücken ergibt Notfallalarm). Machen Sie sich mit dem „Herzalarm" oder „REA-Alarm" und der entsprechenden Telefonnummer vertraut.

▶ Fallen Ihnen bei der Aufnahme Details auf, die gegen das geplante Vorgehen sprechen (sog. **Red flags**), teilen Sie diese unmittelbar dem Stationsarzt mit. Dies sind z. B.:
  • Der Patient berichtet von einer kürzlichen MRSA-Besiedlung oder akuten Durchfallerkrankung (Noro-Virus) → Isolationspflicht!
  • Ein zur Elektivoperation vorgesehener Patient berichtet über bisher unbekannte Angina pectoris, neu aufgetretene Knöchelödeme, eine akute Bronchitis oder die Einnahme von Gerinnungshemmern.

- Bei der präoperativen Untersuchung eines Patienten zeigt sich eine Mykose oder ein Ekzem im OP Gebiet.

Tipps und Tricks
▶ Fertigen Sie nach Anamnese und Untersuchung eine eigene Notiz zu jedem Patienten an, in der Sie die wichtigsten Beschwerden und Befunde zusammenfassen. Diese Übersicht hilft Ihnen dabei, einen Untersuchungs- und Therapieplan zu erstellen, und die Übergabe an einen Kollegen fällt leichter.
▶ Diese Übersicht kann ständig aktualisiert werden und bei Entlassung oder Verlegung des Patienten eine gute Vorlage für den Arztbrief sein.

Anordnungen im Rahmen der Patientenaufnahme

▶ **Formen:**
- *Routineanordnungen*, die z. B. bei jedem Patienten präoperativ getroffen werden.
- *Individuelle Anordnungen*, z. B. die bereits bestehende Medikation des Patienten.
- *Situationsbedingte Anordnungen.*
▶ Es bietet sich an, die einzelnen Punkte in einer **standardisierten Reihenfolge** zu bearbeiten, um nichts zu vergessen:
- *Bestehende Medikation:*
  – Weiterverordnung oder Ersatzpräparate? Pausierung erforderlich (z. B. Marcumar oder Metformin)? *Beachte:* Je nach Indikation darf man Marcumar nicht ersatzlos absetzen, sondern muss es durch Heparin (besser zu steuern, da kürzere Halbwertszeit und schnellere Antagonisierungsmöglichkeit) ersetzen (sog. „bridging").
- *Bedarfsmedikation:*
  – Schlafmittel, Antiemetika, Schmerzmittel, Abführmittel?
  – Magenschutz erforderlich?
  – Bestehen Allergien auf Medikamente?
- *Prophylaxe:*
  – Thromboseprophylaxe erforderlich oder nicht?
  – Standardvorgehen oder erhöhtes Thromboserisiko?
  – Dekubitusprophylaxe erforderlich?
- *Mobilisation:* Bettruhe erforderlich? Teilbelastung?
- *Ernährung:* Kostform? Nahrungskarenz? Trinkmenge?
- *Überwachung:* Welche Parameter wie oft? Wann soll der Arzt alarmiert werden?
- *Physiotherapeutische Maßnahmen:* Krankengymnastik oder Atemtherapie erforderlich?
- *Sozialdienst:*
  – Anschlussheilbehandlung (AHB) geplant? Häusliche Versorgung gesichert? Hilfsmittel notwendig? *Beachte:* Dieser Aspekt wird im Rahmen der begrenzten Verweildauer immer wichtiger!
  – Patientenverfügung vorhanden? Reanimationsmaßnahmen erwünscht?
- *Aktuell durchzuführende Untersuchungen*: Weitere Diagnostik geplant? Präoperative Routineuntersuchungen? Spezialuntersuchungen erforderlich?
- *Kontrolluntersuchungen:* Nächste Laborwertkontrolle? Postoperative Routinekontrollen?

Hinweis
Sie sollten dem zuständigen Personal unmittelbar nach der Aufnahme mitteilen, welche Diagnostik und Therapie geplant sind. Frühzeitige und präzise, von jedem weiterbehandelnden Kollegen nachvollziehbare Anordnungen bei der Aufnahme ersparen viele Nachfragen und erleichtern den mitbetreuenden Ärzten das Arbeiten. Insbesondere die Kollegen im Nachtdienst werden es Ihnen danken!

Aufnahmelabor und Routineuntersuchungen

▶ Zu einer elektiven Patientenaufnahme gehören in der Regel die Erfassung einiger Routinelaborwerte und die routinemäßige Durchführung einiger apparativer Untersuchungen.

▶ Manchmal werden bereits bestehende Befunde mitgebracht (*Wichtig:* Sie sollten nicht älter als 2 Wochen sein!).

▶ Welche Blutwerte bestimmt und welche apparativen Untersuchungen durchgeführt werden, ist von der Aufnahmediagnose, der Fachdisziplin und der jeweiligen Klinik abhängig.

▶ **Basislabor:**
  • *Kleines Blutbild:* Hb, Hkt, Thrombozyten, Erythrozyten, Leukozyten (S. 67).
  • *Blutgruppe und Kreuzblut:* päoperativ.
  • *Gerinnungsstatus:* PTT, INR, Quick (S. 68).
  • *Elektrolyte:* Natrium, Kalium (S. 68).
  • *Serologie:* Glukose, Gesamtprotein, Kreatinin, Leberparameter, CRP.

▶ **EKG** (S. 123):
  • In der Inneren Medizin als Standarduntersuchung bei der Aufnahme.
  • In den operativen Fächern bei V. a. eine kardiale Erkrankung, eine Schilddrüsen-dysfunktion und bei älteren Patienten.

▶ **Röntgen-Thorax** (S. 114): Bei bronchopulmonaler Symptomatik und Herz-Kreis-lauf-Erkrankungen, altersabhängig auch als Routineuntersuchung.

▶ **MRSA-Screening:**
  • Meist bei aus Altenheimen oder anderen Kliniken verlegten Patienten.
  • Wenn der Patient innerhalb der letzten 6 Monate in einem Krankenhaus war.
  • Bei MRSA-Besiedlung in der Vorgeschichte.
  • Bei chronischen Wunden.

Hinweise

▶ Jeder Labortest und jede apparative Untersuchung muss **rechtfertigend indi-ziert** sein und **Einfluss auf das weitere Vorgehen** haben. Labortests und appara-tive Untersuchungen sind teuer und für den Patienten häufig belastend. Ein di-agnostischer Rundumschlag – "nur zur Sicherheit" – ist also nicht sinnvoll.

▶ Die **Interpretation** der Untersuchungsergebnisse muss immer **in Zusammen-hang mit der Symptomatik** des Patienten erfolgen. Werte, die nicht zum kli-nischen Bild passen, z. B. ein plötzlich gefallener Hb auf 5,6 g/dl bei einem kreis-laufstabilen Patienten, müssen kontrolliert werden (Abnahmefehler? Laborfeh-ler?) und dürfen nicht zu blindem Aktionismus (z. B. einer Transfusion) führen!

2.2 Notfallaufnahme

▶ Im Rahmen einer Notfallaufnahme erfordert ein *akut aufgetretenes Problem eine umgehende Diagnostik und Therapieentscheidung.* Arzt und Patient stehen der Situa-tion unerwartet gegenüber.

▶ **Kurze Vorstellung und Erläuterung** der Situation.

▶ **Sichtung von Vorbefunden** (Notarztprotokoll, Übergabe).

▶ **Anamnese und Untersuchung:**
  • Kurze Allgemeinanamnese (Allergien, Medikamenteneinnahme, bekannte Er-krankungen, Geschehnisse, die zur Aufnahme geführt haben).
  • Bei evtl. OP-Indikation wichtig: „Wann haben Sie das letzte Mal gegessen oder getrunken?"
  • Symptombezogene Untersuchung.
  • Erste therapeutische Maßnahmen (z. B. Nitro-Spray bei AP-Beschwerden), i. v.-Zugang legen, Notfalllabor.

▶ **Entscheidung** über weitere Diagnostik und Therapie:
  • OP-Indikation? Interventionelle Maßnahmen? Eventuell Aufklärung des Patienten.
  • OP-Vorbereitung, Information von Station, Anästhesie, OP, Oberarzt etc.
▶ *Beachte:* Bei **Lebensgefahr** steht zunächst die **Stabilisierung des Patienten** im Vordergrund! Befunderhebung und therapeutische Maßnahmen erfolgen synchron. Die ausführliche Anamnese und weiterführende Untersuchungen finden später statt.

Notfalllabor und Notfalluntersuchungen

▶ Die Bestimmung von **Blutwerten** und die apparativen Untersuchungen erfolgen im Notfall symptombezogen, sind aber durchaus standardisiert. Folgende Begriffe sind in einer Notfallaufnahme üblich:
  • *„Herzlabor":* Erfassung der Herzenzyme bei Angina pectoris oder Herzinfarkt mit Troponin I/T, CK, CK-MB, LDH.
  • *„Bauchlabor":* Lipase, Amylase, Bilirubin, GOT, GPT, y-GT etc., evtl. Laktat, Urinstatus.
  • *„Schockraumlabor":* Basislabor mit differenziertem Gerinnungsstatus sowie Blutgruppe/Kreuzblut.
▶ **Abdomen-Sonografie und Echokardiografie** mit mobilen Geräten sind aussagekräftig und rasch verfügbar.
▶ Auch die **Computertomografie** wird zunehmend eingesetzt (z. B. beim Polytrauma, Ileus). *Wichtig:* Man beachte aber die nicht unerhebliche Strahlenbelastung, die eine angemessen strenge Indikationsstellung erfordert!
▶ Viele Notfalluntersuchungen ermöglichen gleichzeitig eine therapeutische Intervention (z. B. Herzkatheter, ERCP, Angiografie).

Anmelden von Untersuchungen

▶ Viele Untersuchungen werden heutzutage über den PC angemeldet. Handschriftliche Anforderungen sollten **gut lesbar** sein.
▶ Eine Anforderung muss einem Patienten eindeutig zuzuordnen sein (Patientenaufkleber, korrekte Patientennummer).
▶ **Notwendige Angaben:**
  • Art der gewünschten Untersuchung.
  • Dringlichkeit der Untersuchung (*Wichtig:* Realistische Einschätzung! In dringenden Fällen telefonische Rücksprache mit dem die Untersuchung durchführenden Kollegen).
  • Kurze Anamnese und klinischer Befund: Aus diesen Angaben muss die Indikation zur Untersuchung nachvollziehbar hervorgehen.
  • Fragestellung: Was möchten Sie vom Untersucher wissen? Vermeiden Sie Allgemeinplätze (z. B. „OP-Fähigkeit"). *Wichtig:* Höfliche Anrede und „Vielen Dank".
  • Leserliche Unterschrift, Name in Druckbuchstaben und Telefonnummer für Rückfragen und Befundmitteilung angeben.

2.3 Patientenvorstellung

Allgemeines

▶ **Bedeutung:** Die Patientenvorstellung beinhaltet eine kurzgefasste Übersicht über die Anamnese, die erhobenen Befunde, den Verlauf und die bisherige Therapie eines Patienten gegenüber einem anderen ärztlichen Kollegen.

> *Das sollten Sie wissen/können*
> ▶ Sie sollten in der Lage sein, stringent über einen Patienten, seine Diagnose und die bisherige Therapie zu berichten. Dazu müssen Sie wichtige Fakten, Labor- und Untersuchungsbefunde parat haben und strukturiert präsentieren können.

▶ Fragen Sie Ihren Stationsarzt, ob Sie bei der Chefvisite einen oder mehrere Patienten vorstellen dürfen. Üben Sie die Patientenvorstellung mit Kollegen, um ein Gefühl für relevante Informationen zu erhalten. Überlegen Sie sich Fragen und die entsprechenden Antworten, die zu Ihrem Patienten gestellt werden könnten.

▶ **Verschiedene Formen:**
  - Patientenvorstellung beim Stationsarzt, im Rahmen der Oberarzt-/Chefarztvisite.
  - Indikationsbesprechung: Präoperative Patientenvorstellung mit nochmaliger Überprüfung der OP-Indikation.
  - Konsiliarische Vorstellung bei Kollegen einer anderen Abteilung.
  - Übergabe an einen anderen (diensthabenden) Kollegen oder bei Verlegung.

▶ **Vorbereitung:**
  - Aufnahmebogen und Problemliste sichten.
  - Kurvenvisite durchführen und Verlauf rekapitulieren.
  - Bisherige Untersuchungsergebnisse vergegenwärtigen.
  - Welche Fragen möchten Sie bei der Vorstellung durch Chefarzt oder Konsiliar klären?

Hinweise

▶ Eine gute Patientenvorstellung gelingt meist nur, wenn Sie selbst den Krankheitsfall verstanden haben. Oft hilft es, sich kurze schriftliche Notizen zu machen.

▶ Geben Sie Informationsdefizite zu und versuchen Sie nicht, diese durch Konfabulation zu verschleiern.

Praktisches Vorgehen

▶ **Vorstellung des Patienten:**
  - Name, Alter und Beruf (wenn relevant).
  - Aufnahmezeitpunkt, Aufnahmeanlass und Aufnahmebefunde.
  - Hauptdiagnose oder Verdachtsdiagnose. Etwaige relevante Begleiterkrankungen erwähnen.
  - Bisherige Untersuchungsbefunde, bislang erfolgte Therapie und Verlauf.
  - Aufgetretene Komplikationen und Gegenmaßnahmen.
  - Geplantes weiteres Prozedere erläutern. Offene Fragen klären.

WICHTIG

▶ Auch wenn **über** den Patienten geredet wird, sollten Sie ihn bei der Patientenvorstellung nicht übergehen. Begrüßen Sie den Patienten mit Händedruck, stellen Sie ggf. den Chefarzt vor und wenden Sie sich während der Vorstellung dem Patienten immer wieder zu.

▶ **Medizinische Streitgespräche oder Diskussion über Fehler gehören nicht ins Krankenzimmer.**

▶ Manche Informationen sollten ohne Beisein des Patienten oder der Mitpatienten übermittelt werden, wie z. B. eine besondere familiäre Problematik des Patienten.

2.4 Visite

Allgemeines

▶ **Bedeutung:**
  - Täglicher Informationsaustausch zwischen Patient, Ärzten und Pflegepersonal.
  - Die erhobenen Befunde werden aktualisiert, das weitere Prozedere wird festgelegt.

- Es kann eine körperliche Untersuchung zur Verlaufskontrolle pathologischer Befunde oder bei neu aufgetretenen Beschwerden erfolgen.
- Aufklärung des Patienten über diagnostische und therapeutische Maßnahmen, Prognose der Erkrankung, voraussichtliche Dauer des Krankenhausaufenthalts.

▶ **Formen:**
- *Stationsvisite:* Meist täglich. Wichtigster Kontaktpunkt zwischen Arzt und Patient!

  ❐ *Beachte:* Für den Patienten ist die Visite ein zentrales und wichtiges Tagesereignis und keine Routine!
- *Kurvenvisite:* Täglich, Aktualisierung und Prüfung von Anordnungen.
- *Oberarztvisite /Chefarztvisite:* Meist einmal wöchentlich.

Das sollten Sie wissen/können
Versuchen Sie sich während des Studiums anzuzeigen, wie die Stationsvisite in einer angemessenen Zeit, jedoch nicht hektisch durchgeführt werden kann. Nach der Visite sollte sich der Patient informiert und auf den neuesten Stand gebracht fühlen. Ausführliche Einzelgespräche sollten außerhalb der Visite stattfinden.

Stationsvisite
. . . .

▶ **Zeitpunkt:** Die Stationsvisite sollte möglichst stets zur gleichen Tageszeit, integriert in den Tagesablauf von Patient und Pflege und nicht während der Mahlzeiten stattfinden.

▶ **Vorbereitung:** Bereits vor dem Patientenzimmer rekapituliert man die Zimmerbelegung (Namen!). Es sollte ein kurzer Austausch mit dem Pflegepersonal stattfinden und man umreißt die aktuellen Probleme.

▶ **Patientenkontakt:**
- Der Patient wird mit Handschlag begrüßt. *Beachte:* Nach jedem Patienten Händedesinfektion!
- Der *Patient,* der im *Mittelpunkt der Visite* steht, wird nach seinem aktuellen Befinden befragt. Er soll seine Beschwerden und Sorgen äußern können und über den aktuellen Stand von Diagnose und Therapie informiert werden.
- Veränderungen hinsichtlich des Allgemeinzustands, der Schmerzen und des Mobilisationsgrads werden erfasst.
- Es erfolgt je nach Patient eine Wundkontrolle/Befundkontrolle, Kontrolle evtl. vorhandener Drainagen.
- Temperatur, Stuhlgang, Miktion, Ein- und Ausfuhr werden kontrolliert.
- Neue Untersuchungsergebnisse und Laborwerte werden gesichtet und bewertet. Neue Anordnungen werden getroffen.
- Die aktuelle Medikation wird überprüft, die Dosierung hinterfragt. Können Medikamente abgesetzt werden? Was muss neu angesetzt werden?
- Es ist wichtig, die Beobachtungen des Pflege- und evtl. auch des Physiotherapiepersonals einzubeziehen. Diese liefern aktuelle Informationen über die Pflegesituation, das soziale Umfeld des Patienten und ggf. über den Grad der Mobilisation. Manche Patienten vergessen auch, wichtige (oder vor dem Arzt peinliche) Punkte/Fragen bei der Visite vorzubringen und vertrauen diese dann dem Pflegepersonal an.
- Die Weiterversorgung oder Entlassung werden geplant.

  ❐ *Wichtig:* Sorgfältige Dokumentation der Visite (genauer Eintrag in die Kurve mit Handzeichen und ggf. Uhrzeit).

Hinweis
Die Dokumentation scheint anfangs ein lästiges Übel zu sein. Sie ist allerdings nicht nur aus juristischen Gründen unerlässlich, sondern hilft auch, den Behandlungsverlauf nachvollziehen zu können. So kann ein Kollege im Nachtdienst, der einen Patienten nicht kennt, leichter eine Übersicht gewinnen und Entscheidungen treffen.

Kurvenvisite

▶ **Zeitpunkt:** Nachmittags, wenn die Ergebnisse der tagsüber durchgeführten Untersuchungen vorliegen.
▶ **Durchführung:**
  • Die Untersuchungsergebnisse des Tages werden gesichtet und bewertet.
  • Sind alle für den Tag getroffenen Anordnungen durchgeführt wurden? Wenn nein, warum nicht und wann ist es möglich?
  • Überprüfung der Medikation (besonders: Was kann abgesetzt werden?).
  • Die Anordnungen für die neu aufgenommenen Patienten werden nochmals überprüft.
  • Krankheitsverläufe in der Akte werden aktualisiert (erleichtert später auch das Verfassen des Arztbriefes).
  • Problemliste aktualisieren, ggf. To-do-Plan für den nächsten Tag erstellen.

> *CAVE*
> Unnötige Medikamente werden häufig nicht gleich abgesetzt und manchmal passieren bei der Anlage neuer Kurvenblätter Übertragungsfehler. **Prüfen Sie täglich die angeordnete Dosierung und Frequenz!**

> *Tipps für den Anfänger*
> ▶ **Nehmen Sie aktiv an der Visite teil** und stehen Sie nicht teilnahmslos in der letzten Reihe. Reichen Sie z. B. Verbandmaterial an, assistieren Sie beim Verbandswechsel oder helfen Sie bei der Lagerung. Stellen Sie Fragen, wenn Ihnen etwas unklar ist – aber überlegen Sie, wann dazu der richtige Zeitpunkt ist!
> ▶ Bitten Sie den Stationsarzt, dass Sie **auffällige Auskultations- oder Palpationsbefunde nachvollziehen** dürfen. Damit signalisieren Sie Interesse und lernen viel.

2.5 Entlassung und Entlassungsbrief

Allgemeines

▶ **Bedeutung:**
  • Abschließender Informationsaustausch zwischen Arzt und Patient, Abschlussuntersuchung.
  • Der Patient und evtl. die Angehörigen erhalten Verhaltensmaßregeln sowie einen Arztbrief für den weiterbehandelnden Kollegen.
▶ **Formen:**
  • Entlassung nach Hause.
  • Verlegung in ein anderes Krankenhaus, eine andere Abteilung, eine Pflegeeinrichtung oder Anschlussheilbehandlung.
  • Entlassung gegen ärztlichen Rat.
  • Sonderform: Beurlaubung.

> *Das sollten Sie wissen/können*
> ▶ Sie sollten eine Abschlussuntersuchung durchführen können und auf das jeweilige Krankheitsbild zugeschnittene Verhaltensregeln und die Nachbehandlung erklären können.
> ▶ Sie sollten lernen, einen vollständigen und prägnanten Arztbrief zu verfassen.

Die Entlassung

▶ **Vorbereitung der Entlassung:**
  • Die Weiterversorgung muss rechtzeitig geplant werden, am besten schon bei Aufnahme des Patienten.

- Patient, Angehörige, Pflegeheim, Pflegedienst und ggf. Transportdienst müssen rechtzeitig über die bevorstehende Entlassung informiert werden.
- Sind Hilfsmittel erforderlich? Eventuell. Rücksprache mit dem Sozialdienst nehmen.
- Ist eine korrekte Medikamenteneinnahme gewährleistet? Kann der Patient „kindersichere" Verpackungen überhaupt öffnen? Gegebenenfalls Medikamentendosierer verordnen.
- Es ist wichtig, die Entlassungspapiere *rechtzeitig* vorzubereiten, d. h. den Brief mindestens am Tag vor der Entlassung fertig zu stellen.
- Braucht der Patient eine Arbeitsunfähigkeitsbescheinigung oder eine Bescheinigung für Krankenhaustagegeld?
- Da im Allgemeinen vom Krankenhaus keine Kassenrezepte ausgestellt werden dürfen, muss man dem Patienten evtl. wichtige Medikamente zur Überbrückung mitgeben.
▶ **Abschlussuntersuchung:** Wenn nötig Termin zur Wiedervorstellung oder Kontrolle vereinbaren. *Wichtig:* Dokumentieren Sie die Aufklärung hinsichtlich der Nachsorge und das Ergebnis der Abschlussuntersuchung genau in der Kurve (Handzeichen und ggf. Uhrzeit).
▶ **Verlegung:**
- Rechtzeitige telefonische Rücksprache über den genauen Verlegungstermin und die Organisation des Transports.
- Verlegungsbrief, die Patientenunterlagen und die Befunde dem Patienten mitgeben (CT- und MRT-Bilder als CD-ROM).
▶ **Entlassung gegen ärztlichen Rat:**
- Patient muss orientiert, einsichtsfähig und in der Lage sein, die Folgen seines Handelns zu erkennen. Fremd- oder Eigengefährdung müssen ausgeschlossen sein.
- Der Patient muss über die Risiken und die möglichen Folgen der Entlassung gegen ärztlichen Rat ausführlich aufgeklärt sein. Eine genaue Dokumentation ist essenziell, evtl. vom Kollegen gegenzeichnen lassen!
▶ **Beurlaubung:** Nur gegen Unterschrift des Patienten möglich, sollte sauber dokumentiert sein. Der Patient muss über den fehlenden Versicherungsschutz aufgeklärt sein.

Der Arztbrief

▶ **Bedeutung:**
- Der Arztbrief ist einerseits eine Information für den weiterbehandelnden Arzt, andererseits aber auch ein wichtiges Dokument bei der Wiederaufnahme eines Patienten.
- Der Verlauf des stationären Aufenthalts des Patienten sollte chronologisch und in sich logisch dargestellt werden. Dabei sollten Sie sich auf wesentliche Fakten konzentrieren.
- Komplikationen im Verlauf des Aufenthalts dürfen nicht verschwiegen werden, ihre Darstellung erfordert jedoch möglicherweise ein gewisses Fingerspitzengefühl.
▶ **Aufbau des Arztbriefes:**
- *Adressat* mit Name und Anschrift. Weitere behandelnde Kollegen werden unter „Nachrichtlich an" aufgeführt.
- Name, Geburtsdatum und Wohnort des Patienten sowie Dauer des stationären Aufenthalts.
- Anrede (sehr geehrter Herr/Frau …).
- *Hauptdiagnose* (die Diagnose, die hauptsächlich zum stationären Aufenthalt führte).
- *Nebendiagnosen,* geordnet nach der Bedeutung im Rahmen des zurückliegenden Klinikaufenthalts (Tab. 2.1).
- *Therapie:* Interventionen, Medikamente, Operationen in chronologischer Reihenfolge mit Datumsangabe.

- *Anamnese:* Grund der Aufnahme, Hauptbeschwerden.
- *Aufnahmebefund* der körperlichen Untersuchung.
- *Diagnostik:* Ergebnisse apparativer Diagnostik und Labordiagnostik (nur pathologische Werte) mit Datumsangabe und evtl. Konsequenzen, wie z. B. einer Antibiotikagabe.
- *Weiterer Verlauf*: Therapieerfolg, etwaige Komplikationen.
- *Entlassungsbefund:* Befund der Abschlussuntersuchung.
- *Medikation bei Entlassung:* Medikamente mit Wirkstoffnamen nennen.
- *Empfohlenes Prozedere*: Laborkontrollen, erforderliche Bildgebung, Wundkontrollen, Mobilisation/Belastungsfähigkeit, Dauer der Medikation, Kontrollintervalle, Rehabilitation, Prognose, Wiedervorstellung.
- Grußformel, Unterschrift.

Tab. 2.1 • Beispiel einer Diagnosenliste im Arztbrief.

Hauptdiagnose (inkl ICD):
Hyperthyreose bei unifokaler Autonomie linker Schilddrüsenlappen ICD E04.1
Akute Nebendiagnosen (inkl ICD):
- Gewichtsabnahme unklarer Genese R63.0
- Absolute Arrhythmie bei Vorhofflimmern I48.11
Weitere Nebendiagnosen (inkl ICD)
- Kolonpolyp bei Z. n. Polypektomie eines großen tubulovillösen Adenoms K63.5
- Diabetes mellitus Typ 2b (Erstdiagnose 2000), insulinpflichtig seit 2002 E 11.90
- Hypertriglyzeridämie E78.1
- Steatosis hepatis K76.0
- Leichtgradige Mitralstenose (1°, ED 2002) I34.2
- Coxarthrose M16.1

WICHTIG
- ▶ Der Arztbrief gilt als die **Visitenkarte Ihrer Abteilung.** Bemühen Sie sich um einen guten Schreibstil und vermeiden Sie Rechtschreibfehler, Grammatikfehler und unkritisch übernommenen medizinischen Fachjargon.
- ▶ Achten Sie darauf, die Krankheitsgeschichte **stringent und logisch** zu präsentieren, sodass jeder Kollege den Krankheitsverlauf auf Anhieb nachvollziehen kann.
- ▶ Haben Sie den Brief diktiert, kontrollieren Sie, was die Schreibkräfte aus Ihrem Diktat gemacht haben. Manchmal werden medizinische Fachbegriffe nicht richtig wiedergegeben.

Hinweise
- ▶ Arztbriefe in der Inneren Medizin und der Chirurgie werden sehr unterschiedlich gestaltet: Orientieren Sie sich an den abteilungsinternen Vorlagen.
- ▶ Die wichtigsten Abschnitte eines Arztbriefes sind **Diagnose, Therapie und Prozedere.** Letzteres soll dem weiterbehandelnden Arzt eine konkrete Anleitung geben.
- ▶ Verfassen Sie Ihre Arztbriefe rechtzeitig und planen Sie mögliche Entlassungen voraus. Nutzen Sie Lücken im Stationsalltag, um Briefe „vorzuverfassen".
- ▶ Briefe werden in der Regel diktiert und vom Schreibbüro getippt. Manche Abteilungen stellen die Arztbriefe aus fertigen Modulen zusammen. Für ungeplante Entlassungen bietet es sich an, Standardbriefe mit Textbausteinen für die häufigsten Krankheitsbilder parat zu haben.
- ▶ In Ausnahmefällen kann man einen **handschriftlichen Kurzarztbrief** mitgeben und den endgültigen Brief faxen oder den weiterbehandelnden Arzt telefonisch informieren.

2.6 Rezepte

Allgemeines

- **Formen:** Man unterscheidet Medikamentenrezepte (Krankenkassen- und Privatrezepte), Betäubungsmittelrezepte und Rezepte zur Verordnung von Heil- oder Hilfsmitteln.
- Krankenhausabteilungen dürfen in der Regel keine Medikamentenrezepte für Kassenpatienten ausfüllen und Heilmittelrezepte nur in begrenzter Menge. Die Zuständigkeit liegt hier eigentlich beim niedergelassenen Arzt.
- Ist dieser nicht erreichbar (Entlassung am Wochenende), können die wichtigsten Medikamente (keine Betäubungsmittel!) ausnahmsweise in kleiner Menge mitgegeben werden. ***Wichtig:*** Gute Dokumentation!

Das sollten Sie wissen/können

Sie sollten Kassen- und Privatrezepte vollständig und korrekt ausfüllen können. Die wichtigsten Heilmittelverordnungen und die rechtlichen Voraussetzungen zum Ausstellen eines Rezepts sollten Sie kennen.

Das Medikamentenrezept

- Kassenrezepte müssen in Druckform vorliegen (Vorschrift, Abb. 2.17), Privatrezepte können handschriftlich mit einem dokumentenechten Stift ausgefüllt werden.
- Pro Kassenrezept dürfen **nicht mehr als drei Positionen** aufgeführt werden.

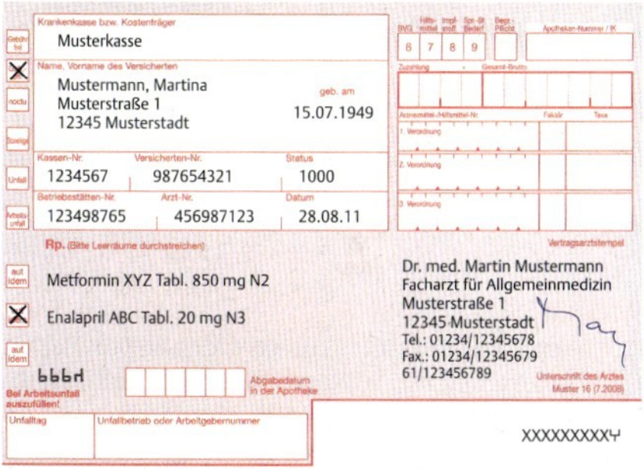

Krankenkasse bzw. Kostenträger: Musterkasse

Name, Vorname des Versicherten: Mustermann, Martina, Musterstraße 1, 12345 Musterstadt — geb. am 15.07.1949

Kassen-Nr.	Versicherten-Nr.	Status
1234567	987654321	1000
Betriebsstätten-Nr.	**Arzt-Nr.**	**Datum**
123498765	456987123	28.08.11

BVG 6 | Hilfsmittel 7 | Impfstoff 8 | Spr.-St. Bedarf 9 | Begr.-Pflicht | Apotheken-Nummer / IK

Zuzahlung · Gesamt-Brutto

Arzneimittel-/Hilfsmittel-Nr. | Faktor | Taxe

1. Verordnung
2. Verordnung
3. Verordnung

Rp. (Bitte Leerräume durchstreichen)

aut idem — Metformin XYZ Tabl. 850 mg N2

X — Enalapril ABC Tabl. 20 mg N3

aut idem

Vertragsarztstempel: Dr. med. Martin Mustermann, Facharzt für Allgemeinmedizin, Musterstraße 1, 12345 Musterstadt, Tel.: 01234/12345678, Fax.: 01234/12345679, 61/123456789

Unterschrift des Arztes

Muster 16 (7.2008)

Abgabedatum in der Apotheke

Bei Arbeitsunfall auszufüllen! Unfalltag | Unfallbetrieb oder Arbeitgebernummer

XXXXXXXXXY

Abb. 2.17 • Kassenrezept

Das Betäubungsmittelrezept (BtM-Rezept)

- Ob ein Schmerzmittel unter das BtM-Gesetz fällt, ist in der Roten Liste (violette Seiten) nachzulesen.
- Für den Patienten- oder Praxisbedarf werden **Betäubungsmittelrezepte** verwendet.
- Für den Stationsbedarf werden über den Abteilungsleiter oder seine Vertreter (Oberärzte) mittels **Betäubungsmittelanforderungsscheinen** Betäubungsmittel von der Zentralapotheke geordert.
- Die BTMs werden dann an die Stationen ausgeliefert und dort unzugänglich (Safe) verwahrt. Der Gebrauch und Verbrauch wird in BTM-Büchern dokumentiert und einmal monatlich intern, in größeren Abständen extern (Apotheke) geprüft. Auch unter Zeugen verworfene BTMs müssen dokumentiert werden.
- Betäubungsmittelanforderungsscheine oder Betäubungsmittelrezepte können (bei erstmaliger Anforderung unter Vorlage der Approbationsurkunde) beim Bundesinstitut für Arzneimittel und Medizinprodukte, Kurt-Georg-Kiesinger-Allee 3, 53175 Bonn bestellt werden.

▶ Bei der Entlassung eines Patienten, der Betäubungsmittel einnimmt, muss die Weiterverordnung durch den Hausarzt frühzeitig geklärt werden. **Eine Mitgabe von Betäubungsmitteln ist nicht zulässig.**

▶ **Aufbau eines BTM Rezepts:**
  • Name, Anschrift, Geburtsdatum und Krankenkasse des Patienten.
  • Ausstellungsdatum (*Beachte:* Ein BtM-Rezept ist maximal 1 Woche gültig).
  • Name des Arzneimittels mit Darreichungsform (Tabl, Kps, Tr.), Dosierung (mg/µg etc.) pro Einzeleinheit und Stückzahl (in Worten) sowie eine Einnahmeanweisung (z. B. 1-0-1 oder 1 × 1/d).
  • Berufsbezeichnung des verschreibenden Arztes, Telefonnummer, Stempel.
  • Unterschrift des verschreibenden Arztes oder in der Abteilung angestellten Arztes („in Vertretung").

▶ **BtM-Verordnung im Notfall:** Im Notfall kann ein Betäubungsmittel auch auf einem „normalen Rezept" verschrieben werden, dieses muss dann mit „Notfallverschreibung" gekennzeichnet sein. Ein mit dem Buchstaben N gekennzeichnetes BtM-Rezept muss der Arzt am selben Tag in der Apotheke nachreichen.

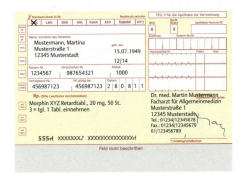

Abb. 2.18 • Betäubungsmittelrezept.

WICHTIG
▶ Wenn die Indikation zur Verordnung von Betäubungsmitteln gegeben ist (z. B. Tumorschmerz), sollten weder Bürokratie noch Angst vor Nebenwirkungen dem entgegenstehen.
▶ Die in der „Roten Liste" bzw. Betäubungsmittelverschreibeverordnung (BtMVV) angegebene Höchstmenge darf mit ausdrücklichem Vermerk der ärztlichen Begründung maximal um das 4-Fache überschritten werden.

Hinweis
In vielen Kliniken existiert ein „Schmerzdienst", der meist von den Anästhesisten übernommen wird. Machen Sie sich mit den üblichen Verordnungsschemata vertraut sowie mit verschiedenen Schmerzskalen und dem WHO-Schema. Lernen Sie, welche Kombinationen von Analgetika sinnvoll sind und welche nicht.

Das Heilmittelrezept

▶ Physiotherapie und physikalische Therapiemaßnahmen werden bei kassenärztlich versicherten Patienten über spezielle Vordrucke, bei Privatpatienten über normale Privatrezepte verordnet.
▶ Unter www.heilmittelkatalog.de können die jeweils aktuellen Verordnungsziffern und Höchstmengen eingesehen werden.

▶ Übliche Verordnungen können z. B. so aussehen: Ex3a 6x KG, was laut Pfad des Heilmittelkatalogs bedeutet, dass der Patient, der an einer Gelenkfunktionsstörung leidet (Ex3a) Krankengymnastik für 6 Mal verschrieben bekommt.

▶ In den Verordnungen werden also die Art der Therapiemaßnahmen (Krankengymnastik, KG an Geräten, Lymphdrainage (LD), Manuelle Therapie (MT) und Ergotherapie) unterschieden. Außerdem wird die betroffene Körperregion beschrieben und die Anzahl der erforderlichen Therapiemaßnahmen.

Hinweis

Wenn Sie bei der Verordnung der Heilmittel unsicher sind, erkundigen Sie sich beim behandelnden oder weiterbehandelnden Physiotherapeuten. Viele niedergelassene Ärzte müssen aufgrund ihres Budgets mit der Verordnung von Heilmitteln restriktiv umgehen. Halten Sie die Weiterverordnung für unumgänglich, sprechen Sie mit dem Kollegen und empfehlen Sie die Therapie ausdrücklich in Ihrem Arztbrief.

2.7 Sterben und Tod eines Patienten

Der sterbende Patient

▶ **Berührungsängste im Umgang mit sterbenden Patienten und ihren Angehörigen sind normal.** Versuchen Sie, dem Patienten und den Angehörigen empathisch zu begegnen und, wenn es Ihnen möglich ist, sie so weit erwünscht zu begleiten und zu unterstützen.

▶ Bei chronischen Erkrankungen im Endstadium sollten medizinische Maßnahmen auf das notwendige Minimum beschränkt bleiben. Das Behandlungsziel ist die Linderung des Leidens und die Optimierung der Lebensqualität in der Zeit vor dem Tod.

▶ Wenn es der Patient wünscht, ist eine Entlassung nach Hause anzustreben.

▶ Die Angehörigen eines Sterbenden benötigen mehr als zu jedem anderen Zeitpunkt die Aufmerksamkeit des behandelnden Arztes.

▶ Die Entscheidung, eine Therapie bei Erfolglosigkeit einzustellen sollte im Gespräch mit dem Patienten und den Angehörigen erfolgen, ggf. auch interdisziplinär oder mit dem Ethikkomitee der Klinik.

▶ Die Entscheidung, keine Reanimationsbehandlung durchzuführen (DNR, „do-not-resuscitate") sollte deutlich in der Patientenkurve vermerkt sein und auch dem diensthabenden Kollegen und dem Pflegepersonal übergeben werden.

▶ Sie sollten rechtzeitig klären, ob der Patient eine seelsorgerische Sterbebegleitung wünscht oder ein Testament anfertigen möchte.

▶ Ist es abzusehen, dass der Patient bald stirbt, sollte mit den Angehörigen besprochen werden, wer auf welchem Weg informiert werden soll. Klären Sie auch, ob die Information ggf. auch nachts erfolgen soll oder erst am nächsten Morgen.

▶ *Hinweis* zur Schmerztherapie: Die Gefahr einer Suchtentwicklung ist bei sterbenden Patienten irrelevant. „Bei Sterbenden kann die Linderung des Leidens so im Vordergrund stehen, dass eine möglicherweise dadurch bedingte unvermeidbare Lebensverkürzung hingenommen werden darf" (Zitat: Grundsätze der Bundesärztekammer zur ärztlichen Sterbebegleitung). Eine Atemdepression durch hohe Morphindosen darf also in Kauf genommen werden.

▶ Manchmal gibt es Differenzen zwischen dem Pflegepersonal und ärztlichem Personal, wann eine Therapie noch sinnvoll ist. Sie sollten offen darüber diskutieren; die Entscheidung liegt aber letztlich bei den Ärzten.

WICHTIG

▶ Eine ausreichende Schmerztherapie muss zu jeder Zeit gewährleistet sein! **Keine Scheu vor Opiaten und Sedativa!** Auch Übelkeit und Atemnot müssen suffizient behandelt werden.

▶ Hunger und Durst sollten vermieden werden. In der Endphase kann eine parenterale Ernährung oder eine Infusionstherapie für den Patienten allerdings sehr belastend sein und sollte dann zurückhaltend durchgeführt werden.

▶ Unnötige Maßnahmen (Blutabnahme, Antithrombosespritzen, mehrmaliges Blutdruckmessen etc.) absetzen.

▶ Wann immer möglich sollte der Patient ein **Einzelzimmer** erhalten.

Feststellung des Todes

Das sollten Sie wissen/können

▶ Den eingetretenen Tod sollten Sie sicher feststellen können. Sie sollten wissen, wie man eine Leichenschau ordnungsgemäß durchführt und eine Todesbescheinigung korrekt ausfüllt. Machen Sie sich die Unterschiede zwischen natürlicher, nicht natürlicher und ungeklärter Todesart klar.

▶ Nur ein **approbierter Arzt** darf die Leichenschau durchführen und die Todesbescheinigung ausfüllen. Tun Sie dies als Student niemals alleine!

▶ **Unsichere Todeszeichen:**
  • Blässe, Abkühlung, Bewusstlosigkeit.
  • Pulslosigkeit, Atemstillstand.
  • Lähmung, Areflexie, Hornhauttrübung.
  • Eine fehlende elektrokardiografische Aktivität und weite reaktionslose Pupillen sind klinische Todeszeichen.

▶ **Sichere Todeszeichen:**
  • Totenflecken (Livores): Sie treten nach ca. 20 Minuten an den abhängigen Körperpartien (Rücken, Gesäß, Fersen, Hinterkopf) auf und lassen sich zunächst noch wegdrücken (bis 24 h).
  • Totenstarre: Sie tritt 2–6 Stunden nach Eintreten des Todes von kranial (Beginn am Unterkiefer) zur Peripherie hin auf.
  • Fäulnis, Verwesung.
  • Nicht mit dem Leben vereinbare Verletzungen (z. B. Dekapitation).

▶ Die Feststellung *eines sicheren Todeszeichens ist ausreichend.* Die unsicheren Todeszeichen sind für die endgültige Feststellung des Todes irrelevant.

▶ Ist ein Patient verstorben, sollte die *genaue Uhrzeit* erfasst werden.

Leichenschau

▶ Die Leichenschau umfasst neben der Identifizierung sicherer Todeszeichen auch die *komplette Untersuchung der entkleideten Leiche* (Vorder- und Rückseite, alle Körperöffnungen), Entfernung der Verbände und Pflaster. *Beachte:* Zugänge, Tubus o. Ä. belassen, falls eine Obduktion bei V. a. einen Behandlungsfehler erforderlich ist.

▶ Die Leichenschau ist ein *Akt hoher ärztlicher Verantwortung,* denn es werden mit der Ausstellung der Todesbescheinigung die Weichen gestellt, ob die Leiche ohne weitere Kontrolle bestattet wird oder ob weitere Ermittlungen im Hinblick auf einen nicht natürlichen Tod erforderlich sind.

▶ In vielen Abteilungen wird eine Todesfeststellung unmittelbar nach dem Tod des Patienten, die Leichenschau etwa 2 Stunden später durchgeführt.

Hinweise

▶ Begleiten Sie einen erfahrenen Kollegen bei der Leichenschau und lassen Sie sich das Ausfüllen der Todesbescheinigung zeigen. Wie sind die zeitlichen Abläufe auf der Station geregelt?

▶ Scheuen Sie sich nicht, die Leichenschau vorschriftsmäßig und genau durchzuführen. Das Pflegepersonal hilft Ihnen sicher beim Drehen der Leiche, wenn Sie darum bitten.

▶ Nach dem Tod eines Patienten sollten die nächsten Angehörigen und der Hausarzt verständigt werden. Dieser erhält außerdem einen Arztbrief.
▶ Wenn Sie die Anghörigen über den Tod des Patienten informieren, machen Sie sich deren Situation klar: sie sind evtl. allein zu Hause, völlig überrascht, alt, müssen weitere Vorbereitungen treffen etc.
▶ Bieten Sie die Möglichkeit an, den Verstorbenen nochmals zu sehen und Abschied zu nehmen. Achten Sie dabei darauf, dass vor allem Verletzte zu diesem Zeitpunkt „hergerichtet" sind. Erklären Sie den Angehörigen auch, warum z. B. ein Tubus noch nicht entfernt wurde (Obduktion erforderlich o. Ä.).

Ausfüllen der Todesbescheinigung

▶ Das Formular wird im **Durchdruckverfahren** ausgefüllt. Es besteht aus einem vertraulichen und einem nicht vertraulichen Teil. Einige Seiten müssen vor dem Ausfüllen des vertraulichen Teils umgeklappt werden. Eine Anleitung ist auf dem Dokumentenumschlag enthalten.
▶ **Natürlicher Tod:**
  • Tod aus krankhafter Ursache, der *völlig unabhängig von rechtlich bedeutsamen Faktoren* eingetreten ist.
  • Der Arzt muss konkrete und gut dokumentierte Kenntnis von einer gravierenden, lebensbedrohlichen Erkrankung mit ärztlicher Behandlung nahe dem Todeszeitpunkt haben.
  • Der Tod zu diesem Zeitpunkt muss aus dem Krankheitsverlauf zu erwarten gewesen sein.
▶ **Nicht natürlicher Tod:** Todesfall, der auf ein *von außen verursachtes oder beeinflusstes Geschehen* (z. B. Unfall, Suizid, Fremdeinwirkung) zurückzuführen ist.
▶ **Unklare Todesursache:** Es fehlt eine eindeutige Todesursache, also z. B. plötzliche Todesfälle von Kindern und Erwachsenen.
▶ Bei unklarer oder nicht natürlicher Todesursache und bei unbekannten Patienten muss die Polizei informiert werden.
▶ Die unmittelbare Todesursache und der pathophysiologische Zusammenhang müssen konkludent dargestellt werden.
🗔 *Wichtig:* Herz-Kreislauf-Versagen ist keine Todesursache!
▶ Beispiele unter http://www.statistik-portal.de/GesundhSozRecht/TUMerkblatt.pdf .
▶ Muster: http://www.blaek.de/pdf_rechtliches/extra/todesbe.pdf.

Beispiele
▶ **Nicht natürlicher Tod:**
  • Ein Patient stirbt nach einem Sturz als Folge einer Schenkelhalsfraktur: Der Tod trat durch ein von außen verursachtes oder beeinflusstes Geschehen ein.
  • Vor 2 Jahren Verkehrsunfall mit Schädel-Hirn-Trauma. Seitdem symptomatisches Krampfleiden. Jetzt Tod durch Krampfanfall: Auch länger zurückliegende Unfälle, die in einem Kausalzusammenhang mit dem Tod stehen führen, zur Feststellung „Nicht natürlicher Tod".
▶ **Natürlicher Tod:** Ein Patient mit fortgeschrittenem Pankreaskarzinom wird wegen AZ Verschlechterung und Kachexie stationär aufgenommen und stirbt nach 3 Tagen im Krankenhaus ohne Verdacht einer Fehlbehandlung: Der Tod geschah aufgrund der schwerwiegenden Erkrankung und war aus dem Krankheitsverlauf zu erwarten.

3 Blutentnahme

3.1 Kapilläre Blutentnahme

Allgemeines

▶ Die kapilläre Blutentnahme ist eine unkomplizierte und wenig schmerzhafte Möglichkeit, kleinere Blutmengen, z. B. für die Blutzuckerbestimmung (BZ), die Elektrolytbestimmung oder eine Blutgasanalyse (BGA) zu gewinnen.
▶ Routinetätigkeit bei Diabetikern, in der Pädiatrie, im OP und auf der Intensivstation (gute Näherung für arterielle Blutgasanalyse), die häufig vom Pflegepersonal übernommen wird.

Erforderliches Material

▶ **Lanzette oder Stechhilfe/Pen** für Punktion (Abb. 3.1 a). Vorteile einer Stechhilfe sind die standardisierte Eindringtiefe und die verminderte Gefahr einer Nadelstichverletzung.
▶ **Glaskapillare** für Blutentnahme (z. B. für BGA, Abb. 3.1 b).
▶ **Blutzuckermessgerät und Teststreifen** für BZ-Analyse (Abb. 3.2). *Wichtig:* Achten Sie auf die korrekte Codierung und das Ablaufdatum der Teststreifen!
▶ **Alkoholtupfer** oder Tupfer und Desinfektionsspray.
▶ **Unsterile Handschuhe, Pflaster, Abwurfbox.**

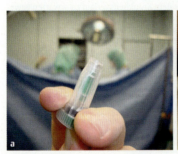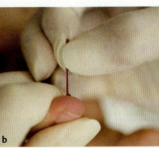

Abb. 3.1 • a) Stechhilfe für die kapilläre Punktion. b) Blutabnahme mit Glaskapillare.
(Teilabb. b) aus Schewior-Popp S, Sitzmann F, Ullrich L. Thiemes Pflege. 12. Aufl. Stuttgart: Thieme; 2012)

Praktisches Vorgehen

▶ Erklären Sie dem Patienten das geplante Vorgehen.
▶ **Geeignete Punktionsstellen** sind die Fingerbeere und das Ohrläppchen. Bei Kindern und Säuglingen ist die Ferse eine gute Punktionsstelle. *Cave:* Punktieren Sie niemals infizierte oder verletzte Hautareale!
▶ **Desinfektion** der Punktionsstelle.
▶ **Punktion der seitlichen Fingerbeere** mit Punktionshilfe/Pen oder Lanzette. Punktieren Sie nie in der Mitte der Fingerbeere, da dies sehr schmerzhaft ist und der Tastsinn beeinträchtigt werden kann.
▢ *Beachte:* Mit der Lanzette einmalig, aber beherzt einstechen. *Langsames „Bohren" verursacht unnötige Schmerzen!*

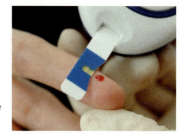

Abb. 3.2 • Punktion der lateralen Fingerbeere zur Blutzuckerbestimmung. (Foto: Paavo Bláfield)

▶ Lanzette oder Stechhilfe in geeignetem Abwurf entsorgen.
▶ Wischen Sie den ersten Blutstropfen mit einem frischen Tupfer ab.
▶ **Nehmen Sie die folgenden Blutstropfen mit der Kapillare oder dem BZ-Teststreifen auf.** Achten Sie darauf, dass keine Luftblasen in die Kapillare gelangen. Sollte dies geschehen sein, saugen Sie mit einem Tupfer einen Teil des Blutes heraus und füllen Sie die Kapillare anschließend weiter.

Praxistipps

▶ Die **Hautdurchblutung** kann beispielsweise am Ohr durch **spezielle Cremes** (z. B. Finalgon®) gesteigert werden. Diese müssen mit ausreichender Einwirkzeit (10 min) aufgetragen werden. Alternativ kann man durch Reiben versuchen, die kapilläre Durchblutung zu verbessern.
▶ **Zu festes Drücken oder „Melken" führt zur Hämolyse** und zu verfälschten Messwerten! Sollte der Blutfluss stoppen, können kleine Verkrustungen mit einem Tupfer entfernt werden.

▶ Am Ende der Blutentnahme Punktionsstelle mit Tupfer komprimieren, evtl. Pflaster anbringen.
▶ Kooperative Patienten können die Kompression selbst übernehmen.
▶ **Die Blutgasanalyse** (S. 68) **sollte unmittelbar erfolgen.** Bei längerem Transportweg Kapillare luftdicht verschließen, um den Kontakt des Blutes mit Luft zu verhindern.
▶ **Sonderfall:** Die *Fersenblutentnahme* beim Säugling erfolgt auf der *medialen Seite der Ferse*. Es ist wichtig, das Bein gut zu fixieren, da der Einstich schmerzhaft ist.

3.2 Venöse Blutentnahme

Allgemeines
. . . .
▶ Die **venöse Blutentnahme** dient der Gewinnung von Blut zu diagnostischen Zwecken (z. B. Bestimmung von Blutbild, Gerinnung, Elektrolyten, Spezialuntersuchungen).

Das sollten Sie wissen/können

Die venöse Blutentnahme ist eine Routinetätigkeit. Sie müssen sie während des Studiums lernen und bis zum Ende des praktischen Jahres selbstständig beherrschen.

▶ **Blutentnahme mit Monovetten®** des Herstellers **Sarstedt** (häufigstes Verfahren):
• Die Blutentnahme erfolgt mit einer Kanüle, die über einen Adapter mit den Probenröhrchen verbunden ist. Über einen Stempel wird das Blut manuell aufgeso-

gen. Zur Punktion werden heutzutage meist Sicherheitskanülen verwendet, die über eine Schutzklappe verfügen (siehe Abb. 3.4 b).

- Die Entnahmeröhrchen sind farblich codiert und beinhalten verschiedene Zusatzstoffe zur Gerinnungshemmung oder -aktivierung. Die Farben können je nach Hersteller unterschiedlich sein. Häufig verwendete Entnahmeröhrchen sind zeigt Abb. 3.3. Von links:
  - *Rot* (groß, EDTA): Bestimmung der Blutgruppe oder des Blutbilds.
  - *Braun* (Serum-Gel): Klinische Chemie, Immunologie.
  - *Blau* (Lithium-Heparin): Klinische Chemie.
  - *Weiß* (kein Zusatz/Kunststoffkügelchen): Serologie/klinische Chemie.
  - *Grün* (Citrat): Bestimmung von PTT/Quick/INR/D-Dimeren.
  - *Orange* Blood gas (Heparin): Arterielles Blut für die Blutgasanalyse (BGA).
  - *Rot* (EDTA): Bestimmung des Blutbilds.
  - *Orange* (Lithium-Heparin): Bestimmung von Laktat/Glukose.
  - *Violett* (Natriumcitrat): Blutsenkungsgeschwindigkeit (BSG, nicht abgebildet).

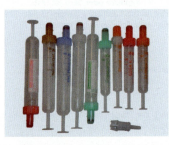

Abb. 3.3 • Verschiedene Blutentnahme-röhrchen und Adapter.
(nach Kirschnick O. Pflegetechniken von A-Z. 4. Aufl. Stuttgart: Thieme; 2010)

▶ **Blutentnahme mit Vacutainer®:** Nach Punktion der Vene mit einer Kanüle saugen die anschließend aufgesteckten Probenröhrchen mittels eines Unterdrucks automatisch eine definierte Menge an Blut an (Abb. 3.4 a).

▶ **Venenpunktion mit „Butterfly"-Kanüle** (Abb. 3.4 b unten). Der flexible Schlauch der „Butterfly"-Kanüle zwischen Nadel und Spritzenanschluss sorgt für mehr Flexibilität beim Hantieren, allerdings ist die Fixierung der Nadel schwieriger.

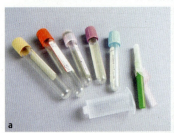
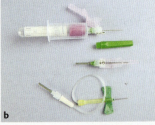

a   b

Abb. 3.4 • a) Verschiedene Vacutainer®-Röhrchen mit Adapter und Kanüle. b) Von oben nach unten: Wenn die Vene punktiert wurde, wird das Röhrchen auf den Adapter aufgesteckt. Nach Ende der Punktion klappt man die rosa Schutzvorrichtung über die Nadel. Die Butterfly-Kanüle (unten) kann alternativ zur Punktion genutzt werden. Nach Punktion wird dann das gelbe Plastikteil als Schutzvorrichtung über die Kanülenspitze geschoben.

Erforderliches Material

▶ **Mehrere Punktionskanülen oder „Butterfly"-Kanülen,** Fehlversuche einkalkulieren!
▶ **Probenröhrchen** (Sarstedt-Monovetten® oder Vacutainer®, siehe Abb. 3.5). *Wichtig:* Achten Sie darauf, dass alle Röhrchen korrekt beschriftet sind, da unbeschriftete Röhrchen später nicht eindeutig zugeordnet werden können und verworfen werden müssen.
▶ **Adapter** für Monovetten® oder Vacutainer®. Häufig werden auch extra Blutabnahmekanülen verwendet, bei denen der Adapter bereits auf der Kanüle steckt.
▶ **Desinfektionsspray, reichlich nicht sterile Tupfer, Pflaster.**
▶ **Unsterile Handschuhe.**
▶ **Stauschlauch** oder Blutdruckmanschette.
▶ **Abwurfbox.** *Cave:* Achten Sie darauf, dass die Abwurfbox nicht zu voll ist, um Nadelstichverletzungen beim Entsorgen der Nadel zu vermeiden!

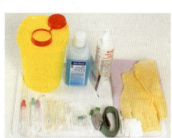

Abb. 3.5 • Erforderliches Material zur venösen Blutentnahme.
(aus Kirschnick O. Pflegetechniken von A-Z. 4. Aufl. Stuttgart: Thieme; 2010)

Praxistipps

▶ Lassen Sie sich das in der Klinik gebräuchliche Blutabnahmesystem zeigen und probieren Sie v. a. das Aufsetzen der Blutentnahmeröhrchen auf den Adapter mehrfach aus. Je nach System ist dabei eine **Dreh- oder Druckbewegung** nötig, die **vor dem ersten Patientenkontakt** getestet werden sollte.
▶ Lassen Sie sich auch die Blutabnahme mit Butterfly und starrer Nadel zeigen und lernen Sie den Umgang mit beiden Systemen.
▶ Um ein Gespür für den venentypischen Tastbefund zu entwickeln, können Sie bei sich oder einem Kollegen einen Stauschlauch anlegen. Im Gegensatz zu harten Sehnen sind die Venen als prallelastische Stränge tastbar. Je nach Toleranzschwelle können Sie auch an Freunden oder Kollegen die ersten Blutabnahmen üben.

Praktisches Vorgehen

▶ **Vorbereitung:**
• Wenn möglich informieren Sie sich kurz, welche Werte aus welchem Grund kontrolliert werden sollen. So sind Sie auf berechtigte Rückfragen des Patienten vorbereitet und können entsprechend Auskunft geben.
• Erklären Sie dem Patienten, dass Sie Blut abnehmen möchten, und bitten Sie ihn, sich zu legen oder zu setzen und den Arm gestreckt abzulegen.
• Versichern Sie sich der Zustimmung des Patienten. Eine Blutabnahme gegen den Willen des (einwilligungsfähigen) Patienten stellt eine Körperverletzung dar.
▷ *Wichtig:* Gehen Sie ruhig vor! Holen Sie sich ggf. einen Stuhl und setzen Sie sich.
▷ *Tipp:* Sollte der Patient unruhig oder verwirrt sein, bitten Sie eine zweite Person zu Hilfe, die den Arm des Patienten fixiert.
• Lagern Sie den gewählten Arm wenn möglich tief, damit die Venen besser hervortreten. *Beachte:* Besonders am Anfang ist es hilfreich, Zellstoff unterzulegen, um die Bettwäsche nicht blutig zu machen.

▶ Gut geeignet für Punktionen sind z. B. auch **Venengabelungen,** da die Venen hier nicht so leicht wegrutschen können.

▶ Gerade bei älteren Patienten sieht man häufig **oberflächliche Venen** dunkelblau durch die Haut schimmern. Diese Venen sind jedoch häufig **nicht zur Punktion geeignet,** da sie sehr dünnwandig sind. Auch verhärtete Venen sind für die Blutentnahme ungeeignet. Tasten Sie deshalb lieber nach tiefer liegenden, prall-elastischen Venen.

▶ **Stauung:**
- Legen Sie den Stauschlauch an. Er sollte bei Punktion in der Ellenbeuge oder am Unterarm einige Zentimeter oberhalb des Ellenbogens, bei Blutabnahme am Handrücken am Unterarm angelegt werden.
- Wenn Sie den Stauschlauch festziehen, sollten Sie einen Finger zwischen Patientenarm und Verschluss des Stauschlauchs legen, um ein schmerzhaftes Einzwicken der Haut zu vermeiden. Ziehen Sie den Stauschlauch nicht zu fest zu!
- Fordern Sie den Patienten auf, eine Faust zu machen. Dies begünstigt die Venenfüllung. Auch leichtes Klopfen oder Reiben der Haut kann helfen.
- Stauen Sie moderat. Der systolische Blutdruck soll nicht überschritten werden, um den arteriellen Blutfluss nicht zu unterbrechen.

▷ *Tipp:* Viele Monitorsysteme mit automatischer Blutdruckmessung verfügen über eine Venenstaufunktion und können so den Stauschlauch ersetzen.

▶ Achten Sie darauf, nicht zu lange zu stauen (unter 1 Minute)! Einige Blutwerte (z. B. Kalium) werden durch eine lange Stauung verfälscht. Gerade wenn Sie noch unsicher sind und viel Zeit bei der Vorbereitung brauchen, kann es sinnvoll sein, schon alles vorzubereiten (Handschuhe anziehen, Kanüle aufstecken, Tupfer etc. bereitlegen), bevor Sie den Stauschlauch anlegen.

▶ Falls Sie in der Ellenbeuge keine geeignete Vene finden, können Sie zunächst am **radialen Unterarm** tasten. Hier finden sich häufig kräftige Venen, deren Punktion leichter und für den Patienten weniger schmerzhaft ist als die Punktion am Handrücken.

▶ **Auswahl der Punktionsstelle:**
- Geläufige Punktionsorte sind die Ellenbeuge, der Unterarm und der Handrücken (Abb. 3.6).
- Suchen Sie eine geeignete Vene und verlassen Sie sich dabei eher auf die Palpation (prall-elastischer Strang) als auf den ersten Eindruck einer Vene.
- Die Blutentnahme aus der V. jugularis externa, einer Fußrücken- oder der Femoralvene ist bei sehr schlechten Venenverhältnissen ebenfalls möglich, bleibt aber erfahrenen Kollegen vorbehalten.
- Es sollte **keine Blutentnahme** aus einem gelähmten Arm, einem Dialyse-Shunt oder einem Arm mit Heparin-Perfusor erfolgen. Auch bei erfolgter axillärer Lymphknotenentfernung z. B. bei Mamma-Karzinom sollte auf der operierten Seite möglichst kein Blut abgenommen werden.

▶ **Punktion:**
- Einmalhandschuhe anziehen. *Wichtig:* Gewöhnen Sie sich von Anfang an die Blutabnahme mit Handschuhen an, auch wenn ältere Kollegen darauf verzichten. Das Blut jedes Patienten ist potenziell infektiös (HIV, Hepatitis B und C) und insbesondere bei Unerfahrenen passiert eine Kontamination häufiger.
- Stecken Sie den Adapter und das erste Monovettenröhrchen auf die Kanüle. Mit einem „Butterfly" können Sie ohne Monovette punktieren und diese nach erfolgreicher Punktion aufstecken.

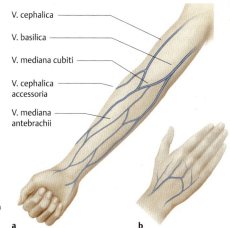

V. cephalica

V. basilica

V. mediana cubiti

V. cephalica accessoria

V. mediana antebrachii

Abb. 3.6 • Schematische Darstellung der Venen des Unterarms und des Handrückens. (aus Schewior-Popp S, Sitzmann F, Ullrich L. Thiemes Pflege. 12. Aufl. Stuttgart: Thieme; 2012)

a   b

- Bei Punktion mit Vacutainer® muss zunächst der Plastiktrichter auf die Kanüle geschraubt werden. Die Röhrchen werden erst **nach** erfolgter Punktion auf die Kanüle gesteckt.
- Desinfizieren Sie die Punktionsstelle. Lassen Sie das Desinfektionsmittel ca. 30 Sekunden einwirken und wischen Sie die Stelle anschließend mit einem Tupfer trocken. Punktieren Sie nicht durch eine „Desinfektionsmittelpfütze", dies ist sehr schmerzhaft.
- Klappen Sie die rosa Schutzvorrichtung der Kanüle zur Seite.
- Spannen Sie mit der linken Hand die Haut an der Punktionsstelle, damit die Venen fixiert werden, und bereiten Sie den Patienten auf den stechenden Schmerz vor (z. B. „Achtung, gleich gibt es einen Stich in der Ellenbeuge!").
- Der Schliff der Kanüle muss nach oben zeigen. Durchstoßen Sie mit der Kanüle oder dem „Butterfly" die Haut in Richtung des Gefäßes (Winkel ca. 30 °). Achten Sie darauf, die Haut zügig zu durchstechen und die Kanüle nicht flach unter der Haut entlang zu schieben, da das Durchstechen der Haut den schmerzhaftesten Teil der Punktion darstellt.
- Schieben Sie die Nadel einige Millimeter parallel zum Gefäßverlauf vor. *Cave:* Behutsam vorgehen, sonst besteht die Gefahr, das Gefäß auf der Gegenseite zu durchstechen.
- Wenn Sie mit „Butterfly" punktieren, erscheint bei erfolgreicher Punktion im Schlauch etwas Blut. Sie können den „Butterfly" dann mit einem Pflasterstreifen an der Haut fixieren.

▶ **Befüllen der Röhrchen:**
- Füllen Sie nun die Monovetten®, indem Sie die Spritzenkolben mit Gefühl herausziehen.

◻ *Wichtig:* Vacutainer®-Röhrchen müssen *beherzt* auf den Adapter aufgesteckt werden, da das System sonst undicht werden kann und statt Blut auch Raumluft ansaugt. Das Röhrchen muss dann verworfen und die Abnahme wiederholt werden, wenn nicht die benötigte Mindestmenge Blut angesaugt wurde.
- Insbesondere beim Wechsel der Röhrchen muss die Kanüle oder der „Butterfly" gut fixiert werden, um eine Dislokation zu vermeiden (die scharfe Kanülenspitze befindet sich während der gesamten Blutentnahme innerhalb des Gefäßes).

Praxistipps

▸ Aspirieren Sie nicht zu stark, da es sonst zur **Hämolyse** kommen kann und **Messwerte verfälscht** werden.

▸ Füllen Sie die Röhrchen in einer bestimmten Reihenfolge:

- Die **weißen Serumröhrchen** sollten **als Erstes** gefüllt werden, da aus dem Serum das Kalium bestimmt wird, welches durch lange Stauung verfälscht wird.

- Das **EDTA-Röhrchen (rot)** sollte **ebenfalls zügig** befüllt werden, da eine Hämolyse durch zu lange Stauung das Blutbild verändert.

- Die Röhrchen für die **Blutsenkung (lila)** und die **Gerinnung (grün)** müssen **vollständig gefüllt** sein, da sonst das Mischungsverhältnis mit dem im Röhrchen befindlichen Citrat nicht stimmt und Messwerte verfälscht werden. Diese sollten also **nicht als Erste** abgenommen werden. Dies gilt insbesondere bei der Abnahme mit „Butterfly", da sich ja zunächst noch Luft im Schlauch befindet, die eine vollständige Füllung des Röhrchens verhindert.

▸ Dient die Blutentnahme der **Bestimmung des Blutalkoholwertes**, verwenden Sie ein **alkoholfreies Desinfektionsmittel.** Dazu wird aber in der Regel von der Polizei das gesamte Material in einem Karton angeliefert.

▸ **Punktionsende:**

- Lösen Sie, nachdem das letzte Röhrchen gefüllt und von der Kanüle abgedreht ist, die Stauung und entfernen Sie anschließend die Nadel **ohne Winkeländerung**, damit das Gefäß nicht verletzt wird.

- Komprimieren Sie die Punktionsstelle mit einem Tupfer für 1–2 min bei gestrecktem Arm, um die Gerinnung zu unterstützen und eine Hämatombildung zu vermeiden.

- ▢ *Cave:* Unter keinen Umständen darf die Einstichstelle mit einem Tupfer komprimiert werden, **bevor** die Nadel entfernt wurde. Ansonsten kann die dünne Venenwand gegen den Schliff der Nadel gedrückt werden, was bei deren Entfernen zum Aufschlitzen des Gefäßes in Längsrichtung führt.

- Klappen Sie bei Sicherheitskanülen die rosa Schutzvorrichtung über die Kanüle.

- Entsorgen Sie die Nadel sofort in die Abwurfbox, um die Gefahr von Nadelstichverletzungen gering zu halten! *Wichtig:* Stecken Sie niemals eine Schutzkappe auf eine benutzte Nadel (Re-capping, Verletzungsgefahr!).

- Ziehen Sie die Kolben der Monovetten ®ganz heraus und brechen Sie sie ab.

- Schwenken Sie die gefüllten Röhrchen, um eine Durchmischung von Blut und Chemikalien zu gewährleisten.

- Decken Sie die Punktionsstelle ggf. mit einem Pflaster ab.

▸ **Vorgehen bei Fehlpunktionen:** Ist die Blutentnahme an der beabsichtigten Stelle nicht möglich („Fehlpunktion"), versuchen Sie es an einer anderen Stelle noch einmal. Falls an der zweiten Stelle ebenfalls keine Blutentnahme möglich ist, verzichten Sie auf weitere Versuche und holen Sie einen erfahrenen Kollegen zur Unterstützung.

Mögliche Probleme:

▸ **Es kommt kein oder nur wenig Blut:** Versuchen Sie die Nadelposition unter wiederholter Aspiration zu korrigieren, damit die Nadel wieder intraluminal zu liegen kommt. Falls dies nicht gelingt, muss eine erneute Punktion erfolgen.

▸ **Die Punktionsstelle wird dick:** Die Vene ist perforiert. Eine erfolgreiche Blutentnahme ist nicht mehr möglich. Lösen Sie den Stauschlauch, entfernen Sie die Nadel und komprimieren Sie die Einstichstelle.

▸ **Hellrotes Blut pulsiert in das Blutentnahmeröhrchen:** Versehentlich haben Sie eine Arterie punktiert. Bleiben Sie ruhig. Lösen Sie die Stauung, entfernen Sie die Nadel und komprimieren Sie die Einstichstelle kräftig für etwa 5 Minuten.

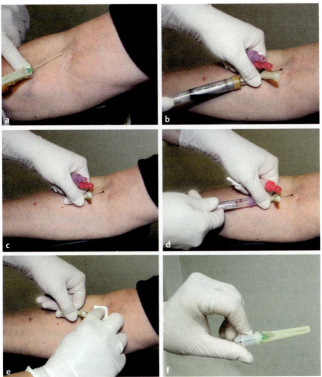

Abb. 3.7 • Blutentnahme mittels Sicherheitskanüle. a) Punktion der Vene in flachem Winkel. Das Serumröhrchen wird ale Erstes befüllt (b). c) Nadel bei Monovettentauch gut fixieren und weitere Röhrchen füllen (d). e) Nadel entfernen und dann Punktionsstelle komprimieren. Der gelbe Sicherheitsverschluss wird über die Nadelspitze geklappt (f).
(Fotos: Dr. med. H. Gross)

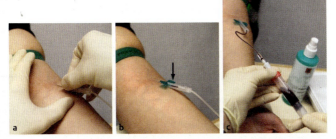

Abb. 3.8 • Blutabnahme mittels "Butterfly"-Kanüle. a) Die gut fixierte Vene wird punktiert. Das Blut in der Kammer der "Butterfly"-Kanüle zeigt die intravasale Lage an (Pfeil in b). c) Nach Aufdrehen der Monovetten auf den Adapter werden diese befüllt.
(Fotos: Dörte Jensen)

3.3 Blutentnahme aus Kathetern

Blutentnahme aus peripherer Venenverweilkanüle (Braunüle®, Viggo®)

▶ Die Blutentnahme aus einer peripheren Venenverweilkanüle ist **bei größeren Lumen einen Versuch wert.** Häufig sind allerdings Injektionen und Infusionen möglich, es kann aber kein Blut mehr aspiriert werden.

▶ Man benötigt einen Adapter, die Entnahmeröhrchen, eine leere 10 ml-Spritze, eine 10 ml-Spritze mit NaCl 0,9 %, einen frischen Verschlussmandrin (auf richtige Farbe achten!) und einen Stauschlauch.

▶ **Durchführung:**
  • Handschuhe anziehen, es kann relativ viel Blut zurückfließen!
  • Vene oberhalb der Venenverweilkanüle mit dem Finger abdrücken und Mandrin entfernen.
  • 10-ml-Spritze aufsetzen.
  • Stauschlauch oberhalb der Venenverweilkanüle anlegen und etwa 5 ml Blut abziehen, was später verworfen wird (es könnte zu falschen Messergebnissen führen). *Tipp:* Falls kein Blut kommt kann es helfen, die Venenverweilkanüle ein *kleines Stück zurückzuziehen.*
  • Adapter auf Monovette drehen und statt der Spritze auf die Venenverweilkanüle stecken, Blut abnehmen. *Beachte:* Häufig dauert es aufgrund des geringeren Lumens der Venenverweilkanüle deutlich länger als bei der „normalen" Blutentnahme, bis die Röhrchen gefüllt sind.
  • Stauung lösen und mit 10 ml NaCl 0,9 % nachspülen.
  • Venenverweilkanüle mit neuem Mandrin verschließen.

Blutentnahme aus zentralem Venenkatheter (ZVK)

▶ Eine Blutentnahme aus einem ZVK sollte nur erfolgen, wenn der Patient schlechte Venenverhältnisse hat oder sehr häufige Blutentnahmen notwendig sind, da ein ZVK immer eine potenzielle Eintrittsstelle für Keime ist und unnötige Manipulationen vermieden werden sollten.

▶ Bei einer Blutentnahme aus einem ZVK sollten Sie, wenn möglich, einen Schenkel wählen, über den **keine Medikamente oder Infusionen** verabreicht werden. Insbesondere Kalium- oder Heparininfusionen können die Blutwerte erheblich verändern. *Cave:* Die Unterbrechung von laufenden Infusionen, z. B. Katecholaminen, kann für den Patienten lebensgefährlich sein!

▶ **Durchführung:**
  • Handschuhe anziehen.
  ▷ *Beachte:* Beim sitzenden Patienten herrscht bei der Einatmung ein Sog in der V. jugularis interna, daher sollte das System über den 3-Wege-Hahn oder die Schlauchklemme beim Wechsel der Spritzen/Monovetten **immer geschlossen** sein.
  • Mit einer normalen Spritze werden zunächst 10 ml Blut abgezogen und später verworfen. Dies vermindert den Verdünnungseffekt durch laufende Infusionen.
  • Adapter auf Monovette drehen und statt der Spritze auf den ZVK stecken.
  • 3-Wege-Hahn öffnen, Blut aspirieren, 3-Wege-Hahn schließen.
  • Der benutzte Schenkel wird anschließend mit 10 ml NaCl 0,9 % durchgespült, kurz mit Desinfektionsmittel abgesprüht und mit einem sterilen Stopfen verschlossen.
  • Bei großlumigen Kathetern, wie Shaldon- oder Schockkathetern, schützen zusätzliche Klemmen vor evtl. erheblichen Blutverlusten. Achten Sie darauf, dass nach der Blutentnahme alle Stopfen und Klemmen korrekt angebracht sind.

Blutentnahme aus Port

▶ Eine Blutentnahme aus einem Port ist als **Ultima Ratio** bei schlechten Venenverhältnissen möglich. Man sollte auf jeden Fall aber bedenken, dass bei Komplikationen

im Rahmen der Blutentnahme, wie einer Thrombose, der Port operativ entfernt werden muss. Daher ist die Blutentnahme über den Port **kein Routineverfahren.**
▶ Punktion nur mit spezieller, atraumatischer Portnadel (Huber-Nadel) unter sterilen Kautelen (S. 224).

3.4 Entnahme von Blut für Blutkulturen

Allgemeines

▶ Blutkulturen dienen dem **Nachweis von Bakterien und Pilzen im Blut,** z. B. bei Sepsis oder Endokarditis. Sie werden häufig in der Inneren Medizin, der Intensiv- und Transplantationsmedizin angefertigt.
▶ Wenn möglich sollten Blutkulturen **vor Beginn der Antibiotikatherapie** abgenommen werden.
▶ *Wichtig:* **Steriles Arbeiten ist obligat,** um eine Kontamination der Proben mit Hautkeimen zu vermeiden! Daher vorher zweifach desinfizieren, mit sterilen Kompressen abwischen und 30 Sekunden einwirken lassen!

> **Das sollten Sie wissen/können**
> Machen Sie sich eingehend mit dem streng aseptischen Vorgehen bei der Blutentnahme für Blutkulturen vertraut. Sie werden als Student häufig Blutkulturen abnehmen und sind damit für die korrekte Durchführung verantwortlich.

Erforderliches Material

▶ **Zwei Blutkulturflaschen** (Abb. 3.9 a).
  • *Ein Blutkulturset besteht aus zwei Blutkulturflaschen,* wobei eine dem Nachweis aerober und eine dem Nachweis anaerober Erreger dient.
  • Blutkulturflaschen enthalten nährstoffreiche, flüssige Kulturmedien, die das Wachstum der meisten Keime ermöglichen.
  • Die Flaschentemperatur sollte zwischen 20 und 37 °C betragen.
▶ **Eine 20-ml-Spritze.**
▶ **Zwei Kanülen** (z. B. gelb).
▶ **Sterile Kompressen.**
▶ **Sterile Handschuhe, Hautdesinfektionsmittel, Stauschlauch.**
▶ **Begleitscheine und Etiketten für den Versand.**
▶ Alternativ zur Technik mit Spritze und Kanülen stehen immer häufiger sog. *Vakuumsysteme* (S. 60) zur Verfügung.

Praktisches Vorgehen

▶ **Vorbereitung:**
  • Beschriftung der Blutkulturflaschen mit Patientenname, Datum und Zeitpunkt der Abnahme, Abnahmeort (z. B. V. cubitalis li., V. femoralis re.).
  • Schutzkappen von den Blutkulturflaschen abnehmen, *ohne den Gummistopfen zu berühren.* Gummistopfen desinfizieren (Abb. 3.9 b). Desinfektionsmittel trocknen lassen.
  • Punktionsstelle aufsuchen und großzügig mit Desinfektionsmittel absprühen, Einwirkzeit 30 sec, Haut dann erneut mit Desinfektionsmittel absprühen und mit sterilen Kompressen abwischen. Punktionsstelle danach nicht mehr berühren!
  • Kanüle auf Spritze aufstecken, sterile Handschuhe anziehen.
▶ **Punktion:**
  • Vene *ohne erneute Palpation* punktieren und 20 ml Blut abnehmen (Abb. 3.9 c).
  • Stauung lösen, Kanüle entfernen, Punktionsstelle komprimieren.
▶ **Befüllen der Blutkulturflaschen:**
  • Punktionskanüle verwerfen (Verringerung der Kontamination durch Hautkeime) und frische Kanüle auf die Spritze aufstecken.

- In jede Blutkulturflasche wird etwa 10 ml Blut eingespritzt (Abb. 3.9 d). Dabei ist zu beachten, dass die Spritze beim Beimpfen der anaeroben Flasche nicht von der Kanüle genommen wird, sodass keine Luft in das Fläschchen eindringen kann.
- Bei manchen Systemen ist es erforderlich, die aerobe Flasche zu belüften, indem man die Spritze abnimmt und die Kanüle im Fläschchen stecken lässt.

▶ **Alternative:** Immer häufiger werden auch sog. **Vakuumsysteme** benutzt. Hierbei wird mittels spezieller „Butterfly"-Kanüle die Vene punktiert und anschließend die Blutkulturflasche direkt über den „Butterfly"-Schlauch befüllt (Abb. 3.10). Wichtig ist es dabei, zunächst die aerobe (Luft im Schlauch!) und dann die anaerobe Blutkulturflasche aufzustecken.

▶ **Probenversand:**

- Nachdem die Flaschen befüllt sind, werden sie *kurz geschwenkt* (nicht geschüttelt!), um eine Durchmischung von Blut und Nährmedium zu erreichen.
- Informationen zur Punktionsstelle, zur Grunderkrankung, zu den Symptomen und Risikofaktoren des Patienten, der Verdachtsdiagnose und ggf. bisheriger antibiotischer Therapie auf dem Anforderungsschein vermerken.
- Fläschchen *sofort ins Labor schicken* oder (falls ein sofortiger Transport nicht möglich ist) je nach Herstellerangaben inkubieren oder bei Raumtemperatur lagern.

▷ *Cave:* Blutkulturflaschen (Glas!) nicht mit Schienentransportsystemen ins Labor schicken.

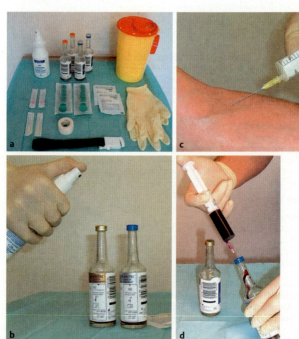

Abb. 3.9 • a) Material für die Abnahme einer Blutkultur. b) Absprühen der Blutkulturflaschen. c) Punktion der Vene ohne erneutes Palpieren. d) Beimpfen der Blutkulturflaschen mit einer frischen Kanüle.
(mit freundlicher Genehmigung von Dr. med. J.P. Borde, Offenburg)

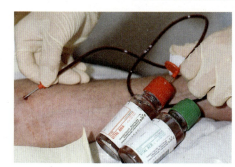

Abb. 3.10 • Blutentnahme für eine Blutkultur mittels Vakuumsystem. Denken Sie daran, die aerobe Blutkulturflasche als erstes aufzustecken. So kommt die anaerobe Probe nicht mit der Luft im Schlauch in Kontakt.
(aus Schewior-Popp S, Sitzmann F, Ullrich L. Thiemes Pflege. 12. Aufl. Stuttgart: Thieme; 2012)

Hinweise

▶ Blutkulturen sollten grundsätzlich **nicht aus peripheren Venenverweilkanülen** entnommen werden.
▶ Zum Nachweis von Keimen im Blut sollten mehrmals täglich (Faustregel 2–4 Blutkulturen innerhalb von 24 Stunden) an verschiedenen Punktionsstellen entnommen werden.
◻ *Merke:* Negative Blutkulturen schließen eine Sepsis nicht aus!
▶ Soll eine **Katheterinfektion** nachgewiesen werden, müssen Blutkulturen zeitgleich aus einer peripheren Vene und über den liegenden Katheter abgenommen werden.
▶ Wird ein Katheter bei V. a. eine Katheterinfektion entfernt, wird die Katheterspitze zur **mikrobiologischen Untersuchung** eingesendet.
▶ Kontamination, nicht sachgerechte Lagerung und Transport sowie falsche Menge des eingebrachten Blutvolumens beeinflussen die Aussagekraft der Blutkulturen erheblich.
▶ Grundsätzlich lassen sich Blutkulturflaschen auch mit anderen Substanzen, z. B. Knochenmark beimpfen.

3.5 *Arterielle Blutentnahme*

Allgemeines

▶ **Indikationen:**
  • Erstellen einer Blutgasanalyse (BGA), z. B. zur Überprüfung der Oxygenierung und CO_2-Elimination bei invasiver Beatmung.
  • Diagnostik akuter Krankheitsbilder (z. B. Dyspnoe).
  • Bestimmung des Säure-Basen-Status, aber auch des Hämoglobin- oder Blutzuckerwertes.
▶ **Kontraindikationen:**
  • Blutgerinnungsstörungen (Thrombozyten < 50.000/µl, INR > 1,5 bzw. Quick < 50 %, PTT > 50 sec).
  • Lokale Infektion.
▶ **Punktionsstelle:** Übliche Punktionsstelle ist die **A. radialis.** Auch Punktionen der A. femoralis, A. ulnaris und A. brachialis sind möglich, aber schwieriger und risikoreicher. Sie bleiben erfahrenen Kollegen vorbehalten, daher wird im Folgenden nur die Punktion der A. radialis erläutert.
▶ Ist bereits eine arterielle Kanüle mit Anschlusssystem vorhanden (S. 267), kann diese zur Blutentnahme genutzt werden.

Arterielle Punktionen werden regelmäßig auf der Intensivstation und im OP, gelegentlich auch auf Stationen der Inneren Medizin durchgeführt. Es ist gut möglich, dass Sie auch als Student solche Punktionen durchführen werden. Daher sollte Ihnen das Vorgehen bekannt sein.

Erforderliches Material

- ▶ **BGA-Röhrchen** (Abb. 3.11), heparinbeschichtet (dies verhindert eine Koagulation von Blut im Röhrchen und im BGA-Gerät), Adapter.
- ▢ *Alternative:* Vor der Blutabnahme in eine 2 ml Spritze 1 ml Heparin aufziehen und wieder herausspritzen. Die Innenwand der Spritze ist dann mit Heparin benetzt.
- ▶ **Feine Kanüle,** z. B. 24G (lila).
- ▶ **Desinfektionsspray, nicht sterile Handschuhe, sterile Tupfer.**
- ▶ **Geeignete Unterlage** (Handtuchrolle o. Ä.).
- ▶ **Pflaster, Abwurfbehälter.**
- ▶ **Eventuell Stopfen,** um die Spritze zu verschließen.

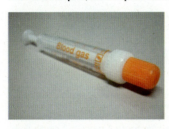

Abb. 3.11 • Mit Heparin beschichtetes Abnahmeröhrchen für die arterielle Blutgasanalyse.

Allen-Test

- ▶ Vor einer Punktion der A. radialis oder A. ulnaris sollte der **Allen-Test** durchgeführt werden. Mit diesem überprüft man die Anastomose zwischen den beiden Gefäßen, die für die Durchblutung der Hand nach Punktion bzw. Fehlpunktion wichtig ist:
  - • Die A. radialis und die A. ulnaris werden mit jeweils vier Fingern kräftig komprimiert (Abb. 3.12).
  - • Der Patient soll die Hand mehrfach öffnen und schließen, bis diese blass wird.
- ▶ Anschließend wird die Arterie, die punktiert werden soll, weiter komprimiert und die andere freigegeben. Bei durchgängiger Anastomose sollte die Hand vollständig rosig werden. Andernfalls muss von der geplanten Punktion abgesehen werden.

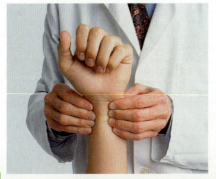

Abb. 3.12 • Allen-Test zur Überprüfung der Kollateralversorgung der Hohlhand.
(aus Füeßl HS, Middeke M. Duale Reihe Anamnese und Klinische Untersuchung. 4. Aufl. Stuttgart: Thieme; 2010)

▶ *Beachte:* Der Allen-Test ist forensisch von Bedeutung, deshalb muss er sauber dokumentiert sein! Ein normaler Allen-Test schließt allerdings eine pathologische Gefäßversorgung der Hand nicht vollständig aus.

Praktisches Vorgehen

▶ Die **korrekte Lagerung** (Abb. 3.13) ist wichtig für die erfolgreiche Punktion:
  • Handgelenk überstrecken, Arm leicht nach außen rotieren.
  • Die überstreckte Hand sollte auf einer geeigneten Unterlage (z. B. Handtuchrolle) gelagert werden.
  • Gegebenenfalls Fixierung der gelagerten Hand mit Pflasterstreifen.

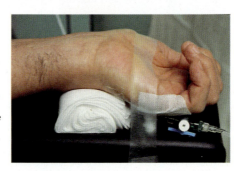

Abb. 3.13 • Lagerung für die Anlage eines arteriellen Zugangs/arterielle Blutentnahme im OP.
(aus Kirschnick O. Pflegetechniken von A-Z. 4. Aufl. Stuttgart: Thieme; 2010)

▶ **Palpation und Desinfektion:**
  • Palpieren Sie die A. radialis mit mehreren Fingern und stellen Sie sich den Verlauf der Arterie vor: In welchem Bereich verläuft sie nahe der Oberfläche und ab wo zieht sie in die Tiefe? Die Punktionsstelle sollte etwa 3–4 cm proximal des Handgelenks liegen.
  • Großzügig Desinfektionsmittel aufsprühen, 30 Sekunden einwirken lassen. Erneut desinfizieren und mit sterilem Tupfer abwischen. **Nicht erneut palpieren!**
  • Spritze auf Kanüle stecken.

▶ **Punktion:**
  • Fixieren Sie mit Zeige- und Mittelfinger der nicht dominanten Hand die Haut proximal und distal der Punktionsstelle.
  • Punktieren Sie in einem Winkel von etwa 30° (Abb. 3.14). Nadelschliff und Nadelöffnung zeigen nach oben. Ein in der Regel hellroter, pulsierender Blutfluss zeigt die korrekte Lage der Nadel an (www.thieme.de/cl-medical-skills).
  • Ziehen Sie leicht am Kolben der BGA-Spritze. Bei korrekter Lage der Kanüle lässt sich leicht Blut aspirieren.
  • Entnehmen Sie 1–2 ml Blut. *Beachte:* Zu geringe Blutmengen verfälschen das Messergebnis!

▶ **Punktionsende:**
  • Entfernen Sie die Nadel zügig und komprimieren Sie die Punktionsstelle für 5 Minuten. Danach sollten Sie mit gefalteten Kompressen und Pflasterstreifen einen kleinen Druckverband anlegen.
  • Falls Sie eine Spritze verwenden, verschließen Sie diese mit einem Stopfen, um einen weiteren Kontakt des Blutes mit Luft zu vermeiden. Die BGA sollte unmittelbar erfolgen.

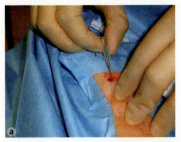

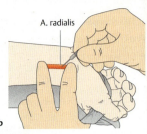

A. radialis

Abb. 3.14 • a) Punktion der A. radialis im OP während der Anlage eines arteriellen Zugangs.
b) Schematische Darstellung der Punktion der A. radialis.
(Teilabb. b) nach Hahn J-M. Checkliste Innere Medizin. 6. Aufl. Stuttgart: Thieme; 2010)

> *CAVE*
> Die Farbe und die Pulsation des Blutes können bei niedriger Oxygenierung bzw.
> schlechtem Blutdruck irreführend sein. **Beweisend für die Herkunft des Blutes ist
> die BGA.**

> *Praxistipps*
> ▶ Kooperative Patienten können die Kompression selbst übernehmen, müssen
> aber wirklich **ohne Unterbrechung fest drücken.**
> ▶ Ist absehbar, dass über einen gewissen Zeitraum regelmäßig Blutgasanalysen
> durchgeführt werden sollen, sollte statt mehrfacher Einmalpunktionen ein ar-
> terieller Zugang gelegt werden, der außerdem der invasiven Blutdruckmessung
> dient (S. 267, www.thieme.de/cl-medical-skills).

3.6 Blutentnahme bei Kindern und Säuglingen

Allgemeines

▶ Die Blutentnahme bei Kindern ist meist Kinderärzten vorbehalten. Wichtig ist die
Technik für Anästhesisten und Notärzte. Viele Ärzte haben, meist aufgrund fehlen-
der Routine, Probleme bei der Blutabnahme bei Kindern.
▶ Da Kinder durch Blutentnahmen leicht traumatisiert werden, besteht nur sehr sel-
ten (z. B. unter Narkose im OP) die Möglichkeit zum Üben.
▶ Generell wird die Indikation zur Blutentnahme bei Kindern strenger gestellt als bei
Erwachsenen.

> *WICHTIG*
> ▶ Viele Faktoren erschweren die Gefäßpunktion bei Kindern im Vergleich zu Er-
> wachsenen. Die Gefäße sind feiner, treten nicht aus der Haut hervor und sind
> somit schwieriger zu finden. Kinder haben generell mehr Angst vor der Blut-
> entnahme und den damit verbundenen Schmerzen. Diese Angst kann ihnen
> auch durch Erklärungen nicht ganz genommen werden.
> ▶ Damit die Blutentnahme möglichst komplikationslos erfolgen kann, sollten sie
> immer zu zweit arbeiten. Nur so kann die zu punktierende Extremität oder das
> Kind sicher fixiert und ein Verrutschen der Nadel verhindert werden!

Praktisches Vorgehen

▶ **Vorbereitung:**
- Erklären Sie dem Patienten und den Eltern das geplante Vorgehen.
- ☐ *Beachte:* Auch Kinder sind Patienten, denen wir mit Ehrlichkeit begegnen müssen! Machen Sie den Patienten *niemals* etwas vor ("das tut schon nicht weh …"), sondern erklären sie ihr Handeln und den dazugehörigen "Pieks".
- Geeignete Punktionsstellen auswählen. Diese sind bei Kindern meistens der Handrücken oder die Ellenbeuge. Betrachten Sie aber auch die anderen möglichen Punktionsstellen (Abb. 3.15).
- Punktionen der Kopfvenen bei Säuglingen können für Außenstehende abschreckend erscheinen, obwohl sie für das Kind vergleichsweise schmerzarm sind. Erklären Sie dies den Eltern.

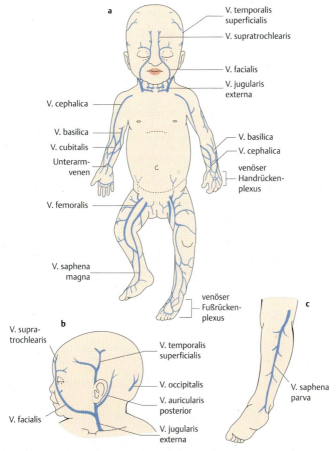

Abb. 3.15 • Zur Punktion geeignete Venen beim Säugling.
(nach Kerbl R, Kurz R, Roos R, Wessel L. Checkliste Pädiatrie. 4. Aufl. Stuttgart: Thieme; 2011)

▶ **Erforderliches Material:**
- Kanülen mit 22G (blau), 24G (gelb) oder 25G (violett), je nach Alter des Kindes.
- Eventuell EMLA®-Creme zur transkutanen Lokalanästhesie.
- Eventuell spezielle, kleinere pädiatrische Entnahmeröhrchen bzw. eine Eppendorf-Tube.
- Übliches Material zur Blutentnahme (S. 51).

▶ **Durchführung der Punktion:**
- Größere Kinder sollten wie Erwachsene liegen, kleinere können zur Beruhigung auf dem Schoß der Eltern sitzen.
- Bei Säuglingen und Kleinkindern werden *keine Stauschläuche* verwendet. Stauen Sie die Extremität, indem sie diese mit Daumen und Zeigefinger fest, aber dosiert umfassen.
- Punktionsstelle nicht wie beim Erwachsenen desinfizieren, da sonst die Venen nicht mehr sichtbar sind. Stattdessen *Desinfektionsspray auf eine Kompresse* sprühen und dann die *Haut vorsichtig abwischen*.
- Einmalhandschuhe anziehen.
- Punktion mit der Kanüle oder Butterfly. Sobald Blut sichtbar wird, lassen Sie es in das Probengefäß tropfen. Spritzen werden bei Säuglingen und Kleinkindern nicht verwendet.
- Nachdem alle Probenröhrchen gefüllt sind, Stauung öffnen, Nadel entfernen, Punktionsstelle komprimieren, Pflaster.
- *Geizen Sie nicht mit Lob für das Kind* nach erfolgreicher Punktion. Gummibärchen oder eine große Plastikspritze als Lohn für die Tapferkeit können dem Kind helfen, die Blutentnahme nicht in schlechter Erinnerung zu behalten.

Praxistipps

▶ Die Eltern oder andere Bezugspersonen können eine beruhigende Wirkung auf Kinder haben. Beziehen Sie diese mit ein. Auch Kuscheltiere können Wunder wirken!

▶ Kinder sollten am besten von der Notwendigkeit der Punktion überzeugt und möglichst nicht gegen ihren Willen festgehalten werden, da dies eine gravierende Traumatisierung mit sich bringen kann.

▶ Bei heftiger Gegenwehr oder schwieriger Punktion sollten Sie eine Pause einlegen.

▶ Bei Kleinkindern und Säuglingen kann etwas Zuckerlösung (z. B. Glukose 20 %) zur Beruhigung auf den Schnuller getropft werden, der dann die kleinen Patienten ablenkt.

▶ Es gibt Rotlichtdioden, die bei Säuglingen durch das Gewebe scheinen und die Gefäße besser sichtbar machen (Illuminators). Diese können manchmal sehr hilfreich sein.

4 Wichtige Laborwerte und deren Interpretation

4.1 Blutbild und Blutbildung

Referenzbereiche, Indikationen und Bedeutung

▶ Die wichtigsten Parameter des Blutbilds sind in Tab. 4.1 (S. 71) dargestellt.

Leitbefunde Anämie-Diagnostik
- ▶ **Hypochrome, mikrozytäre Anämie:**
  - MCH und MCV erniedrigt.
  - Meist Folge einer Eisenmangelanämie mit zusätzlich erniedrigtem Eisen, Ferritin und erniedrigter Transferrinsättigung, sowie erhöhtem Transferrin.
- ▶ **Normochrome, normozytäre Anämie:**
  - MCH und MCV im Normbereich.
  - Häufig bei akuten Blutungen, Infektionen, chronischen Entzündungen, Tumoren.
  - Bei vermehrten Retikulozyten könnte eine hämolytische Anämie oder eine Blutungsanämie vorliegen. Erniedrigte Retikulozyten deuten eher auf eine Knochenmarksinsuffizienz oder eine renale Anämie hin.
- ▶ **Hyperchrome, makrozytäre Anämie:**
  - MCH und MCV sind erhöht.
  - Meist Folge eines Vitamin-B12- u./o. Folsäuremangels, seltener medikamentös-toxisch oder durch ein Myelodysplastisches Syndrom bedingt.

4.2 Glukosestoffwechsel

Referenzbereiche, Indikationen und Bedeutung

▶ Wichtige Laborwerte des Glukosestoffwechsels sind in Tab. 4.2 (S. 77) dargestellt.

Oraler Glukosetoleranztest

- ▶ **Indikationen:** Klinisch oder laborchemischer Verdacht auf eine gestörte Glukosetoleranz (z. B. HbA$_{1c}$ 5,7–6,4 %, erhöhter Nüchternblutzucker).
- ▶ **Kontraindikationen:** Manifester Diabetes mellitus, Resorptionsstörungen des Magen-Darm-Traktes (z. B. nach Operationen).
- ▶ **Vorbereitung:** 10–16 Stunden Nahrungs- und Alkoholkarenz, ≥ 3 Tage kohlenhydratreiche Ernährung.
- ▶ **Durchführung:** Morgens 75 g Glukose in 250–300 ml Wasser innerhalb von 5 min trinken. Blutentnahme nüchtern vor Einnahme der Glukose und 2 Stunden nach Einnahme der Glukose.
- ▶ **Diagnose:** Gestörte Glukosetoleranz (IGT = impaired glucose tolerance) bei 2-h-Plasma-Glukose von 140–199 mg/dl und Nüchtern-Plasma-Glukosewert < 126 mg/dl.

Blutzuckertagesprofil

- ▶ Mindestens drei über den Tag verteilte Blutzuckermessungen zur Kontrolle der Diabetestherapie.
- ▶ Der Zeitpunkt der Messungen wird im Einzelfall festgelegt. Sinnvoll sind in jedem Fall der Nüchternwert und prä- und postprandiale Werte mittags.

> **Hinweis**
> Die Diagnosekriterien eines Diabetes oder einer gestörten Glukosetoleranz können z. T. verwirrend sein, da zwischen Plasma und Vollblut, venösem und kapillärem Blut unterschieden wird. Lassen Sie sich nicht durcheinanderbringen und verwenden Sie am besten immer venöses Plasma, wie es die Deutsche Diabetes Gesellschaft empfiehlt.

4.3 Blutgasanalyse (BGA)

Referenzbereiche, Indikationen und Bedeutung

▶ Die Parameter der Blutgasanalyse sind in Tab. 4.3 (S. 78) dargestellt.

4.4 Elektrolyte

Referenzbereiche, Indikationen und Bedeutung

▶ Eine Übersicht über die wichtigsten Elektrolyt-Veränderungen liefert Tab. 4.4 (S. 80).

> **CAVE**
> ▶ Eine **Hyponatriämie** darf man nur **langsam ausgleichen,** sonst kann es zu einer **zentralen pontinen Myelinolyse** mit Tetraparese, Bewusstseinsstörung und Krampfanfällen kommen.
> ▶ Elektrolytstörungen sind häufig schwerwiegende Befunde und können tödlich enden, wenn man nicht rechtzeitig reagiert, die Ursache behebt und die Elektrolytstörung ausgleicht.

4.5 Blutgerinnung

Referenzbereiche, Indikationen und Bedeutung

▶ Wichtige Parameter der Blutgerinnung siehe Tab. 4.5 (S. 83)

4.6 Leberwerte

Referenzbereiche, Indikationen und Bedeutung

▶ Die wichtigsten Leberwerte sind in Tab. 4.6 (S. 85) dargestellt.

4.7 Pankreaswerte

Referenzbereiche, Indikationen und Bedeutung

▶ Zu den wichtigsten Pankreaswerten siehe Tab. 4.7 (S. 88)

4.8 Nierenwerte

Referenzbereiche, Indikationen und Bedeutung

▶ Wichtige Nierenwerte siehe Tab. 4.8 (S. 89)

4.9 Herzenzyme

Referenzbereiche, Indikationen und Bedeutung

▶ Die Bedeutung der wichtigsten Herzenzyme geht aus Tab. 4.9 (S. 91) hervor.

> **WICHTIG**
> ▶ Allein anhand erhöhter Herzenzyme kann man die Diagnose "Herzinfarkt" nicht stellen. Auch andere Herzmuskelschädigungen können die Ursache erhöhter Herzenzyme sein.
> ▶ **Makro-CK:** Bei asymptomatischen Patienten und erhöhtem CK-MB-Anteil sollte man an eine Makro-CK denken (CK-Isoenzyme mit hoher Molekülmasse, die fälschlicherweise eine hohe CK-Konzentration vortäuschen).
> ▶ Zum Ausschluss eines akuten Koronarsyndroms sollten bei initial unauffälligen Werten **Verlaufskontrollen** durchgeführt werden. Einmalig negative Werte reichen hierfür nicht aus!

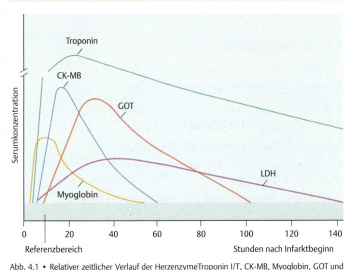

Abb. 4.1 • Relativer zeitlicher Verlauf der HerzenzymeTroponin I/T, CK-MB, Myoglobin, GOT und LDH.
(nach Leuwer M, Trappe H-J, Schürmeyer TH, Zuzan O. Checkliste Interdisziplinäre Intensivmedizin. 2. Aufl. Stuttgart: Thieme; 2004)

4.10 Schilddrüsenwerte

Referenzbereiche, Indikationen und Bedeutung

▶ Wichtige Schilddrüsenwerte und ihre Bedeutung siehe Tab. 4.10 (S. 93).

4.11 Rheumafaktoren

Referenzbereiche, Indikationen und Bedeutung

▶ Zur Bedeutung wichtiger Rheumafaktoren siehe Tab. 4.11 (S. 95).

4.12 Eiweiße und Eiweißelektrophorese

Referenzbereiche, Indikationen und Bedeutung

▶ Zu wichtigen Eiweißparametern und der Elektrophoprese siehe Tab. 4.12 (S. 96).

4.13 Fettwerte

Referenzbereiche, Indikationen und Bedeutung

▶ Zu den verschiedenen Blutfettwerten und deren Bedeutung siehe Tab. 4.13 (S. 99).

4.14 Entzündungswerte

Referenzbereiche, Indikationen und Bedeutung

▶ Die verschiedenen Entzündungswerte sind aus Tab. 4.14 (S. 101) ersichtlich.

4.15 Weitere Werte

▶ Weitere relevante Laborwerte siehe Tab. 4.15 (S. 102).

Referenzbereiche, Indikationen und Bedeutung

4.16 Geläufige Tumormarker

Referenzbereiche, Indikationen und Bedeutung

▶ Zur Bedeutung geläufiger und sinnvoller Tumormarker siehe Tab. 4.16 (S. 103).

4.17 Urinuntersuchung (Urinstatus und Urinstix)

Referenzbereiche, Indikationen und Bedeutung

▶ Die wichtigsten Urinparameter sind in Tab. 4.17 (S. 105) beschrieben.

4.18 Liquoruntersuchung

Referenzbereiche, Indikationen und Bedeutung

▶ Wichtige Parameter des Liquors siehe Tab. 4.18 (S. 107).

Tab. 4.1 • Blutbild und Blutbildung

Parameter	Referenzwerte und Material	Bedeutung	Indikationen	↑ (mögliche Ursachen)	↓ (mögliche Ursachen)
Leukozyten	4000–10.000/µl; EDTA-Blut	Zellulärer Bestandteil des Immunsystems	Sehr breit: V. a. Infektionen, Entzündungen, Malignome (v. a. Leukämien), Knochenmarksdepression (z. B. durch Medikamente)	Bakterielle Infektionen (außer Tbcl), systemische Pilzinfektionen oder Parasitosen, myeloproliferative Erkrankungen, Leukämien, chronische Entzündungen, Stress, Trauma, Verbrennungen, Kortisontherapie, Hyperthyreose, Gicht, Hämolyse, Urämie, Coma diabeticum und hepaticum	Virusinfekte, Protozoeninfekte, Sepsis, bestimmte bakterielle Infekte (Typhus, Brucellose, Gelbfieber), Knochenmarksschäden, Autoimmunerkrankungen, Vitamin-B12- und Folsäuremangel, Myelodysplasien, Leukämien, manche Medikamente (Zytostatika, Analgetika, Thyreostatika, Psychopharmaka)
Differenzialblutbild: Aufteilung der Leukozyten in Untergruppen					
Neutrophile Granulozyten	40–75 %; EDTA-Blut	s. Leukozyten	s. Leukozyten	s. Leukozyten	s. Leukozyten
Eosinophile Granulozyten	1–6 %; EDTA-Blut	s. Leukozyten	s. Leukozyten	Parasitosen, allergische Erkrankungen, Hauterkrankungen, Malignome, Autoimmunerkrankungen, manche Medikamente, Infektionen in Rekonvaleszenz	Typhus, Masern, Morbus Cushing, Kortisontherapie
Basophile Granulozyten	0–1 %; EDTA-Blut	s. Leukozyten	s. Leukozyten	Nephrotisches Syndrom, CML, Basophilen-Leukämie, Stress, Schwangerschaft; Z. n. Splenektomie, chronisch hämolytische Anämie, Myxödem	Keine klinische Bedeutung

Tab. 4.1 • Fortsetzung

Parameter	Referenzwerte und Material	Bedeutung	Indikationen	↑ (mögliche Ursachen)	↓ (mögliche Ursachen)
Monozyten	2–8 %; EDTA-Blut	s. Leukozyten	s. Leukozyten	Mononukleose, Tbc, Lues, Brucellose, Malaria, bakterielle Endokarditis, Infektionen in der Rekonvaleszenz, Sarkoidose, Colitis ulcerosa, Morbus Crohn, Malaria, CML, Monozytenleukämie, malignes NHL	Keine klinische Bedeutung
Lymphozyten	20–45 %; EDTA-Blut	s. Leukozyten	s. Leukozyten	Virusinfektionen, Pertussis, Toxoplasmose, Typhus, Brucellose, Tbc, Lues, Infektionen in der Rekonvaleszenz, Malignome (z. B. ALL, CLL, Lymphome)	Virusinfektionen, Miliar-Tbc, Malignome, Sepsis, Kortisontherapie, Morbus Cushing, systemischer Lupus erythematodes, Antikörpermangelsyndrom, AIDS, medikamentös (z. B. bei Zytostatikatherapie), Strahlentherapie

Fortsetzung Blutbild

Parameter	Referenzwerte und Material	Bedeutung	Indikationen	↑ (mögliche Ursachen)	↓ (mögliche Ursachen)
Hämoglobin (Hb)	♀: 12–16 g/dl; ♂: 14–18 g/dl; EDTA-Blut	Eisenhaltiger, sauerstofftransportierender Blutfarbstoff in den Erythrozyten	Sehr breit, Bestandteil jeden Blutbildes	Exsikkose, chronische respiratorische Insuffizienz, Polyglobulie, Polycythaemia vera, hämatologische Erkrankungen	Anämien (s. Hinweis), Überwässerung
Hämatokrit (Hk)	♂: 41–50 %; ♀: 37–46 %; EDTA-Blut	Anteil der zellulären Bestandteile (hauptsächlich Erythrozyten) am Blutvolumen	Anämie, Polyglobulie, Beurteilung des Wasserhaushalts	s. Hämoglobin, außerdem Aufenthalt in großer Höhe	s. Hämoglobin

Tab. 4.1 • Fortsetzung

Parameter	Referenzwerte und Material	Bedeutung	Indikationen	↑ (mögliche Ursachen)	↓ (mögliche Ursachen)
Erythrozyten	♂: 4,5–5,9 Mio./μl ♀: 4,0–5,2 Mio./μl; EDTA-Blut	Transport des Sauerstoffs im Blut durch Bindung an Hämoglobin	s. Hämoglobin	s. Hämoglobin	s. Hämoglobin
MCH	27–34 pg; EDTA-Blut	Durchschnittlicher Hb-Gehalt pro Erythrozyt	Differenzierung von Anämien	Makrozytäre Anämie (z. B. durch Vitamin B12- u./o. Folsäuremangel)	Eisenmangelanämie, Hämoglobinopathien (z. B. Thalassämie)
MCV	85–98 fl; EDTA-Blut	Durchschnittliches Volumen eines Erythrozyten	Differenzierung von Anämien	s. MCH	s. MCH
MCHC	30–36 g/dl; EDTA-Blut	Durchschnittliche Hb-Konzentration des Erythrozyten	Differenzierung von Anämien	Schwere Exsikkose, Kugelzellanämie	Schwere Eisenmangelanämie
Thrombozyten	150 000–350 000/μl; EDTA-Blut	Wichtiger Bestandteil der Blutgerinnung	Sehr breit, Bestandteil jeden Blutbildes	Primäre Thrombozytosen: essenzielle Thrombozythämie, myeloproliferative Erkrankungen Sekundäre Thrombozytosen: ausgeprägte Entzündungen, Anämie, posttraumatisch, postoperativ, Asplenie, manche Medikamente, Malignome, Kortisontherapie	Vitamin-B12- und/ oder Folsäuremangel, Immunthrombozytopenie, heparininduzierte Thrombozytopenie (HIT), Alkoholismus, Hypersplenismus, Knochenmarksschäden (z. B. durch Medikamente, Strahlentherapie, Chemikalien), Infekte, myelodysplastisches Syndrom, Leukämien, Knochenmarksmetastasen

Wichtige Laborwerte und deren Interpretation

Tab. 4.1 • Fortsetzung

Parameter	Referenzwerte und Material	Bedeutung	Indikationen	↑ (mögliche Ursachen)	↓ (mögliche Ursachen)
Eisen	♂: 80–180 µg/dl ♀: 60–160 µg/dl	Unverzichtbarer Bestandteil von Hämoglobin, Myoglobin, Enzymen	V. a. Eisenmangelanämie, Eisenverwertungsstörung, Eisenüberladung *Beachte:* Unterliegt großen Schwankungen im Tagesverlauf; die alleinige Abnahme des Eisenspiegels ist daher nicht sehr verlässlich und nicht spezifisch für einen Eisenmangel	Hämochromatose, Leberzirrhose, Hepatitis, Thalassämie, perniziöse Anämie, Myelodysplasie, akute Leukämie, Hämolyse, Hyperthyreose, Porphyrie, Bleivergiftung, häufige Transfusionen	Chronischer Blutverlust, Dialyse, Infektionen, chronische Entzündungen, Malignome Schwangerschaft, Stillzeit und Wachstum (erhöhter Bedarf) Verminderte Eisenresorption (z. B. Z. n. Gastrektomie, Anazidität, Sprue), Essstörung
Ferritin	Methodenabhängig, Ferritinwerte < 15 µg/l beweisen einen Eisenmangel; Serum	Eisenspeicherprotein (repräsentiert die Eisenspeicher im retikulohistiozytären System) *Beachte:* Ferritin ist auch ein Akute-Phase-Protein. Bei Patienten mit Entzündungen, Malignomen, Lebererkrankungen, Alkoholismus etc. ist der Ferritin-Wert erhöht. Ein Eisenmangel kann in diesen Fällen leicht übersehen werden	Entscheidender Parameter bei V. a. Eisenmangelanämie, Eisenüberladung	Hämochromatose, Hämosiderose, Lebererkrankungen, Hämoglobinopathien (z. B. Thalassämie) Eisenverteilungsstörungen (Malignome, akute und chronische Entzündungen) Eisenverwertungsstörungen (z. B. durch Vit. B12 u./o. Folsäuremangel)	Eisenmangel, Transferrinmangel (z. B. bei nephrotischem Syndrom), Eisenresorptionsstörung (z. B. Sprue), erhöhter Eisenbedarf (Schwangerschaft, Wachstum, Stillzeit)
Retikulozyten	♂: 0,8–2,5 %, ♀: 0,8–4,1 % der Erythrozyten; EDTA-Blut	Junge Erythrozyten, die sich aus den Normoblasten nach Ausstoßen des Kerns entwickeln	Überprüfung der Erythropoese	Gesteigerte Erythropoese (z. B. durch Hämolyse, Blutverlust, Hypoxie, Ausgleich eines Eisen-, Vitamin B12- oder Folsäuremangels)	Verminderte Erythropoese (z. B. bei megaloblastären oder aplastischen Anämien, myelodysplastischem Syndrom, Erythropoetinmangel, Zytostatika, Strahlentherapie)

Tab. 4.1 • Fortsetzung

Parameter	Referenzwerte und Material	Bedeutung	Indikationen	↑ (mögliche Ursachen)	↓ (mögliche Ursachen)
Transferrin	200–400 mg/dl (methodenabhängig); Serum	Transportprotein für Eisen	V. a. Eisenmangel oder Eisenüberladung	Eisenmangel, Gravidität	Entzündungen, Malignome, Hämochromatose, Leberzirrhose, Proteinverluste
Transferrinsättigung	16–45 %; Serum	Gibt die Sättigung des Transferrins mit Eisen an	Differenzierung zwischen Eisenüberschuss (hohe Transferrinsättigung) und Eisenverteilungsstörung (niedrige Transferrinsättigung)	Eisenüberladung (z. B. bei Hämochromatose, multiplen Bluttransfusionen, hämolytischer Anämie), Proteinverluste	Eisenmangel, Eisenverteilungsstörung (z. B. bei chronischen Entzündungen, Malignomen)
Vitamin B12	310–1100 pg/ml; Serum ***Beachte:*** Vor Licht schützen, Nahrungskarenz 12h vor Blutabnahme	Wichtiges Coenzym zur Synthese von DNA-Bausteinen und Neuronen	V. a. hyperchrome, makrozytäre Anämie, funikuläre Myelose, periphere Neuropathie, Glossitis ***Beachte:*** Der Verdacht auf einen latenten Vitamin-B12- u./o. Folsäuremangel mit noch normalen Werten kann durch eine Homocysteinerhöhung erhärtet werden	Keine klinische Bedeutung	Z. n. Gastrektomie, Typ-A-Gastritis (Autoantikörper gegen Intrinsic-Factor und Parietalzellen), chronisch entzündliche Darmerkrankungen mit Befall des terminalen Ileums, Sprue, Fischbandwurm

Wichtige Laborwerte und deren Interpretation

Tab. 4.1 • Fortsetzung

Parameter	Referenzwerte und Material	Bedeutung	Indikationen	↑ (mögliche Ursachen)	↓ (mögliche Ursachen)
Folsäure	Normal: 3,1–17,5 ng/ml, Grenzwertig niedrig: 2,2–3,0 ng/ml, Erniedrigt: < 2,2 ng/ml; Serum oder EDTA-Vollblut **Beachte:** Vor Licht schützen, Nahrungskarenz 12 h vor Blutabnahme	Wichtiges Coenzym zur Synthese von DNA-Bausteinen **Beachte:** In der Frühschwangerschaft Substitution zur Vermeidung von Neuralrohrdefekten erforderlich	V. a. Folsäuremangel, hyperchrome, makrozytäre Anämie, Alkoholismus, Einnahme bestimmter Medikamente (s. ↓), Hämodialyse, Psoriasis, Hyperhomocysteinämie etc.	Keine klinische Bedeutung	Unzureichende Zufuhr bei einseitiger Ernährung (v. a. Alkoholismus) Erhöhter Bedarf in Schwangerschaft und Stillzeit Malabsorption bei chronisch entzündlichen Darmerkrankungen Medikamenteninduziert: Folsäureantagonisten (Methotrexat, Trimethoprim), orale Kontrazeptiva, Antiepileptika

Hinweise

Zur **Plausibilitätskontrolle des Blutbildes** existiert die sogenannte **Dreierregel:** *Erythrozytenzahl x 3 = Hämoglobin und Hämoglobin x 3 = Hämatokrit.*

Auch der MCHC kann als **Validitätskontrolle des Labors** dienen: MCH und MCV entwickeln sich in der Regel immer in die gleiche Richtung, d. h. die kleineren Erythrozyten enthalten weniger Hämoglobin und die größeren mehr, sodass der **MCHC-Wert konstant** bleibt.

Üben Sie so oft wie möglich die Interpretation häufiger pathologischer Befunde eines Blutbildes und des Eisenstoffwechsels. Die Einteilung der Anämien und deren mögliche Ursachen sind klinisch sehr relevant.

Die Referenzbereiche sind nicht selten laborspezifisch und unterscheiden sich auch in der Literatur. Orientieren Sie sich also an den Normalwerten der jeweiligen Klinik.

Tab. 4.2 • Glukosestoffwechsel

Parameter	Referenzwerte und Material	Bedeutung	Indikationen	↑ (mögliche Ursachen)	↓ (mögliche Ursachen)
Blutzucker (BZ)	Nüchtern-wert < 100 mg/dl im venösen Plasma	Energielieferant für die Zellen	V. a. gestörten Glukosestoff-wechsel, z. B. bei Diabetes mellitus oder in der Schwangerschaft	Diabetes mellitus, gestörte Glukosetoleranz, Medikamenteneinnahme (z. B. Kortison), Erkrankungen der endokrinen Organe (z. B. Morbus Cushing, Hyperthyreose, Akromegalie, Phäochromozytom)	Übertherapie eines Diabetes mellitus, Alkoholkonsum bei Diabetikern, Mangelernährung oder Malabsorption, manche Medikamente (z. B. Interferon-beta–1b, Chinin, Carvedilol) Selten durch Tumoren (z. B. Insulinom) oder endokrin bedingt (z. B. Hypophyseninsuffizienz, Morbus Addison, Hypothyreose)
HbA$_{1c}$	< 5,7 %; ≥ 6,5 % → manifester Diabetes mellitus, 5,7–6,4 % → Graubereich: erhöhtes Diabetesrisiko; EDTA-Blut	Nichtenzymatisch an Hämoglobin gebundene Glukose *Beachte:* Bei Anämie, Leber- und Nierenerkrankungen und Schwangerschaft nicht aussagekräftig!	Beurteilung der Stoffwechsellage für die zurückliegenden 2–3 Monate (Langzeit-Blutzuckereinstellung), auch im Rahmen des Disease-Management-Programms (DMP)	Unzureichende Einstellung des Diabetes mellitus, Zielwert individuell festlegen, häufig 6,5–7 %	Häufige Hypoglykämien im Rahmen einer zu strengen Einstellung des Diabetes mellitus *Beachte:* Vermehrte Hypoglykämien scheinen besonders bei älteren Patienten mit einer erhöhten Mortalität verbunden zu sein, sodass hier ein Zielwert von 7 % ratsam ist

Wichtige Laborwerte und deren Interpretation

Tab. 4.3 • **Blutgasanalyse (BGA)**

Parameter	Referenzwerte und Material	Bedeutung	Indikationen	↑ (mögliche Ursachen)	↓ (mögliche Ursachen)
pH	7,36–7,44; Kapillarblut oder arterielles Blut (S. 61)	Maß für die freie Wasserstoffionenkonzentration, gibt an, ob eine Lösung sauer, neutral oder basisch reagiert	Beurteilung des pulmonalen Gasaustausches und des Säure-Basen-Haushalts (z. B. bei Lungenerkrankungen, Beatmung, Stoffwechselentgleisungen, chronischer Niereninsuffizienz, Verlusten von Säuren oder Basen durch Erbrechen oder Diarrhoe, instabiler Hämodynamik im Schock)	Alkalose (respiratorisch, metabolisch oder gemischt)	Azidose (respiratorisch, metabolisch oder gemischt)
pO$_2$	75–100 mmHg; Kapillarblut oder arterielles Blut	Teildruck des Sauerstoffs am Gesamtdruck der im Blut gelösten Gase	s. pH	Präoxygenierung, Beatmung mit hoher inspiratorischer Sauerstofffraktion (FiO$_2$), Hyperventilation	Lungenerkrankungen mit reduzierter Gasaustauschfläche (z. B. Lungenemphysem, Lungenembolie, Pneumonie, Diffusionsstörungen), Hypoventilation, Aufenthalt in großer Höhe, Herzfehler mit Rechts-links-Shunt
pCO$_2$	38–45 mmHg; Kapillarblut oder arterielles Blut	Teildruck des CO$_2$ am Gesamtdruck der im Blut gelösten Gase	s. pH	Hypoventilation (z. B. durch eine exazerbierte COPD, zum Ausgleich einer metabolischen Alkalose)	Hyperventilation (z. B. bei maschineller Beatmung, zum Ausgleich einer metabolischen Azidose)

Tab. 4.3 • Fortsetzung

Parameter	Referenzwerte und Material	Bedeutung	Indikationen	↑ (mögliche Ursachen)	↓ (mögliche Ursachen)
O_2-Sättigung	90–96 %; Kapillarblut oder arterielles Blut	Anteil des mit Sauerstoff beladenen Hämoglobins am Gesamthämoglobingehalt. **Beachte:** Bei einer Anämie kann trotz guter Sättigung eine schlechte Sauerstoffversorgung des Gewebes vorliegen!	s. pH	s. pO_2	s. pO_2
Standardbikarbonat (HCO_3^-)	22–26 mmol/l; Kapillarblut oder arterielles Blut	Bikarbonatkonzentration des Blutes unter Standardbedingungen (Sauerstoffsättigung 100 %, pCO_2 40 mmHg, 37° C)	s. pH	Metabolische Alkalose (z. B. bei längerem Erbrechen, Diarrhoen, Hypokaliämie durch Diuretikatherapie)	Metabolische Azidose (z. B. bei Keto- oder Laktatazidose, ASS-Intoxikation, Bikarbonatverlust, Niereninsuffizienz
Basenüberschuss (BE = Base excess)	± 2 mmol/l; Kapillarblut oder arterielles Blut	Menge an Basen oder Säuren, die zur Wiederherstellung eines normalen pH-Wertes (7,4) erforderlich ist (BE > 2 → Basenüberschuss, BE < 2 → Säurenüberschuss)	s. pH	Metabolische Alkalose, kompensatorisch bei respiratorischer Azidose	Metabolische Azidose, kompensatorisch bei respiratorischer Alkalose

Hinweise

pH-Wert, Standardbikarbonat, BE und pCO_2 entwickeln sich bei metabolischen Störungen in die gleiche Richtung (Beispiel: Metabolische Azidose: pH ↓, Standardbikarbonat und BE ↓, pCO_2 kompensatorisch ↓).

Wird versehentlich eine **Vene** punktiert, liegt der pO_2 sehr niedrig (39–50 mmHg). Anhand einer solchen BGA kann dann nur der **Säure-Basen-Haushalt** analysiert werden (anderer Referenzbereich!).

Dauert die kapilläre Blutentnahme zu lange, können die **Werte verfälscht** sein (pO_2 zu hoch und pCO_2 zu niedrig, S. 50). Besonders bei zentralisierten Patienten ist **nur die arterielle Punktion aussagekräftig und sinnvoll.**

Wichtige Laborwerte und deren Interpretation

Tab. 4.4 • Elektrolyte

Parameter	Referenzwerte und Material	Bedeutung	Indikationen	↑ (mögliche Ursachen)	↓ (mögliche Ursachen)
Natrium (Na)	135–145 mmol/l; Serum oder Plasma	Wichtigstes Kation des Extrazellulärraums, große Bedeutung für die Regulation des Wasserhaushalts, das Membranpotenzial und somit für die Erregbarkeit von Zellen	Breit, z. B. bei Störungen des Wasserhaushalts, endokrinen Störungen (z. B. Conn-Syndrom oder Morbus Addison)	Hypertone Dehydratation (Erbrechen, Diarrhoe, Hyperhidrosis, Polyurie, Diuretika, unzureichende Flüssigkeitszufuhr, erhöhte Diurese) Hypertone Hyperhydratation (erhöhte Kochsalzzufuhr, z. B. iatrogen durch Infusionen, Niereninsuffizienz, Intoxikation mit Meerwasser, Conn-Syndrom)	Hypotone Dehydratation (Niereninsuffizienz, Diuretika, osmotische Diurese bei entgleistem Diabetes mellitus, Morbus Addison, Erbrechen, Diarrhoe, Ileus, Peritonitis, Verbrennungen) Hypotone Hyperhydratation (Niereninsuffizienz, Herzinsuffizienz, nephrotisches Syndrom, Leberzirrhose) Isovolämisch als Medikamenten-NW, beim Syndrom der inadäquaten ADH-Sekretion (SIADH)
Kalium (K)	3,5–5 mmol/l; Serum oder Plasma	Wichtigstes Kation im Intrazellulärraum, essenziell für die Aufrechterhaltung des zellulären Membranpotenzials und des osmotischen Drucks in der Zelle; außerdem wichtig für Kohlenhydratstoffwechsel, Eiweißsynthese und Regulation des Säure-Basen-Gleichgewichts	Breit, z. B. bei Diuretika- oder Infusionstherapie, Herzrhythmusstörungen, EKG-Auffälligkeiten, Muskelkrämpfen, Störungen des Säure-Basen-Haushalts, Niereninsuffizienz, Diabetes mellitus, Diarrhoe, Erbrechen, Gewebezerfall, Kaliumsubstitution, Morbus Addison	Verschiebung vom Intra- in den Extrazellulärraum bei Azidose, Hämolyse, Gewebezerfall, Zytostatikatherapie, Digitalisintoxikation Verminderte renale Kaliumausscheidung bei Niereninsuffizienz, kaliumsparenden Diuretika, Morbus Addison Erhöhte iatrogene Kaliumzufuhr Medikamente, z. B. ACE-Hemmer, β-Blocker, NSAR Pseudohyperkaliämien: Hämolyse der Blutprobe durch zu lange Venenstauung oder Lagerung	Verschiebung vom Extra- in den Intrazellulärraum: bei Alkalose Erhöhte renale Verluste durch Diuretika, Conn-Syndrom, polyurische Phase des akuten Nierenversagens, renale tubuläre Azidose Gastrointestinale Verluste (Erbrechen, Diarrhoe, Laxanzienabusus) Medikamente (z. B. Insulin, β-Sympathomimetika, Diuretika, Penicillin, Aminoglykoside)

Tab. 4.4 • Fortsetzung

Parameter	Referenzwerte und Material	Bedeutung	Indikationen	↑ (mögliche Ursachen)	↓ (mögliche Ursachen)
Kalzium (Ca)	2,3–2,6 mmol/l; Serum oder Plasma	Wchtig für den Knochenstoffwechsel, Regulation durch Parathormon, Vitamin D und Calcitonin. Große Bedeutung für Nerven- und Muskelgewebe	V. a. Störungen des Kalziumstoffwechsels, z. B. nach Schilddrüsenoperation (Hypoparathyreoidismus), bei Hypertonie (Hyperparathyreoidismus), bei Vitamin-D-Mangel oder -Überdosierung, bestimmten Medikamenten (z. B. Antiepileptika, Thiaziddiuretika), Malignomen	Osteolyse bei Knochentumoren oder Knochenmetastasen, Plasmozytom, paraneoplastisches Syndrom Endokrine Ursachen (z. B. Hyperparathyreoidismus, Hyperthyreose, M. Addison), Sarkoidose, Milch-Alkali-Syndrom	Hypoparathyreoidismus, Resorptionsstörungen von Kalzium und Vitamin D (z. B. bei Zöliakie, Morbus Whipple), Pankreatitis, Nierenerkrankungen, Hypalbuminämie (z. B. bei Leberzirrhose, nephrotischem Syndrom)
Chlorid	98–112 mmol/l; Serum oder Plasma	Wichtigstes Anion im Extrazellulärraum, Gegenpart zum Kation Natrium. Chlorid verhält sich meist gegensinnig zur Bikarbonat-Konzentration	Störungen des Wasser- und Natriumhaushalts, sowie Störungen des Säure-Basen-Gleichgewichts	s. Natrium	s. Natrium
Magnesium (Mg)	0,65–1,05 mmol/l; Serum oder Plasma	Physiologischer Kalziumantagonist, große Bedeutung für viele Stoffwechselvorgänge	Herzrhythmusstörungen, neurologische und muskuläre Symptome, Niereninsuffizienz, Diuretiktherapie, parenterale Ernährung **Beachte:** Bei Änderungen der Magnesiumkonzentration treten häufig gleichsinnige Veränderungen und Symptome von Kalziumstoffwechselstörungen auf	Nierenversagen, Dehydratation, ausgeprägte diabetische Azidose, Morbus Addison, größere Mengen magnesiumhaltiger Medikamente (Laxanzien, Antazida)	Mangelernährung bzw. Resorptionsstörung (z. B. Alkoholismus, Zöliakie, chronisch-entzündliche Darmerkrankungen, chronische Diarrhoe), Diuretika, endokrine Störungen (z. B. Hyperthyreose, Hyperaldosteronismus)

Wichtige Laborwerte und deren Interpretation

Wichtige Laborwerte und deren Interpretation

Tab. 4.4 • Fortsetzung

Parameter	Referenzwerte und Material	Bedeutung	Indikationen	↑ (mögliche Ursachen)	↓ (mögliche Ursachen)
Phosphat (Ph)	0,77–1,55 mmol/l; Serum oder Plasma	Wichtigstes Anion im Intrazellulärraum, große Bedeutung z. B. als Bestandteil von DNA und RNA und Zellmembranen; wichtige Puffersubstanz	Vitamin-D-Stoffwechselstörungen, Niereninsuffizienz, insbesondere bei Dialysepatienten *Beachte:* Phosphatbestimmung obligat bei Untersuchungen des Kalziumstoffwechsels	Niereninsuffizienz, Hypoparathyreoidismus, Vitamin-D-Überdosierung, Knochentumoren oder -metastasen, Akromegalie	Hyperparathyreoidismus, Rachitis und Osteomalazie, Mangelernährung, Überdosierung phosphatbindender Medikamente, Hypothyreose, renal-tubuläre Defekte

Hinweis
Bei unklaren Elektrolytstörungen sollten die Elektrolyte auch im 24h-Sammelurin bestimmt werden. Außerdem müssen Sie mit einer BGA den Säure-Basen-Haushalt überprüfen.

Tab. 4.5 • Blutgerinnung

Parameter	Referenzwerte und Material	Bedeutung	Indikationen	↑ (mögliche Ursachen)	↓ (mögliche Ursachen)
Quick / INR	Quick: 70–100 %, INR: 1,0; Citrat-Plasma	Quick: Zeit, die eine Blutprobe des Patienten nach Zugabe von Thromboplastin zur Bildung eines Blutgerinnsels benötigt, verglichen mit der Zeit, die bei Gesunden bis zur Gerinnselbildung vergeht (Prozentwert) INR: Internationale Vergleichbarkeit durch Standardisierung der Thromboplastinreagenzien. INR und Quick sind gegenläufig (hoher Quick = niedriger INR und umgekehrt)	Störung des plasmatischen Gerinnungssystems, Mangel von Vitamin-K-abhängigen Gerinnungsfaktoren (VII, X, V und II), präoperative Routine, Kontrolle einer gerinnungshemmenden Therapie mit Vitamin-K-Antagonisten, Beurteilung der Leberfunktion	INR: Therapie mit Vitamin-K-Antagonisten, Lebererkrankungen, Vitamin-K-Mangel, Mangel an Gerinnungsfaktoren (VII, X, V, II) oder Fibrinogen (I), Verbrauchskoagulopathie, Neugeborene (physiologisch in den ersten Tagen), Lupus-Antikoagulanz	INR: Keine klinische Bedeutung.
PTT (= aPTT: aktivierte partielle Thromboplastinzeit)	Laborabhängig, je nach Reagenzien, meist zwischen 25 und 35 sec; Citrat-Plasma	Parameter zum Nachweis von Störungen im endogenen System der Blutgerinnung. Es wird die Zeit bis zur Gerinnung von Citrat-Plasma nach Hinzugabe eines Gerinnungsaktivators gemessen	Störung des endogenen oder der gemeinsamen Endstrecke des Gerinnungssystems, Vorliegen eines Gerinnungsfaktormangels oder -defekts, Therapieüberwachung bei Einsatz von unfraktioniertem Heparin, präoperative Routine	Verlängert bei: Heparintherapie, schweren Lebererkrankungen, Hämophilie A und B, Verbrauchskoagulopathie, Therapie mit Vitamin-K-Antagonisten, Lupus-Antikoagulanz, Neugeborenen **Beachte:** Zur Kontrolle einer Marcumar®-Therapie ist der INR besser geeignet	Keine klinische Bedeutung.

Wichtige Laborwerte und deren Interpretation

Tab. 4.5 • Fortsetzung

Parameter	Referenzwerte und Material	Bedeutung	Indikationen	↑ (mögliche Ursachen)	↓ (mögliche Ursachen)
Fibrinogen	150–450 mg/dl; Citrat-Plasma	Faktor I des Blutgerinnungssystems (wichtig!), Vorstufe von Fibrin, das für die Thrombenbildung entscheidend ist. Außerdem Akute-Phase-Protein	Angeborener oder erworbener Fibrinogenmangel, Akute-Phase-Reaktionen, Kontrolle bei Fibrinolysetherapie, Verbrauchskoagulopathie	Entzündungen im Sinne einer Akute-Phase-Reaktion	Fibrinolytische Therapie, schwere Lebererkrankungen, Verbrauchskoagulopathie, größere Blutverluste
D-Dimer	Methodenabhängig, häufig < 500 ng/ml; Citrat-Plasma	D-Dimere entstehen bei der Auflösung von Fibrin (Fibrinspaltprodukte). Sie sind bei jeder Gerinnungsaktivierung erhöht, da Gerinnung immer gleichzeitig zur Fibrinolyse führt	Thrombose, Lungenembolie, Hyperfibrinolyse	Thrombose, Lungenembolie, Operationen, Verletzungen, Entzündungen, Leberzirrhose, fibrinolytische Therapie, Tumoren, Schwangerschaft, Wunden *Beachte:* D-Dimere sind sehr unspezifisch. Negative D-Dimere schließen aber eine frische Thrombose/Lungenembolie mit großer Wahrscheinlichkeit aus!	Keine klinische Bedeutung

Hinweise

Die grüne **Citrat-Monovette®** muss immer **vollständig gefüllt** sein, da sonst keine aussagekräftigen Ergebnisse möglich sind (S. 55).

POCT (Point-of-Care-Testing: Patientennahe Soforttestung): Blutzuckermessung, Troponin-Wert-Bestimmung in der Notaufnahme, Blutgasbestimmungen auf der Intensivstation. Auch INR und D-Dimere können auf diese Weise bestimmt werden. Vorteil: Schnelles Ergebnis. Nachteil: Höhere Kosten, häufig geringere Qualität der Messergebnisse.

Die **PTT** wird nur durch **unfraktioniertes Heparin** und **Thrombininhibitoren** verlängert. Die gebräuchlicheren niedermolekularen Heparine lassen sich mit der PTT nicht überwachen. Eine Verlängerung der PTT zeigt sich nur bei Überdosierungen.

Tab. 4.6 • Leberwerte

Parameter	Referenzwerte und Material	Bedeutung	Indikationen	↑ (mögliche Ursachen)	↓ (mögliche Ursachen)
GOT /GPT (Glutamat-Oxalacetat-Transaminase /Glutamat-Pyruvat-Transaminase) **= ASAT /ALAT** (Aspartat-Aminotransferase /Alanin-Aminotransferase)	♂: < 50 U/l; ♀: < 35 U/l; Serum oder Plasma	Wichtige Enzyme, in allen Organen vorhanden. GPT besonders in der Leber, GOT in Leber, Herz- und Skelettmuskel	Lebererkrankungen, Herzinfarkt, Muskelerkrankungen	Akute oder chronische Leberschädigung (Hepatitis, Steatosis hepatis, alkoholischer Leberschaden, Leberzirrhose, Lebertumoren und Metastasen), Medikamentennebenwirkung, Leberbeteiligung bei Entzündungen (z. B. Sepsis, Gastroenteritiden, Pneumonie), Vergiftungen (z. B. Knollenblätterpilz, Paracetamol), Hämochromatose, Morbus Wilson, Gallengangsverschluss. GOT zusätzlich Herzinfarkt und Skelettmuskelschädigungen z. B. durch Trauma oder Muskeldystrophie, Myositiden	Keine klinische Bedeutung.
γ-GT (γ-Glutamyltransferase, GGT)	♂: < 66 U/l; ♀: < 39 U/l; Serum oder Plasma	Die im Serum messbare γ-GT stammt hauptsächlich aus der Leber und ist der sensitivste Marker einer Cholestase	Erkrankungen von Leber und Gallenwegen, Alkoholabusus	Intra- und extrahepatische Cholestase, Cholangitis, Cholecystitis, Leberschädigung, Alkoholabusus, Medikamentennebenwirkung	Keine klinische Bedeutung

Wichtige Laborwerte und deren Interpretation

Tab. 4.6 • Fortsetzung

Parameter	Referenzwerte und Material	Bedeutung	Indikationen	↑ (mögliche Ursachen)	↓ (mögliche Ursachen)
AP (Alkalische Phosphatase)	♂: 40–130 U/l; ♀: 35–105 U/l; Serum oder Plasma	Die Gesamt-AP im Blut besteht vor allem aus den Isoenzymen der Leber und des Knochens, woraus sich auch die Indikationen ableiten	Knochenerkrankungen mit erhöhter Osteoblastentätigkeit (z. B. Hyperparathyreoidismus, Knochentumoren, -metastasen, Morbus Paget, Frakturheilung, etc.), Leber- und Gallenwegserkrankungen	Knochentumoren und -metastasen, Morbus Paget, multiples Myelom, Osteomalazie, Rachitis, Frakturheilung, Hyperparathyreoidismus, intra- und extrahepatische Cholestase, Metastasenleber, Medikamente (z. B. Antiepileptika, Thiamazol, Östrogene, Gestagene), physiologisch im 3. Trimenon der Schwangerschaft	Meist ohne klinische Bedeutung und selten, z. B. hereditär, bei Anämie oder Hypothyreose
Bilirubin	Gesamt: < 1,1 mg/dl, direkt: 0,05–0,3 mg/dl, indirekt: < 0,8 mg/dl; Serum oder Plasma *Beachte:* Proben müssen lichtgeschützt aufbewahrt werden!	Größtenteils Abbauprodukt des Häm-Anteils des Hämoglobins. Indirektes Bilirubin: Wird an Albumin gebunden zur Leber transportiert (wasserunlösliches, freies oder unkonjugiertes Bilirubin) Direktes Bilirubin: In der Leber durch UDP-Glukuronyltransferase mit Glukuronsäure zur wasserlöslichen Form konjugiert (konjugiertes Bilirubin)	Ikterus	Prähepatischer Ikterus → indirektes Bilirubin erhöht: Hämolytische Anämien, ineffektive Erythropoese Hepatischer Ikterus → indirektes und direktes Bilirubin können erhöht sein: Primäre Störungen des Bilirubinstoffwechsels (Morbus Gilbert-Meulengracht, Crigler-Najjar-Syndrom), Virushepatitiden, Leberzirrhose, Steatosis hepatis, Stauungsleber bei Rechtsherzinsuffizienz, medikamentös-toxisch Posthepatischer Ikterus → direktes Bilirubin erhöht: Choledocholithiasis, Gallengangstumore, primär sklerosierende Cholangitis, Pankreaskarzinom	Keine klinische Bedeutung

Tab. 4.6 • Fortsetzung

Parameter	Referenzwerte und Material	Bedeutung	Indikationen	↑ (mögliche Ursachen)	↓ (mögliche Ursachen)
Ammoniak	♂: 19–80 µg/dl ♀: 25–94 µg/dl; EDTA-Plasma *Beachte:* Sofort nach Abnahme gekühlt ins Labor schicken	Entsteht durch bakteriellen Proteinabbau, wird in der Leber im Harnstoffzyklus zu Harnstoff abgebaut. Größere Mengen Ammoniak wirken toxisch	Schwere Lebererkrankungen mit V. a. hepatische Enzephalopathie	Hepatische Enzephalopathie, selten hereditäre Ammonämien	Keine klinische Bedeutung
Cholinesterase (CHE)	♂: 5320–12920 U/l ♀: 4260–11250 U/l; Serum	Parameter für die Syntheseleistung der Leber	V. a. Störungen der Syntheseleistung der Leber	Kein besonderer diagnostischer Wert: z. B. bei Diabetes mellitus, KHK, Proteinverlust (nephrotisches Syndrom, exsudative Enteropathie)	Schwere Lebererkrankungen, insbesondere Leberzirrhose

Hinweis

Bei einer Leberwerterhöhung unklarer Ursache schauen Sie sich – insbesondere die neuen – Medikamente des Patienten an. Fast jedes Medikament kann die Leberwerte erhöhen.

Wichtige Laborwerte und deren Interpretation

Wichtige Laborwerte und deren Interpretation

Tab. 4.7 • Pankreaswerte

Parameter	Referenzwerte und Material	Bedeutung	Indikationen	↑ (mögliche Ursachen)	↓ (mögliche Ursachen)
Lipase	13–60 U/l; Serum oder Plasma	Enzym, das im Pankreas gebildet wird und über den Pankreasgang ins Duodenum gelangt. Dort spaltet es die Nahrungsfette auf	Akute oder chronische abdominelle Schmerzen	Akute Pankreatitis, Verschluss des Ductus pancreaticus, Pankreastumoren, Cholecystolithiasis, nach ERCP, Niereninsuffizienz	Mukoviszidose, „ausgebranntes" Pankreas bei chronischer Pankreatitis, Eiweißmangelernährung
α-Amylase	< 100 U/l, methodenabhängig; Serum oder Heparinplasma	Kommt vor allem im Pankreas- und Parotissekret vor, spaltet Polysaccharide **Beachte:** Die Lipase hat eine höhere Sensitivität und Spezifität bei der Pankreatitis als die Amylase, sodass – auch zur Kostenreduktion – nur die Lipase bestimmt werden sollte	s. Lipase	s. Lipase	Adipositas, „ausgebranntes" Pankreas bei chronischer Pankreatitis, Eiweißmangelernährung, Mukoviszidose
Pankreaselastase im Stuhl	Normal: > 200 µg/g Stuhl Leichte Pankreasinsuffizienz: 100–200 µg/g Stuhl Schwere Pankreasinsuffizienz: < 100 µg/g Stuhl	Enzym des Pankreas, das nahezu unverändert ausgeschieden wird; dient zur Beurteilung der exokrinen Pankreasfunktion **Beachte:** Die Sensitivität der Elastase beträgt bei schwerer exokriner Pankreasinsuffizienz ca. 85 %, bei einer leichten Pankreasinsuffizienz aber nur etwa 50 %	Chronische Diarrhoen, V. a. Pankreaserkrankungen (insbesondere chronische Pankreatitis)	Keine klinische Bedeutung	Exokrine Pankreasinsuffizienz

Tab. 4.8 • Nierenwerte

Parameter	Referenzwerte und Material	Bedeutung	Indikationen	↑ (mögliche Ursachen)	↓ (mögliche Ursachen)
Kreatinin	0,5–1,2 mg/dl, methoden-, alters- und geschlechtsabhängig; Serum oder Plasma	Kreatinin entsteht im Muskelgewebe aus Kreatin. Es wird durch glomeruläre Filtration über die Niere ausgeschieden und ist ein wichtiger Parameter für die Nierenleistung (GFR = glomeruläre Filtrationsrate)	Screening der Nierenfunktion, bekannte Nierenerkrankungen, Muskelschäden. ***Beachte:*** Das Kreatinin steigt erst bei einer GFR ≤ 50 % an („kreatininblinder Bereich")	Akute oder chronische Niereninsuffizienz, Exsikkose, manche Medikamente (ACE-Hemmer, Röntgenkontrastmittel), Harnstau, Myolyse, Verbrennungen	Muskelatrophie, Frühschwangerschaft, jugendliche Diabetiker
Kreatinin-Clearance	95–160 ml/min x 1,73 m² KO, alters- und geschlechtsabhängig; 24-h-Sammelurin und Serum oder Plasma aus dieser Zeit	s. Kreatinin	Bestimmung der GFR und tubulären Sekretion; bei noch normalem Serum-Kreatinin kann die Kreatinin-Clearance bereits deutlich reduziert sein	Keine klinische Bedeutung	Akute und chronische Niereninsuffizienz
Harnstoff	10–55 mg/dl; abhängig vom Alter und von der Ernährung; Serum oder Plasma	Wichtigstes Endprodukt des Proteinstoffwechsels. In der Leber im Harnstoffzyklus gebildet, größtenteils über die Niere ausgeschieden. Dient der Abschätzung der glomerulären Filtrationsleistung der Niere	Screening der Nierenfunktion, bekannte Nierenerkrankungen, Kontrolle der Proteinzufuhr bei Niereninsuffizienz. ***Beachte:*** Kreatinin und V. a. Cystatin C sind zur Beurteilung der Nierenfunktion besser geeignet als Harnstoff	Akute und chronische Niereninsuffizienz, Exsikkose, katabole Stoffwechsellage (Hunger, Fieber)	Eiweißmangelernährung, schwere Lebererkrankungen, Überwässerung

Wichtige Laborwerte und deren Interpretation

Wichtige Laborwerte und deren Interpretation

Tab. 4.8 • Fortsetzung

Parameter	Referenzwerte und Material	Bedeutung	Indikationen	↑ (mögliche Ursachen)	↓ (mögliche Ursachen)
Cystatin C	♂: 0,54–0,94 mg/l, ♀: 0,48–0,82 mg/l, alters- und geschlechtsabhängig; Serum oder Plasma	Cystatin C wird in allen kernhaltigen Zellen konstant produziert, in der Niere glomerulär filtriert und im proximalen Tubulus resorbiert und metabolisiert. Die Konzentration im Serum korreliert gut mit der GFR und ist weniger anfällig für äußere Einflüsse (Muskelmasse, Ernährung) und sensitiver als Kreatinin	Screening der Nierenfunktion bzw. Abschätzung der GFR, vor allem bei nur leicht eingeschränkter GFR	Akute und chronische Niereninsuffizienz	Keine klinische Bedeutung

Hinweis

Die Kreatinin-Clearance lässt sich alternativ mit der MDRD-Formel abschätzen („Modification of Diet in Renal Disease"-Studie). Eine Bestimmung mittels 24-h-Sammelurin ist zwar genauer, aber während der Sammelperiode fehleranfällig und erfordert eine hohe Compliance.

Tab. 4.9 • **Herzenzyme**

Parameter	Referenzwerte und Material	Bedeutung	Indikationen	↑ (mögliche Ursachen)	↓ (mögliche Ursachen)
Troponin I oder Troponin T	Methodenabhängig; Je nach Klinik und Labor bzw. Testverfahren wird Troponin I oder T bestimmt; Serum (Labor) oder Vollblut (POCT, S. 84)	Proteine des Herzmuskels, die bei einer Schädigung freigesetzt werden, sehr sensitiv, höchste Spezifität für Herzmuskelschäden	Akutes Koronarsyndrom (instabile Angina pectoris, STEMI, NSTEMI) und dessen Verlaufskontrolle, Erfolgskontrolle einer Reperfusion (Lyse, PTCA) V. a. Herzmuskelschädigungen anderer Genese	Akutes Koronarsyndrom, schwere Herzinsuffizienz, Kardiomyopathien, Aortendissektion, entzündliche Herzerkrankungen Herzoperation, Myokardbiopsie, Kardioversion, Ablation, u. a. Eingriffe am Herzen Herzrhythmusstörungen, Lungenembolie, Niereninsuffizienz, Apoplex	Keine klinische Bedeutung
CK-MB (Kreatinkinase, Isoenzym MB)	< 6 % der Gesamt-CK; Serum oder Plasma	Intrazelluläres Enzym, das aus 2 Untereinheiten besteht (CK-BB: hauptsächlich im Gehirn, CK-MB: überwiegend im Herzmuskel, CK-MM: vor allem im Skelettmuskel). Bei Herzmuskelschädigung wird die CK-MB vermehrt freigesetzt. Sie ist sehr sensitiv, aber nicht so spezifisch für Myokardschäden wie die Troponine	s. Troponin	s. Troponin, zusätzlich große körperliche Belastungen, epileptische Anfälle, Hämolyse, Verbrennungen, Skelettmuskelerkrankungen, -verletzungen, Niereninsuffizienz, Schilddrüsenfunktionsstörung, chronischer Alkoholabusus	Keine klinische Bedeutung

Wichtige Laborwerte und deren Interpretation

Wichtige Laborwerte und deren Interpretation

Tab. 4.9 • Fortsetzung

Parameter	Referenzwerte und Material	Bedeutung	Indikationen	↑ (mögliche Ursachen)	↓ (mögliche Ursachen)
Myoglobin	♂: 16–76 µg/l; ♀: 7–64 µg/l; Serum oder Plasma	Sauerstoffbindendes Protein ähnlich dem Hämoglobin, wichtig für den aeroben Stoffwechsel von Muskelfasern. Wird nach Muskelzellschädigung rasch ins Blut freigesetzt. *Beachte:* Bei einem Myokardinfarkt steigt als Erstes das Myoglobin an. Nachteil ist die geringe Spezifität	Frühphase eines akuten Koronarsyndroms und von (Herz-)Muskelschädigungen anderer Genese. Verlaufskontrolle von Skelettmuskelerkrankungen, Beurteilung des Trainingszustands in der Sportmedizin	Myokardinfarkt, Erfolgskontrolle nach Maßnahmen zur Reperfusion (zunächst steiler und schneller Anstieg, dann steiler Abfall), Skelettmuskelerkrankungen	Keine klinische Bedeutung
GOT	s. Tab. 4.6				

Tab. 4.10 • Schilddrüsenwerte

Parameter	Referenzwerte und Material	Bedeutung	Indikationen	↑ (mögliche Ursachen)	↓ (mögliche Ursachen)
TSH (Thyreoidea-stimulierendes Hormon, syn. Thyreotropin)	0,4–2,5 mU/l, Graubereich: 2,51–4,0 mU/l; Serum oder Plasma	Hormon des Hypophysenvorderlappens, reguliert die Schilddrüsenfunktion. *Beachte:* Für das Screening auf eine Schilddrüsenfunktionsstörung reicht die Bestimmung des TSH aus. Liegt es im Normbereich, kann man auf die Bestimmung der peripheren Schilddrüsenhormone verzichten	V. a. Schilddrüsenfunktionsstörung (Hyper- oder Hypothyreose), Therapiekontrolle bei L-Thyroxin-Substitution oder Thyreostatika-Therapie, Kontrolle bei Einnahme von Medikamenten mit möglichen NW auf die Schilddrüse	Hypothyreose, Medikamentennebenwirkung (z. B. Lithium)	Hyperthyreose, Medikamentenbenwirkung (Amiodaron, jodhaltige Röntgenkontrastmittel)
fT₄ (freies T₄/L-Thyroxin)	8–19 ng/l; Serum oder Plasma	Hormon der Schilddrüse, größtenteils an Protein gebunden. Nur der kleine freie Teil ist biologisch aktiv	Weiterführende Diagnostik bei V. a. Schilddrüsenfunktionsstörung (auffälliger TSH-Wert)	Hyperthyreose, Überdosierung durch L-Thyroxin-Substitution (Hyperthyreosis factitia)	Hypothyreose
fT₃ (freies T₃/Trijodthyronin)	0,9–4,5 ng/l; Serum oder Plasma	Bestimmung von fT₃ zusätzlich zum fT₄ bei Hyperthyreose sinnvoll (bis zu 10 % isolierte T₃-Hyperthyreosen)	s. fT₄	s. fT₄	s. fT₄
TPO-AK (Thyreoid-Peroxidase-Antikörper)	≤ 60 kU/l; Serum oder Plasma	Bei Hashimoto-Thyreoiditis in 90 % positiv, Vorkommen auch bei Morbus Basedow	V. a. Autoimmunerkrankung der Schilddrüse	Autoimmunthyreoiditis (v. a. Hashimoto-Thyreoiditis)	Keine klinische Bedeutung
TRAK (TSH-Rezeptor-Antikörper)	< 1,5 IU/l; Serum	80–100 % positiv bei Morbus Basedow, Vorkommen auch bei Hashimoto-Thyreoiditis	V. a. Autoimmunerkrankung der Schilddrüse	Autoimmunthyreoiditis (v. a. Morbus Basedow)	Keine klinische Bedeutung

Wichtige Laborwerte und deren Interpretation

Wichtige Laborwerte und deren Interpretation

Tab. 4.10 • **Fortsetzung**

Parameter	Referenzwerte und Material	Bedeutung	Indikationen	↑ (mögliche Ursachen)	↓ (mögliche Ursachen)
Tg-AK (Thyreoglobulin-Antikörper)	≤ 60 kU/l; Serum oder Plasma	Bei 70–80 % der Autoimmunthyreoiditen erhöht. Vorkommen auch ohne Schilddrüsenerkrankung	V. a. Autoimmunerkrankung der Schilddrüse	Autoimmunthyreoiditis	Keine klinische Bedeutung
Thyreoglobulin	< 50 µg/l; Serum oder Plasma	Glykoprotein in der Schilddrüse, das die Schilddrüsenhormone produziert und speichert	Tumormarker zur Nachsorge eines therapierten differenzierten Schilddrüsenkarzinoms *Beachte:* Wie die meisten Tumormarker ist es nicht zum Screening geeignet	Wiederanstieg nach totaler Thyreoidektomie spricht für Tumorrezidiv oder Metastasierung. Erhöhung u. a. auch bei Struma, Morbus Basedow, autonomem Adenom	Schilddrüsenagenesie, Hyperthyreosis factitia, Z. n. Thyreoidektomie
Calcitonin	< 10 ng/l; Serum, umgehend ins Labor oder zentrifugieren und gefroren einsenden	Hormon aus den C-Zellen der Schilddrüse. Antagonist zum Parathormon	Tumormarker für das medulläre Schilddrüsenkarzinom (C-Zellkarzinom), Bestimmung z. B. bei Nachweis eines „kalten Knotens" bzw. Nachsorge eines operierten C-Zellkarzinoms, Familienuntersuchung bei Patienten mit medullärem Schilddrüsenkarzinom bzw. MEN 2 (multiple endokrine Neoplasie 2).	Medulläres Schilddrüsenkarzinom, paraneoplastisch (z. B. bei Bronchialkarzinom, Pankreaskarzinom, Phäochromozytom), Niereninsuffizienz, Hypergastrinämie, Schwangerschaft	Keine klinische Bedeutung

Hinweise

Die Bezeichnung latente Hypo- oder Hyperthyreose bedeutet, dass sich TSH außerhalb des Referenzbereichs befindet, die peripheren Schilddrüsenhormone (fT₃ und fT₄) aber noch normal sind.

Bei Morbus Basedow bleibt das TSH unter thyreostatischer Therapie oft noch lange supprimiert. Daher sollte man sich bei der **Einstellung der thyreostatischen Therapie** *an den* **peripheren Schilddrüsenhormonen** *orientieren.*

In der **Schwangerschaft** *kommt es zu einer deutlichen* **Steigerung der Hormonproduktion** *in der Schilddrüse, sodass bei Patientinnen mit Hypothyreose die Dosis des L-Thyroxins erhöht werden muss.*

Tab. 4.11 • Rheumafaktoren

Parameter	Referenzwerte und Material	Bedeutung	Indikationen	↑ (mögliche Ursachen)	↓ (mögliche Ursachen)
RF (Rheumafaktor, „klassischer Rheumafaktor")	<20 IU/ml; Serum	Relativ unspezifischer IgM-Antikörper gegen den Fc-Teil von IgG-Antikörpern	V. a. rheumatische Erkrankung, in erster Linie rheumatoide Arthritis	Rheumatoide Arthritis, andere rheumatische Erkrankungen, z. B. Sjögren-Syndrom, Lupus erythematodes, Sklerodermie Nichtrheumatische Erkrankungen, z. B. Sarkoidose, Tuberkulose, Malaria, Hepatitis B, Mononukleose	Keine klinische Bedeutung
CCP-AK (Antikörper gegen zyklisch citrullinierte Peptide)	Normalerweise nicht nachweisbar; Serum	Autoantikörper gegen citrullinierte Peptide mit hoher Sensitivität und Spezifität für die Diagnose der rheumatoiden Arthritis	Rheumatoide Arthritis Beachte: Schon viele Jahre vor Auftreten der ersten Symptome können CCP-Ak nachweisbar sein („Präarthritis"). Patienten mit CCP-AK entwickeln mehr Gelenkschäden als CCP-AK-negative Patienten → prognostische Bedeutung	Rheumatoide Arthritis	Keine klinische Bedeutung
ANA (Antinukleäre Antikörper)	Titer ≤ 1 : 80; Serum	Gesamtheit der Auto-Antikörper gegen Zellkernantigene (z. B. DNA, Histone, Zentromer, Kernmembran); können auch bei Gesunden vorkommen	Suchtest für Autoimmunerkrankungen. Falls positiv: weitere Differenzierung je nach Zellkernantigen, gegen das sie gerichtet sind (z. B. Ak gegen dsDNA bei Lupus erythematodes)	Autoimmunerkrankungen	Keine klinische Bedeutung
BSG	s. 4.14				
CRP	s. 4.14				

Hinweise
Die Diagnose einer rheumatischen Erkrankung darf man nur in Verbindung mit dem klinischen Bild stellen und nicht allein anhand der Laborwerte. Je nach Erkrankung existieren verschiedene differenzierte Klassifikationskriterien und Scores.

Wichtige Laborwerte und deren Interpretation

Tab. 4.12 • **Eiweiße und Eiweißelektrophorese**

Parameter	Referenzwerte und Material	Bedeutung	Indikationen	↑ (mögliche Ursachen)	↓ (mögliche Ursachen)
Gesamtprotein	6,6–8,3 g/dl; Serum oder Plasma *Beachte:* Die Messung der Gesamtproteinkonzentration kann je nach Abnahmebedingungen (Zeit der Stauung, Körperlage) um mehr als 10 % variieren, sodass man im Zweifelsfall eine erneute Blutabnahme durchführen sollte, bevor man falsche Schlüsse zieht	Vielzahl von Funktionen (Enzyme, Hormone, Plasmaproteine, Transportproteine, Antikörper, Blutgerinnung etc.). Gesamtprotein: im Blut zirkulierende Proteinmenge	Krankheiten, die mit verminderter Gesamtproteinkonzentration (durch Verlust, verminderte Synthese oder Überwässerung) oder erhöhter Gesamtproteinkonzentration (gesteigerte Synthese, Exsikkose) einhergehen	Vermehrung der Immunglobuline (meist kompensatorisch Albumin ↓, sodass das Gesamtprotein noch normal ist), monoklonale Gammopathien, Leberzirrhose (Vermehrung der γ-Globuline), Pseudohyperproteinämie bei Exsikkose	Albuminsynthesestörungen (z. B. bei Leberzirrhose, Proteinmangelernährung, Malabsorptionssyndrom) Albuminverluste (z. B. renal, exsudative Enteropathie, über die Haut bei Verbrennungen, Pleuraergüsse, Aszites) Pseudohypoproteinämie durch Überwässerung Selten angeborene Albuminverminderung (Analbuminämie)
Eiweißelektrophorese:					
Albumin	3,6–5,0 g/dl (45–65 %); Serum ①	Plasmaprotein mit verschiedenen wichtigen Funktionen (z. B. Transportprotein, Aufrechterhaltung des kolloidosmotischen Drucks), macht mit ca. 60 % den Großteil der Gesamtplasmaproteine aus	Indikationen Elektrophorese: Differenzierung einer Hypo- oder Hyperproteinämie, monoklonale Gammopathie, nephrotisches Syndrom, maligne Tumoren, Antikörpermangel, Entzündungen, erhöhte BSG, chronische Leber- oder Nierenerkrankungen	Exsikkose, ansonsten keine klinische Bedeutung	s. Gesamtprotein

Tab. 4.12 • Fortsetzung

Parameter	Referenzwerte und Material	Bedeutung	Indikationen	↑ (mögliche Ursachen)	↓ (mögliche Ursachen)
α₁-Globulin	0,1–0,4 g/dl (2–5 %); Serum	Proteine in dieser Fraktion: α₁-Fetoprotein (AFP), α₁-Lipoprotein (HDL), α₁-Glykoprotein, α₁-Antitrypsin	s. Albumin	Frühstadium von Entzündungsreaktionen (Akute-Phase-Reaktion ②), Gewebsverletzungen, Tumoren, Myokardinfarkt, nephrotisches Syndrom ③, Schwangerschaft	Hypoproteinämien, α₁-Antitrypsin-Mangel, Leberzirrhose, Hepatitis, Morbus Wilson
α₂-Globulin	0,5–0,9 g/dl (7–10 %); Serum	Proteine in dieser Fraktion: Coeruloplasmin, C 1-Esterase-Inhibitor (C 1-INH), Haptoglobin, α₂-Makroglobulin, Prä-β-Lipoprotein (VLDL)	s. Albumin	s. α₁-Globulin ②, ③	s. α₁-Globulin (bis auf α₁-Antitrypsin-Mangel)
β-Globulin	0,6–1,1 g/dl (9–12 %); Serum	Proteine in dieser Fraktion: β-Lipoprotein (LDL), Hämopexin, Komplement, Transferrin, Fibrinogen, C-reaktives Protein (CRP), β₂-Mikroglobulin, einige Immunglobuline	s. Albumin	Paraproteinämien ④, nephrotisches Syndrom, Hyperlipidämie, Eisenmangel, Entzündungsprozesse, cholestatische Lebererkrankungen	Keine klinische Bedeutung
γ-Globulin	0,8–1,5 g/dl (12–20 %); Serum	Immunglobuline	s. Albumin	Chronische Entzündungsprozesse ⑤, Leberzirrhose ⑦, chronische Hepatitis, multiples Myelom ⑧, Morbus Waldenström, Autoimmunerkrankungen	Antikörpermangelsyndrom ⑥, nephrotisches Syndrom, exsudative Enteropathie, Immunsuppression, längerfristige Kortisontherapie, M. Cushing

Wichtige Laborwerte und deren Interpretation

Wichtige Laborwerte und deren Interpretation

Tab. 4.12 • Fortsetzung

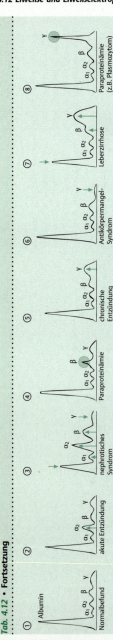

① Normalbefund — Albumin, α_1 α_2 β γ

② akute Entzündung — α_1 α_2 β γ

③ nephrotisches Syndrom — α_1 α_2 β γ

④ Paraproteinämie — α_1 α_2 β γ

⑤ chronische Entzündung — α_1 α_2 β γ

⑥ Antikörpermangel-Syndrom — α_1 α_2 β γ

⑦ Leberzirrhose — α_1 α_2 β γ

⑧ Paraproteinämie (z.B. Plasmozytom) — α_1 α_2 β γ

Hinweise

Die **Eiweißelektrophorese** trennt die Serum-Proteine nach ihrer Ladung und Größe auf. Dies hilft, Erkrankungen, die den Proteinstoffwechsel beeinflussen, anhand der Veränderung einzelner Plasmaproteine einzuordnen.

Die Eiweißelektrophorese ist eine **Screeningmethode**, um eine Dysproteinämie, besonders eine monoklonale **Gammopathie** zu erfassen, welche Ausdruck eines multiplen **Myeloms** sein kann.

Tab. 4.13 • **Fettwerte**

Parameter	Referenzwerte und Material	Bedeutung	Indikationen	↑ (mögliche Ursachen)	↓ (mögliche Ursachen)
Gesamtcholesterin	Orientierend 120–250 mg/dl, sehr alters- und geschlechtsabhängig, nimmt mit dem Alter deutlich zu *Beachte:* Abnahme nüchtern (am besten > 12 Stunden); Serum oder Plasma	Bestandteil von Zellmembranen, Bildung von Steroidhormonen und Gallensäuren. Transport im Blut über Lipoproteine	Screening auf Hypercholesterinämie, Kontrolle einer lipidsenkenden Therapie	Primäre (angeborene) und sekundäre (erworbene) Hypercholesterinämie Ursachen primäre H.: eher selten, am häufigsten familiäre Hypercholesterinämie Ursachen sekundäre H.: alimentär, Adipositas, Diabetes mellitus, Hypothyreose, chronische Niereninsuffizienz, Cushing-Syndrom bzw. Kortikoidtherapie, Lebererkrankungen, medikamentös (z. B. Diuretika)	Konsumierende Erkrankungen (Malignome, chronische Infektionen), Lebererkrankungen, Mangelernährung. Klinische Bedeutung gering
HDL-Cholesterin (HDL = high density lipoprotein)	> 40 mg/dl, alters-, geschlechts- und methodenabhängig *Beachte:* Abnahme nüchtern (am besten > 12 Stunden); Serum oder Plasma	Cholesterintransport aus den Geweben zurück zur Leber. Wird als das „gute Cholesterin" bezeichnet, weil es vor Arteriosklerose schützen soll	Weiterführende Diagnostik und Abschätzung des kardiovaskulären Risikos bei erhöhtem Gesamtcholesterinwert, Kontrolle einer lipidsenkenden Therapie	Protektion kardiovaskulärer Erkrankungen	Erhöhtes Risiko für Arteriosklerose

Tab. 4.13 • Fortsetzung

Parameter	Referenzwerte und Material	Bedeutung	Indikationen	↑ (mögliche Ursachen)	↓ (mögliche Ursachen)
LDL-Cholesterin (LDL = low density lipoprotein)	< 160 mg/dl, alters-, geschlechtsund methodenabhängig **Beachte:** Abnahme nüchtern (am besten > 12 Stunden); Serum oder Plasma	Transport von selbst synthetisiertem und mit der Nahrung aufgenommenem Cholesterin zu den Geweben. Es wird als das „schlechte Cholesterin" bezeichnet, weil eine Erhöhung zu Arteriosklerose führen soll	s. HDL	Erhöhtes Risiko für Arteriosklerose	Keine klinische Bedeutung
Triglyzeride	Orientierend 75–150 mg/dl, stark alters- und geschlechtsabhängig **Beachte:** Abnahme nüchtern (am besten > 12 Stunden); Serum oder Plasma	Wichtige Energiespeicher im Fettgewebe. Werden mit der Nahrung aufgenommen, können aber auch vom Körper selbst synthetisiert werden. Die Triglyzeridkonzentration im Serum hängt – anders als beim Cholesterin – stark von der Ernährung ab	Screening auf Hypertriglyzeridämie (primär oder sekundär), Therapiekontrolle einer lipidsenkenden Therapie	Primäre oder sekundäre Hypertriglyzeridämien	Keine klinische Bedeutung

Hinweise

Um aussagekräftige Blutfettwerte zu erhalten, sollte **keine Diät oder starke körperliche Belastung** *vorausgegangen sein.*

Für das Screening auf eine mögliche Fettstoffwechselstörung reichen die in der Tabelle angegebenen Werte.

Einmalig auffällige Werte sollte man **zunächst kontrollieren,** *bevor man Konsequenzen zieht.*

Das **Arteriosklerose-Risiko** *lässt sich anhand verschiedener* **Score-Systeme** *abschätzen. Diese schließen weitere Risikofaktoren wie Alter, Geschlecht, Familienanamnese, arterielle Hypertonie, Diabetes mellitus und Tabakrauchen mit ein. Aus dem Gesamtrisiko und nicht nur aus den Fettwerten sollten die Indikation und die Zielwerte für eine lipidsenkende Therapie abgeleitet werden.*

Tab. 4.14 • Entzündungswerte

Parameter	Referenzwerte und Material	Bedeutung	Indikationen	↑ (mögliche Ursachen)	↓ (mögliche Ursachen)
BSG (Blutkörperchensenkungsgeschwindigkeit) nach Westergren	♂: < 15 mm in der ersten Stunde ♀: < 20 mm in der ersten Stunde; 3,8%ige Natriumzitratlösung (spezielles BSG-Röhrchen)	Nach wie vor viel verwendete Methode zur Messung der Sedimentationsgeschwindigkeit von Erythrozyten. Einfach und preiswert, gute Basisdiagnostik, aber unspezifisch	Screening auf Entzündungen und Tumorerkrankungen	Entzündungen jeglicher Art, Tumorerkrankungen (besonders hoch bei Plasmozytom). **Beachte:** Falsch hohe Werte bei Anämie, Schwangerschaft, Einnahme von Ovulationshemmern, Menstruation. Falsch niedrige Werte bei Polyglobulie	Keine klinische Bedeutung
CRP (C-reaktives Protein)	< 5 mg/l; Serum oder Plasma	In der Leber gebildetes Akute-Phase-Protein mit hoher Sensitivität und Spezifität bei entzündlichen Erkrankungen. Steigt am schnellsten und stärksten an und fällt bei Therapie rasch wieder ab. Gut geeignet zur Verlaufskontrolle	Screening auf Entzündungen und Tumorerkrankungen. Unterscheidung zwischen bakterieller (deutlich erhöht) und viraler Infektion (normal oder nur wenig erhöht), Verlaufskontrolle von Infektionen	Infektionskrankheiten aller Art, nach Operationen, Traumata Tumorerkrankungen, Autoimmunerkrankungen (z. B. rheumatoide Arthritis, chronisch entzündliche Darmerkrankungen)	Keine klinische Bedeutung
PCT (Procalcitonin)	< 0,5 µg/l; Serum oder Plasma	Vorstufe des Hormons Calcitonin, stammt vermutlich aus der Leber. Spezifischer Parameter für Infektionen bakterieller Ursache (DD Pilze oder Protozoen), somit Abgrenzung von Virusinfektionen, Autoimmunerkrankungen, Tumoren möglich	Große Bedeutung in der Sepsis-Diagnostik. Früherer Anstieg und schnellerer Abfall bei erfolgreicher Therapie als CRP, häufig auf Intensivstationen bestimmt, geeignet zur Einschätzung der Prognose	Systemische bakterielle Infektionen, Sepsis bei Werten > 10 µg/l wahrscheinlich Nur selten nicht infektionsbedingt: C-Zell-Karzinom der Schilddrüse, Polytrauma, Verbrennungen, große chirurgische Eingriffe, immunologische Therapien	Keine klinische Bedeutung

Hinweis

Zu den Entzündungsparametern gehören auch die Leukozyten (Blutbild), was bei V. a. eine Infektion zum Standard gehört. Auch in der Eiweißelektrophorese kann man eine Entzündungsreaktion ablesen, man würde sie aber bei den heute zur Verfügung stehenden Entzündungsparametern nicht nur aus diesem Grund anfordern.

Wichtige Laborwerte und deren Interpretation

Wichtige Laborwerte und deren Interpretation

Tab. 4.15 • Weitere Werte

Parameter	Referenzwerte und Material	Bedeutung	Indikationen	↑ (mögliche Ursachen)	↓ (mögliche Ursachen)
Harnsäure	♂: 3,5–7,0 mg/dl; ♀: 2,5–5,9 mg/dl, Harnsäurespiegel von Frauen steigt mit dem Alter an, nach der Menopause ♂ = ♀; Serum oder Plasma	Abbauprodukt des Purinstoffwechsels. Ablagerung von Harnsäurekristallen (Urate) v. a. in Gelenken bei erhöhtem Harnsäurespiegel, führt zu Gicht (Arthritis urica). Männer sind häufiger betroffen als Frauen	Primäre und sekundäre Hyperurikämien	Primäre Hyperurikämie: meist durch Störung der tubulären Harnsäureausscheidung, selten durch erhöhte Harnsäurebildung (z. B. Lesch-Nyhan-Syndrom) Sekundäre Hyperurikämie: purinreiche Kost, Adipositas, metabolisches Syndrom, Alkoholabusus, Fastenkuren, reduzierte Harnsäureausscheidung bei Niereninsuffizienz, myeloproliferative Erkrankungen, Malignome, Hämolysen, Zytostatika- und Strahlentherapie, Medikamentennebenwirkung, Hypothyreose, Hyperparathyreoidismus	Therapie mit Allopurinol, schwerer Leberschaden. Kaum klinische Bedeutung
Laktat	5,7–22 mg/dl; Heparin- oder EDTA-Plasma mit 10 mg Natriumfluorid/ml *Beachte:* Abnahme mit nur geringer oder gar keiner Venenstauung und sofort ins Labor schicken	Endprodukt des anaeroben Glukosestoffwechsels (Glykolyse) aller Gewebe. Eine Hypoxie kann zu erhöhter Laktatkonzentration im Blut und somit zu einer Laktatazidose führen	Hypoxien, unklare metabolische Azidosen	Schwerer Sauerstoffmangel, z. B. durch Sepsis, Schock, Herz-Kreislauf-Versagen, Herzinsuffizienz. Medikamentös (z. B. durch Metformin bei Nieren- oder Leberinsuffizienz mit eingeschränkter Laktatelimination) Verbrennungen, angeborene Stoffwechselerkrankungen	Selten: McArdle-Erkrankung (Glykogenspeicherkrankheit)

Tab. 4.16 • Geläufige Tumormarker

Parameter	Referenzwerte und Material	Bedeutung	Indikationen	↑ (mögliche Ursachen)	↓ (mögliche Ursachen)
CEA (Karzino-embryonales Antigen)	Abhängig vom jeweiligen Testverfahren	Eine Gruppe verwandter Glykoproteine, nicht organspezifisch	Verlaufskontrolle von Malignomen. Differenzialdiagnose von Lebertumoren (CEA ↑ bei Metastasen, bei Leberzellkarzinom AFP ↑). *Beachte:* Nicht zum Screening geeignet!	Unspezifisch erhöht bei vielen Malignomen (kolorektal, Mamma, Bronchial, Magen, Pankreas, Ovarial, Zervix, medulläres Schilddrüsenkarzinom) *Beachte:* Raucher können per se bis zu 5-fach erhöhte Werte aufweisen!	Keine klinische Bedeutung
CA 19-9 (Carbohydrat-Antigen 19-9)	Abhängig vom jeweiligen Testverfahren	Glykoprotein, das ein Hapten der Blutgruppe nach Lewis a ist. *Beachte:* Patienten mit Lewis a-/b negativ (3–7% der Bevölkerung) bilden kein CA 19-9	Diagnostik und Verlaufskontrolle gastrointestinaler Karzinome, insbesondere Pankreas- und Gallenwegskarzinom	Pankreaskarzinom, Gallenwegs-, Magen-, Leberzellkarzinom, kolorektales Karzinom, Ovarialkarzinom Hepatitis, akute Pankreatitis, Cholestase	Keine klinische Bedeutung
AFP (Alpha-1-Fetoprotein)	Abhängig vom jeweiligen Testverfahren	Glykoprotein, beim Fetus physiologisch, eng mit Albumin verwandt	Pränataldiagnostik (Neuralrohrdefekte), V. a. Leber- oder Keimzelltumoren	Leberzellkarzinom, Hepatoblastom, Leberzirrhose, Hepatitis Keimzelltumoren, gastrointestinale Tumoren, Bonchialkarzinome Neuralrohrdefekte	Trisomie 21. *Beachte:* AFP weist in der Schwangerschaft eine große Schwankungsbreite auf → keine voreiligen Interpretationen
CA 125 (Cancer Antigen 125)	Abhängig vom jeweiligen Testverfahren	Glykoprotein auf vielen Epithelien überwiegend aber auf denen der Eierstöcke, der Eileiter und des Endometriums	Therapie- und Verlaufskontrolle von Ovarialkarzinomen, zusätzlich auch bei gastrointestinalen Tumoren, insbesondere beim Pankreaskarzinom	Karzinome der Ovarien, des Endometriums, des Pankreas, des Magens, bei Leberzell- und Bronchialkarzinomen	Keine klinische Bedeutung

Wichtige Laborwerte und deren Interpretation

Wichtige Laborwerte und deren Interpretation

Tab. 4.16 • Fortsetzung

Parameter	Referenzwerte und Material	Bedeutung	Indikationen	↑ (mögliche Ursachen)	↓ (mögliche Ursachen)
CA 15-3 (Cancer Antigen 15-3)	Abhängig vom jeweiligen Testverfahren	Transmembranöses Muzin in sämtlichen Organen, bei bestimmten Tumoren vermehrt exprimiert	Therapie- und Verlaufskontrolle bei Mammakarzinomen und Ovarialkarzinomen	Mammakarzinom, Ovarial-, Endometrium-, Pankreas-, Bronchialkarzinom Weitere Mammaerkrankungen (z. B. Mastopathie, Fibroadenome) Niereninsuffizienz, Bronchial-, andere Pankreas- und Lebererkrankungen	Keine klinische Bedeutung
PSA (Prostataspezifisches Antigen)	Abhängig vom jeweiligen Testverfahren	Glykoprotein, überwiegend in der Prostata gebildet und somit weitgehend organspezifisch. Kann bei sämtlichen Erkrankungen der Prostata erhöht sein **Beachte:** Keine digital-rektale Untersuchung vor PSA-Abnahme, da sonst erhöhte Werte	Erkrankungen der Prostata, insbesondere zum Screening und zur Verlaufskontrolle von Prostatakarzinomen	Prostatakarzinom, Prostatitis, benigne Prostatahyperplasie (BPH), Prostatainfarkt	Keine klinische Bedeutung

Hinweis

Die PSA-Bestimmung als Screeningmethode ist umstritten. *Hauptproblem ist, dass* **Männer > 50 Jahre bereits 20 % pathologische PSA-Werte** *(über 4 ng/ml) aufweisen. Es ist derzeit nicht eindeutig belegt, dass ein PSA-gestütztes Screening die damit verbundenen diagnostischen und therapeutischen Risiken durch eine Lebensverlängerung aufwiegt. Die Früherkennung mittels PSA-Wert ist daher* **keine Leistung der gesetzlichen Krankenkasse.** *Der Patient sollte gut über Vor- und Nachteile der PSA-Bestimmung aufgeklärt werden.*

Verlaufskontrollen von Tumormarkern sollten grundsätzlich mit dem gleichen Testverfahren durchgeführt werden, da die Werte sonst nicht vergleichbar sind.

Tab. 4.17 • Urinuntersuchung (Urinstatus und Urinstix)

Parameter	Referenzwerte und Material	Indikationen	↑ (mögliche Ursachen)	↓ (mögliche Ursachen)
pH-Wert	5,0–7,0 (somit leicht sauer); am besten morgendlicher Mittelstrahlurin	Harnwegsinfektion, Azidose oder Alkalose	Harnwegsinfekt oder Keimvermehrung durch verzögerte Untersuchung von harnstoffspaltenden Bakterien, vegetarische Ernährung, medikamentenindiziert	Hoher Fleischkonsum, Azidose im Blut
Glukose	< 15 mg/dl; Material s. pH-Wert	Diabetes mellitus, renale Glukosurie	Überschreiten der Nierenschwelle für Glukose (meist 145–180 mg/dl) bei Diabetes mellitus Normoglykämisch bei herabgesetzter Nierenschwelle, z. B. bei Schädigung der Nierentubuli oder Schwangerschaft	Keine klinische Bedeutung
Protein	≤ 300 mg/l; Material s. pH-Wert *Beachte:* Passager vermehrte Proteinausscheidung physiologisch durch Sport, Stress, in der Schwangerschaft und bei Unterkühlung	Screening auf Nierenerkrankungen, Infektion der Niere oder der ableitenden Harnwege	Nierenschädigungen aller Art, z. B. durch Glomerulonephritiden, Diabetes mellitus, arterielle Hypertonie, Medikamente *Beachte:* Mit diesem Test werden eine Mikroalbuminurie und Bence-Jones-Proteine nicht erfasst	Keine klinische Bedeutung
Leukozyten	≤ 10/µl; Material s. pH-Wert	Screening auf Infektionen der Niere und der ableitenden Harnwege	Pyelonephritis, Zystitis, Prostatitis, Urethritis, Glomerulonephritis, medikamentös (z. B. ASS), Tuberkulose	Keine klinische Bedeutung
Hämoglobin/ Erythrozyten	3–5 Erythrozyten / µl; Material s. pH-Wert	Screening auf Hämoglobinurie / Hämaturie durch Nachweis von freiem Hämoglobin/ Erythrozyten	Glomerulonephritiden, Nierentumoren bzw. Tumoren der ableitenden Harnwege, Nieren-, Ureter- oder Blasensteine, Infektionen der Nieren und ableitenden Harnwege, Gerinnungsstörungen (z. B. Überdosierung mit Phenprocoumon), Hämolyse	Keine klinische Bedeutung

Wichtige Laborwerte und deren Interpretation

Wichtige Laborwerte und deren Interpretation

Tab. 4.17 • Fortsetzung

Parameter	Referenzwerte und Material	Indikationen	↑ (mögliche Ursachen)	↓ (mögliche Ursachen)
Ketone	Negativ; Material s. pH-Wert	Hinweis auf Ketoazidose bei Diabetes mellitus, Gestosen	Dekompensierter Diabetes mellitus (meist mit Glukosurie), Nahrungskarenz, Gestosen, medikamentinduziert	*Beachte:* Falsch negative Ergebnisse bei Einnahme von Ascorbinsäure möglich
Nitrit	Negativ; Material s. pH-Wert	Screening auf Infektion der Harnwege: Die meisten Bakterien, die einen Harnwegsinfekt verursachen, reduzieren Nitrat zu Nitrit. *Beachte:* Dafür muss der Urin aber mehrere Stunden in der Blase verweilen	Harnwegsinfektion mit typischen Erregern wie z. B. E. coli, Proteus, Klebsiellen	Falsch negativ bei Einnahme von Ascorbinsäure, nitritarmer Kost, häufiger Diurese, Antibiotikatherapie Harnwegsinfekt mit Bakterien, die kein Nitrit erzeugen (z. B. Enterokokken, Staphylokokken)

Hinweise

U-Status: *Oberbegriff für die Urinanalyse, entweder mittels Streifentest (Urinstix) oder im Labor.*

Urinkultur: *Anzucht von Bakterien auf Nährböden, meist zusammen mit einem Antibiogramm angefordert. Ein Ergebnis liegt meist nach 24–48 Stunden vor.*

*Die Urinstreifentests (Urinstix) sind auf der Station einfach und schnell durchzuführen. Über Farbumschläge auf dem Teststreifen und Vergleich mit einer Referenzfarbskala lässt sich der Urin beurteilen. Exakte quantitative Aussagen sind hiermit allerdings nicht möglich. Damit der Urinstreifentest aussagekräftige Ergebnisse liefert, sollte der Teststreifen **nur kurz in den frischen Urin eingetaucht werden.***

Tab. 4.18 • Liquoruntersuchung

Parameter	Referenzwerte und Material	Bedeutung	Indikationen	↑ (mögliche Ursachen)	↓ (mögliche Ursachen)
Farbe/Aussehen	Wasserklar; S. 177				
Zellzahl	<4/µl (entspricht 12/3 Zellen bei Auszählung in der Fuchs-Rosenthal-Kammer) >5/µl: Pleozytose *Beachte:* Nativer Liquor, muss rasch ins Labor gebracht und untersucht werden		ZNS-Erkrankungen aller Art	Infektiöse Erkrankungen des Gehirns und der Hirnhäute, Guillain-Barré-Syndrom, Multiple Sklerose, Neuroborreliose, Apoplex, Hirntumoren, Meningiosis carcinomatosa	Keine klinische Bedeutung
Zelldifferenzierung					
Neutrophile Granulozyten	Keine	Höchste Zellzahlen bei bakterieller Meningitis; Granulozyten können zur Trübung des Liquors führen	s. Zellzahl	Bakterielle Meningitis, Anfangsphase einer viralen Meningitis, Hirnabszesse Bei Malignomen und Subarachnoidalblutung als Zeichen einer akuten meningealen Reaktion	
Lymphozyten	6–70 % der Leukozyten		s. Zellzahl	Virale, tuberkulöse oder durch Pilze verursachte Meningitiden, im Verlauf von bakteriellen Meningitiden, Hirnabszessen, Toxoplasmose, Leptospirose Multiple Sklerose (chronische meningeale Reaktion)	Keine klinische Bedeutung

Wichtige Laborwerte und deren Interpretation

Wichtige Laborwerte und deren Interpretation

Tab. 4.18 • Fortsetzung

Parameter	Referenzwerte und Material	Bedeutung	Indikationen	↑ (mögliche Ursachen)	↓ (mögliche Ursachen)
Eosinophile Granulozyten	Keine			Parasitosen, tuberkulöse Meningitis	Keine klinische Bedeutung
Fortsetzung weitere Parameter					
Eiweiß	200–400 mg/l; nativer Liquor	V. a. Albumin → Beurteilung der Blut-Liquor-Schrankenfunktion *Beachte:* unspezifisch, eher als Verlaufsparameter geeignet	s. Farbe/Aussehen	Störung der Blut-Liquor-Schranke, z. B. durch Meningitiden, Zirkulationsstörung des Liquors, Tumorerkrankungen und Metastasen, Traumata, Apoplex	Keine klinische Bedeutung
Glukose	45–75 mg/dl bzw. > 50 % der Serumglukose; nativer Liquor	Die Glukose im Liquor steht normalerweise in einem festen Verhältnis zur Glukose im Serum. Eine erniedrigte Liquorglukose lässt häufig auf einen Mehrverbrauch z. B. durch Bakterien oder Tumoren schließen	Besonders zur Unterscheidung zwischen bakterieller und viraler Meningitis/Meningoenzephalitis	Normal bei viraler Meningitis	Bakterielle und tuberkulöse Meningitis, Infektion mit Kryptokokken, Hirntumoren
Laktat	< 2,0 mmol/l; nativer Liquor		Besonders zur Unterscheidung zwischen bakterieller und viraler Meningitis/Meningoenzephalitis	Bakterielle Meningitis, bei viraler Meningitis nicht oder nur wenig erhöht	Keine klinische Bedeutung

5 Nicht invasive Diagnostik

5.1 Blutdruckmessung

Blutdruckmessung nach Riva-Rocci (RR)

▶ **Indikationen:** Diagnose und Verlaufskontrolle einer arteriellen Hypertonie, Erkennen einer arteriellen Hypotonie, z. B. orthostatisch bedingt, bei Exsikkose oder Schock.
▶ **Stellenwert:** Einfache und kosteneffiziente Untersuchung mit großer Bedeutung für die Primär- und Sekundärprophylaxe kardiovaskulärer Erkrankungen.

> **Das sollten Sie wissen/können**
> Lassen Sie sich die Blutdruckmessung mehrmals zeigen und führen Sie diese selbstständig durch, auch wenn das im Krankenhaus eigentlich Aufgabe des Pflegepersonals ist. Die Blutdruckmessung ist keineswegs trivial. Messfehler sind häufig und haben für den Patienten evtl. bedeutsame Konsequenzen.

▶ **Patientenvorbereitung:** Messung am sitzenden Patienten, der 3–5 Minuten vor Messung geruht hat. Mindestens eine Stunde vor Messung kein Alkohol- oder Nikotinkonsum.
▶ **Erforderliches Material:** Blutdruckmanschette in der richtigen Größe (Manschettenbreite sollte etwa 40 % des Oberarmumfangs betragen) und Stethoskop. Blutdruckmessgeräte sollten alle 6 bis 12 Monate gewartet und geeicht werden.
▶ **Durchführung:**
- Luftleere Blutdruckmanschette etwa 2,5 cm oberhalb der Ellenbeuge eng um den leicht gebeugten, entkleideten Oberarm legen. Ventilschraube schließen. Die Manschette sollte sich auf Herzhöhe befinden.
- Membran des Stethoskops an der Innenseite des Oberarms auf die A. brachialis legen.
- A. radialis palpieren und Manschette über den zu erwartenden Blutdruck aufpumpen (Puls der A. radialis verschwindet).
- Luft langsam (2–3 mmHg pro Sekunde) durch Öffnen der Ventilschraube ablassen.
- Werden erstmals pulssynchrone Arterientöne (Korotkoff-Geräusche) gehört, entspricht dies dem *systolischen Blutdruck.* Dies lässt sich wiederum durch Palpation der A. radialis verifizieren.
- Der *diastolische Druck* lässt sich beim Verschwinden des letzten Geräusches ablesen.
- Wenn Korotkoff-Geräusche bei erhöhtem Herzzeitvolumen, z. B. in der Schwangerschaft, bei Fieber oder Anämie, bis 0 mmHg hörbar sein sollten, kann das Leiserwerden der Geräusche als diastolischer Wert interpretiert werden.
- Verlaufskontrollen und auch die Selbstmessung durch den Patienten sollten möglichst exakt und reproduzierbar sein und somit stets unter gleichen Bedingungen erfolgen (gleiche Tageszeit, vor Einnahme der Blutdruckmedikation, am selben Arm, in gleicher Position).
- Der systolische Blutdruck lässt sich, z. B. im Notfall, auch ohne Stethoskop durch Palpation der A. radialis ermitteln. Ein diastolischer Wert lässt sich so aber nicht messen.

> **Hinweise**
> ▶ Ist die Manschette des Blutdruckmessgeräts zu klein für den Oberarm, sind die gemessenen Werte zu hoch und umgekehrt.

▶ Wird die Luft während der Messung zu schnell abgelassen, wird der systolische Wert zu niedrig und der diastolische Wert zu hoch gemessen.

▶ Auch Kleidung unter der Blutdruckmanschette kann zu fehlerhaften Messwerten führen. Messen Sie also nur am entkleideten Arm.

▶ Der Blutdruck ist bei Kindern von Alter, Geschlecht und der Körpergröße abhängig. Es ist wichtig, die richtige Manschettengröße zu wählen. Die Blutdruckmessung gestaltet sich bei Säuglingen und Kleinkindern oft schwierig. In diesem Fall sollte ein automatisches Messgerät eingesetzt werden.

WICHTIG

▶ Da Arztbesuche für viele Patienten psychisch sehr belastend sind, darf nicht jeder erhöhte Blutdruckwert als arterielle Hypertonie interpretiert werden („**Weißkittelhypertonie**"). Die Blutdruckmessung zu Hause oder eine 24-h-Langzeitblutdruckmessung kann in solchen Fällen hilfreich sein.

▶ Die Korotkoff-Geräusche können bei Hypertonie zwischen systolischem und diastolischem Druck verschwinden (**auskultatorische Lücke**). Der systolische Druck wird dann zu niedrig gemessen, wenn die Manschette initial nicht bis über den systolischen Druck aufgepumpt wurde. Daher ist die Kontrolle durch Palpation der A. radialis so wichtig.

Befundinterpretation

▶ Für die **Diagnose arterielle Hypertonie** und die Beurteilung des Schweregrades sollten **mindestens drei Blutdruckmessungen an zwei verschiedenen Tagen** durchgeführt werden.

Tab. 5.1 • **Definitionen und Klassifikationen der Blutdruckwerte (Leitlinie AWMF, deutsche Hochdruckliga)**

Kategorie	Systolisch (mmHg)	Diastolisch (mmHg)
Optimal	< 120	< 80
Normal	120–129	80–84
Hoch-normal	130–139	85–89
Hypertonie Grad 1	140–159	90–99
Hypertonie Grad 2	160–179	100–109
Hypertonie Grad 3	≥ 180	≥ 110
Isolierte syst. Hypertonie	≥ 140	< 90

▶ Bei Einhaltung aller Richtlinien zur Blutdruckmessung verbleibt ein systematischer Messfehler von etwa 5 mmHg.

▶ Der Blutdruck sollte zumindest **bei der ersten Messung an beiden Armen** gemessen werden. Blutdruckdifferenzen an beiden Armen von > 25 mmHg können u. a. folgende Ursachen haben: Messfehler, Weichteilunterschiede der Arme, Aortenbogensyndrom, Aortenisthmusstenose, Aortendissektion, Subclavian-Steal-Syndrom.

5.2 Langzeitblutdruckmessung

Allgemeines

▶ **Prinzip:** Intervallmäßige Aufzeichnung des Blutdrucks über 24 Stunden mittels einer permanent getragenen Blutdruckmanschette und eines Aufzeichnungsgeräts.

▶ **Indikationen:**
- Bestätigung oder Ausschluss einer vermuteten arteriellen Hypertonie.
- Verdacht auf eine „Weißkittelhypertonie" (S. 110).
- Therapiekontrolle bei gesicherter arterieller Hypertonie.
- Erkennen eines gestörten Tag-Nacht-Rhythmus mit fehlender Nachtabsenkung des Blutdrucks („non-dipper"), häufig bei sekundärer Hypertonie.
- Aufdecken von hypertensiven Krisen.
- Arterielle Hypotonie unter antihypertensiver Medikation.
- Hinweise auf schlafbezogene Atmungsstörung.
- Schwangerschaftshypertonie.

▶ **Kontraindikationen:** Keine.

▶ **Stellenwert:** Häufiger Einsatz in der internistischen Diagnostik. Höchster Stellenwert in der Bewertung einer Hypertonie.

Das sollten Sie wissen/können

▶ Sie sollten die Normwerte sowie die Bedeutung und möglichen Ursachen einer fehlenden Nachtabsenkung des Blutdrucks kennen.

▶ Versuchen Sie möglichst viele Auswertungen selbstständig durchzuführen und überlegen Sie, welche Konsequenzen sich für den Patienten aus den Ergebnissen ergeben. Besprechen Sie Ihren Befund anschließend mit einem erfahrenen Kollegen.

Hinweis

Das **kardiovaskuläre Risiko** korreliert am stärksten mit den **nächtlichen Blutdruckwerten**. Daher sind die Werte der Langzeitblutdruckmessung prognostisch bedeutsamer als die der gelegentlichen Blutdruckmessung in der Praxis.

Material und praktisches Vorgehen

▶ **Patientenvorbereitung:** Der Patient sollte Kleidung mit ausreichend weiten Ärmeln tragen, sodass die Blutdruckmanschette darunter angebracht werden kann. Die Messung sollte unter Alltagsbedingungen erfolgen. Starke körperliche Belastungen oder Sport führen zu Messfehlern.

▶ **Erforderliches Material:** Transportfähiger Blutdruckautomat mit Manschette und Speicherfunktion (Abb. 5.1)

▶ **Durchführung:**
- Das Gerät misst über einen Zeitraum von 24 Stunden in Abständen von meist 15 Minuten tags und 30 Minuten nachts.
- Die Daten werden gespeichert und anschließend auf einen Computer übertragen und ausgewertet.
- Ein Tätigkeitsprotokoll, in dem der Patient besondere Ereignisse wie physische und psychische Belastungen, Ruhephasen, Medikamenteneinnahme etc. dokumentiert, ist für die Auswertung sehr hilfreich.

WICHTIG

Ein- und Durchschlafstörungen (auch durch die nächtliche Messung bedingt) können eine fehlende Blutdruckabsenkung vortäuschen.

Befundinterpretation

▶ **Obere Normgrenzen:**
- 24-Stunden-Mittelwert: 130/80 mmHg.
- Tagesmittelwert (6–22 Uhr): 135/85 mmHg.
- Nachtmittelwert (22–6 Uhr): 125/75 mmHg.

▶ Nicht mehr als 25 % der Werte sollten tagsüber > 140/90 mmHg und nachts > 120/80 mmHg liegen.

▶ **Optimale nächtliche Blutdrucksenkung** systolisch und diastolisch > 10 % und < 20 % des Tagesmittelwertes („Normal-Dipper").

▶ **Verminderte nächtliche Blutdruckabsenkung** („Non-Dipping", < 10 %) ist ein Risikofaktor für die Entwicklung einer linksventrikulären Hypertrophie, einer Herzinsuffizienz und weiterer kardiovaskulärer Komplikationen.

▶ **Ursachen eines „Non-Dipping"** oder sogar eines Blutdruckanstiegs im Schlaf („Inverted Dipping"):
- Sekundäre arterielle Hypertonie.
- Schlafstörungen oder Irritation durch die Messung.
- Diabetes mellitus (autonome Neuropathie, diabetische Nephropathie).
- Obstruktives Schlaf-Apnoe-Syndrom.
- Schwangerschaftsinduzierte Hypertonie.

▶ Auch ein **extremes „Dipping"** (> 20 %) scheint gesundheitsschädlich zu sein.

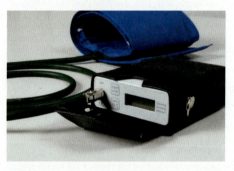

Abb. 5.1 • Gerät zur Langzeit-Blutdruckmessung.
(Foto: Michael Zimmermann)

5.3 Schellong-Test

Allgemeines

▶ **Prinzip:** Mehrfache Messung des Puls- und Blutdruckverhaltens im Liegen und anschließend im Stehen.

▶ **Indikationen:**
- *V. a. arterielle Hypotonie* (symptomatische Blutdruckerniedrigung auf < 100 mmHg).
- *V. a. orthostatische Dysregulation* (symptomatischer Blutdruckabfall beim Übergang vom Liegen zum Stehen durch Versacken des venösen Blutes in den Beinen und im Splanchnikusgebiet).

▶ **Kontraindikationen:** Immobilität, Bettlägerigkeit.

▶ **Stellenwert:** Zur Basisdiagnostik gehörender, orientierender Funktionstest, welcher häufig durch eine Kipptischuntersuchung ergänzt oder ersetzt wird.

Das sollten Sie wissen/können

▶ Sie sollten den Schellong-Test durchführen können und wissen, welche Werte noch physiologisch und welche pathologisch sind. Machen Sie sich klar, welche Schlussfolgerungen aus den Befunden gezogen werden können.

▶ Der Test ist zeitaufwendig und wenig beliebt, sodass er häufig an Studenten delegiert wird. Nutzen Sie die Gelegenheit, sich mit der orthostatischen Dysregulation auseinanderzusetzen: diese wird Ihnen im Klinik- und Praxisalltag häufig begegnen.

Material und praktisches Vorgehen

▶ **Patientenvorbereitung:** Der Patient sollte zu Beginn des Tests entspannt liegen.
▶ **Erforderliches Material:** Blutdruckmessgerät, Stethoskop und Stoppuhr.
▶ **Durchführung:**
  • Messen Sie Blutdruck und Puls zunächst **am liegenden Patienten alle 2 Minuten** über einen Zeitraum von 10 Minuten und notieren Sie die Werte.
  • Messen Sie anschließend für weitere 10 Minuten **jede Minute am stehenden Patienten.**

CAVE
▶ Der Patient kann während dieses Tests aufgrund einer zerebralen Minderperfusion möglicherweise **bewusstlos werden.** Sie sollten daher besonders bei großen und schweren Patienten jemanden haben, der im Zweifelsfall hilft, den Patienten aufzufangen, damit dieser sich nicht verletzt.
▶ Weisen Sie den Patienten darauf hin, bei Symptomen, die auf eine drohende Bewusstlosigkeit hindeuten (Schwarzwerden/Flimmern vor den Augen, Schwindel, Übelkeit), sofort Bescheid zu geben.

Befundinterpretation

▶ In der Literatur werden leider viele Begriffe zu Klassifikation und Diagnostik der arteriellen Hypotonie uneinheitlich verwendet. Die hier genannten Kriterien sind geläufig.
▶ **Normalbefund:** Blutdruckabfall im Stehen von systolisch < 20 mmHg und diastolisch < 10 mmHg.
▶ **Pathologisch:** Blutdruckabfall im Stehen von systolisch > 20 mmHg und diastolisch > 10 mmHg mit Symptomen einer zerebralen Minderperfusion wie z. B. Schwindel, Schwarzwerden bzw. Flimmern vor den Augen, Übelkeit, Ohrensausen, Herzklopfen, Synkope.
▶ Folgende **Formen der orthostatischen Dysregulation** lassen sich je nach Blutdruck- und Pulsverhalten unterscheiden (Tab. 5.2, Abb. 5.2).

Tab. 5.2 • **Formen der orthostatischen Dysregulation.**

Form	Pulsfrequenz	RR in mmHg	Weitere Merkmale
Sympathikotone Form	Anstieg um > 16/Minute	↓ syst. > 20 mmHg ↑ oder gleich diast.	2/3 der Fälle
Asympathikotone Form	Unverändert oder fallend	↓ syst. > 20 mmHg und ↓ diast. > 10 mmHg	Weitere Diagnostik erforderlich, da häufig neurologische Ursachen
POTS*	Anstieg um > 30/Minute oder auf ≥ 120/Minute	Kein RR-Abfall	Unzureichende Vasokonstriktion der Beinvenen bei überproportionalem Anstieg der Pulsfrequenz

*POTS: Posturales orthostatisches Tachykardiesyndrom

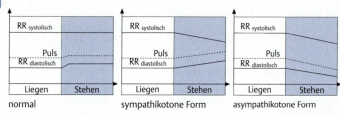

Abb. 5.2 • Schellong-Test.
(aus Hahn J-M. Checkliste Innere Medizin. 6. Aufl. Stuttgart: Thieme; 2010)

5.4 Röntgen-Thorax

Allgemeines

▶ **Indikationen:**
- *Zur Diagnose* bei Verdacht auf Herz- oder Lungenerkrankungen und nach Trauma.
- *Zur Verlaufskontrolle* z. B. von Tumoren, einer Herzinsuffizienz oder Lungen-erkrankung.
- *Zum Ausschluss Pneumothorax* nach ZVK-Anlage, Thoraxdrainagenanlage, Pleura-punktion oder Bronchoskopie.

▶ **Relative Kontraindikation:** Schwangerschaft (strenge Indikationsstellung).

> **Das sollten Sie wissen/können**
> Die Indikationen einer Röntgen-Thorax-Untersuchung sollten Ihnen bekannt sein. Sie sollten häufige pathologische Befunde erkennen und lernen, wie man ein Röntgen-Thorax-Bild strukturiert analysiert.

> *Hinweise*
> ▶ Eine Röntgenuntersuchung dürfen nur Ärzte veranlassen, die über die **Fachkunde Strahlenschutz** nach der staatlichen Röntgenverordnung verfügen.
> ▶ Besonders an kleineren Kliniken wird es vor allem nachts schwer, jemanden mit der Fachkunde zu finden, der die Indikation prüft und die Röntgenaufnahme in Auftrag geben kann (z. B. ein Radiologe).
> ▶ Als Arzt sollte man also so bald wie möglich die Fachkunde Strahlenschutz erwerben. **Studenten dürfen keine Röntgenbilder anordnen.**

Technik und Methoden

▶ Durchführung in der Regel in **Hartstrahltechnik** (100–150 kV). *Vorteile:* Relativ geringe Strahlenbelastung, wenig Bewegungsunschärfe. *Nachteil:* Hohe Streustrahlung.

▶ **Thorax in 2 Ebenen,** im Stehen p. a. und seitlich in Inspiration: Standarduntersuchung.

▶ **Thorax im Liegen,** a. p. in Inspiration: Immobile Patienten/Intensivstation, deutlich geringere Aussagekraft als Thorax in 2 Ebenen.

▶ **Thorax in Exspiration** bei V. a. Pneumothorax.

▶ **Durchleuchtung des Thorax:** Selten ergänzend, um dynamische Prozesse wie die Zwerchfellfunktion zu erfassen und pathologische Befunde besser lokalisieren zu können.

▶ Thorax-Übersichtsaufnahmen werden vorzugsweise im *posterior-anterioren Strahlengang* (p. a.) und *bei Seitaufnahme linksanliegend* durchgeführt. In diesen Projektionen befindet sich das Herz filmnah und wird somit in annähernd realer Größe dargestellt.

▶ Die **Qualitätskriterien** einer korrekt durchgeführten Röntgen-Thorax-Aufnahme (Abb. 5.3 b und d) sind:
- Die Aufnahme muss scharf sein.
- Der Thorax sollte symmetrisch und komplett abgebildet sein: Wirbelsäule und Trachea verlaufen mittig (2), die Sternoklavikulargelenke liegen in einer Ebene, die Lungenspitze (1) und sämtliche Zwerchfellrippenwinkel (3) und (6) sind bildlich erfasst.
- In der seitlichen Aufnahme bildet das Sternum (4) den seitlichen Bildrand. Die Wirbelkörperhinterkanten (5) sind einfach konturiert.

Befundungsschema

▶ **Zwerchfelle:** Wie ist die Begrenzung und Form? Auf welcher Höhe stehen die Zwerchfelle? Findet sich freie Luft subphrenisch?

▶ **Zwerchfellrippenwinkel:** Sind sie frei einsehbar und spitz zulaufend?

▶ **Lungenparenchym:**
- Liegt die Lunge der Thoraxwand allseits an?
- Sind Areale vermehrter oder verminderter Transparenz vorhanden?
- Finden sich pulmonale Rundherde?

▶ **Lungengefäße:** Sind die Lungengefäße zart oder besteht eine Gefäßkranialisation (pathologisch: Gefäße kranial ebenso kräftig wie basal)?

▶ **Lungenhili:** Sind die Hili typisch konfiguriert oder lassen sich Raumforderungen/Deformierungen erkennen? Lassen sich die zentralen Lungengefäße scharf abgrenzen?

▶ **Herzgröße:** Abschätzung mittels Herz-Thorax-Quotient (Abb. 5.3 a). Das Verhältnis Herzgröße:Thoraxdurchmesser sollte < 0,5 sein.

▶ **Herzkonfiguration:**
- Beurteilung der Herzkonfiguration: Ist die Herztaille erhalten? Sind der Retrokardialraum und Retrosternalraum erhalten? Ist eine Verbreiterung des linken oder rechten Herzrandes erkennbar?
- Randbildende Herzkonturen bei p. a.-Aufnahmen (Abb. 5.3 a und c).
- Beurteilung der Aortensilhouette (Besteht eine Sklerose oder Ektasie?).

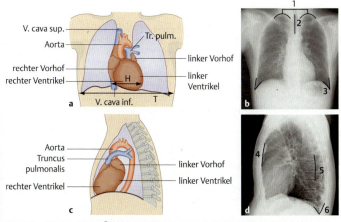

Abb. 5.3 • Röntgen-Thorax-Übersicht in 2 Ebenen. a) und c) zeigen die randbildenden Strukturen. b) und d): Normalbefund und Qualitätskriterien.
(nach Arastéh et al. Duale Reihe Innere Medizin. 3. Aufl. Stuttgart: Thieme; 2012)

▸ **Mediastinum:**
- Ist das Mediastinum normal breit? Besteht eine Mediastinalverlagerung?
- Verläuft die Trachea gerade oder gebogen? Ist sie normal weit oder besteht eine Impression (z.B. bei retrosternaler Struma)? Gibt es Zeichen einer Hiatushernie?

▸ **Skelettsystem:**
- Ist der knöcherne Thorax symmetrisch aufgebaut? Zeigen sich alte oder frische Rippenfrakturen?
- Sind die Brustwirbelkörper normal hoch und normal konfiguriert? Mineralsalzgehalt?
- Bestehen Auffälligkeiten am Schultergürtel?

▸ **Weichteilmantel:** Lassen sich Fremdkörper erkennen? Achten Sie insbesondere bei sehr alten Patienten auf Granatsplitter, da diese im MRT gefährlich werden könnten.

Häufige pathologische Befunde

▸ **Pneumonie:**
- Meist einseitige, flächige oder fleckförmige Transparenzminderung, bei einer Lobärpneumonie auf einen Lungenlappen begrenzt.
- Atypische Infiltrate finden sich häufig disseminiert verteilt über beiden Lungen.
- Ein Begleiterguss mit Verlegung der dorsalen und/oder lateralen Randwinkel ist häufig.

▸ **Pleuraerguss:**
- Homogene, nach kranial ansteigende Transparenzminderung der basalen Lungenpartien mit Verlegung zunächst der dorsalen und häufig auch der lateralen Randwinkel.
- Ein Pleuraerguss kann einseitig oder beidseitig auftreten.
- ▣ *Beachte:* Zeigen sich *zusätzlich Rippenfrakturen* nach Trauma, liegt wahrscheinlich ein *Hämatothorax* vor. Hier sollten schnellstmöglich weitere Schritte, z.B. eine Punktion zur Sicherung der Verdachtsdiagnose, durchgeführt werden.
- Die Nachweisgrenze eines Pleuraergusses liegt bei der Thoraxaufnahme in 2 Ebenen bei etwa 300 ml, im Liegen bei etwa 500 ml. Wesentlich sensitiver sind Sonografie und CT.

▸ **Pneumothorax:**
- Erhöhte Transparenz des betroffenen Lungenlappens ohne erkennbare Lungengefäßstruktur. Meist lässt sich auch die abgehobene Pleura visceralis als feine Linie erkennen.
- ▣ *Beachte:* Findet sich ein deutlicher raumfordernder Charakter und eine Mediastinalverschiebung zur gesunden Seite, ist ein *Spannungspneumothorax* wahrscheinlich, der eine *sofortige Entlastungspunktion* erforderlich macht.

▸ **Atelektase:**
- Homogene Transparenzminderung kollabierter, nicht belüfteter Lungenabschnitte, häufig auf einzelne Segmente oder Lappen begrenzt.
- Bei ausgedehnten Befunden begleitender Zwerchfellhochstand und Verlagerung des Mediastinums zur kranken Seite.
- Vorkommen bei Verlegung der Bronchien durch Tumor, Schleimpfropf oder Fremdkörper sowie bei Fehlintubation.

▸ **Stauung/kardiale Dekompensation:**
- Kranialisierte, unscharf wirkende Gefäßzeichnung, welche sich häufig bis weit in die Peripherie verfolgen lässt.
- Häufige Begleitbefunde: Herzvergrößerung, Pleuraerguss.
- ▣ *Beachte:* Beim Übergang in ein Lungenödem konfluieren die Verschattungen um die Gefäße zunehmend.

▸ **Fehlintubation:**
- Die Tubusspitze sollte im Idealfall 1,5 cm oberhalb der Trachealbifurkation liegen.

- Projiziert sie sich in der Röntgenkontrolle auf den rechten Hauptbronchus, sollte der Tubus so bald möglich zurückgezogen werden, da die nicht belüftete Lunge ansonsten atelektatisch wird.
- Viel Luft im Magen deutet auf eine Fehlintubation in den Ösophagus hin. Bei guter Präoxygenierung (Monitor zeigt noch gute Sauerstoffsättigung an) und schwieriger Auskultation kann es vorkommen, dass die Fehlintubation nicht sofort, sondern erst bei Röntgenkontrolle auffällt.

▶ **Fehllage eines ZVK:**
- Die Spitze eines ZVK sollte sich in etwa auf die Trachealbifurkation projizieren.
- Ein ZVK in der V. subclavia kann nach kranial in die V. jugularis umgeschlagen sein, ein Jugularis-ZVK kann in der V. brachiocephalica zu liegen kommen. Derartige Befunde müssen Sie den zuständigen Kollegen sofort mitteilen.

▶ **Freie Luft subphrenisch:**
- Gewöhnen Sie sich bei Beurteilung der Zwerchfelle an, freie intraabdominelle Luft auszuschließen, die sich als sichelförmige subphrenische Aufhellung zeigt.
- Es passiert immer wieder, dass sich intraabdominell verursachte Schmerzen nach thorakal projizieren und somit derartige Befunde erst in der Röntgenaufnahme des Thorax auffallen.

▶ **Perikarderguss:**
- Ein Perikarderguss wird erst ab Ergussmengen von 400–500 ml röntgenologisch durch einen abgerundeten und verbreiterten Herzschatten sichtbar (Extremfall: „Bocksbeutelform").
- ☐ *Beachte:* Bei entsprechender Anamnese und passenden Symptomen (Hypotonie, Halsvenenstau, leise Herztöne, Tachypnoe, Tachykardie) müssen Sie an eine Perikardtamponade denken. Eine sofortige Echokardiografie (ggf. mit Perikardpunktion) ist erforderlich.

▶ **Tumor/Metastasen:**
- Solitäre, homogene Verschattungen mit unscharfer Begrenzung sind häufig primäre pulmonale Tumoren.
- Multiple, meist runde Verdichtungen unterschiedlicher Größe, betont in den basalen Lungenabschnitten, sind verdächtig auf eine pulmonale Metastasierung.
- Davon abzugrenzen sind Tuberkulome, die typischerweise sehr scharf begrenzt und relativ dicht sind (Verkalkungen).
- ☐ *Beachte:* Häufig führen Mamillenschatten zur Verwirrung. Diese lassen sich allerdings meist auch kontralateral nachvollziehen und sind typischerweise leicht lobuliert.

Hinweise
- ▶ Stellen Sie die **Indikation** für die Durchführung einer Röntgenuntersuchung **niemals leichtfertig.** Überlegen Sie immer, ob es eine Alternative zum Einsatz ionisierender Strahlen gibt.
- ▶ Fragen Sie Frauen im gebärfähigen Alter immer nach einer **möglichen Schwangerschaft.**
- ▶ Falls Sie die Gelegenheit dazu haben, schauen Sie dem Radiologen bei der Befundung von Röntgen-Thorax-Aufnahmen über die Schulter und lassen Sie sich sein Vorgehen erklären. Stürzen Sie sich nicht zu schnell auf einen augenscheinlichen Befund, sondern befunden Sie **streng nach einem Schema.**

5.5 Lungenfunktionsdiagnostik

Allgemeines

▶ **Prinzip:**
- Die Lungenfunktionsdiagnostik umfasst pneumologische Untersuchungsverfahren zur Messung der Atemmechanik und des Gasaustausches mittels Spirometrie, Bodyplethysmografie und Blutgasanalyse (S. 68).

- In die Messung fließen folgende Parameter ein: Alter, Geschlecht, Körpergröße und Gewicht des Patienten, Umgebungsbedingungen (Luftdruck, Luftfeuchtigkeit, Temperatur).
▶ **Indikationen:**
- Diagnose und Verlaufskontrolle bei Atemwegs- und Lungenerkrankungen.
- Überprüfung der Lungenfunktion, z. B. präoperativ.
- Arbeitsmedizinische Überwachung, Begutachtung.
▶ **Stellenwert:** Die Lungenfunktionsanalyse ist eine häufig durchgeführte nichtinvasive Untersuchung, die selten konkrete Diagnosen liefert. Die Befunde sind aber häufig wegweisend.

Das sollten Sie wissen/können

▶ Die gängigsten Messverfahren und Messgrößen sowie häufige pathologische Befunde sollten Ihnen bekannt sein. Versuchen Sie, sich im Laufe Ihrer Ausbildung die charakteristische Form möglichst vieler Flussvolumenkurven einzuprägen.
▶ Sehen Sie bei einer Lungenfunktionsprüfung zu und stellen Sie sich wenn möglich selbst als Proband zur Verfügung. So lernen Sie die Untersuchung „aus Patientensicht" kennen.

Messgrößen

▶ Man unterscheidet statische und dynamische Lungenvolumina (Abb. 5.4). Die Messwerte **dynamischer Lungenvolumina** hängen im Gegensatz zu statischen Lungenvolumina vom **zeitlichen Verlauf des Spirogramms** ab.

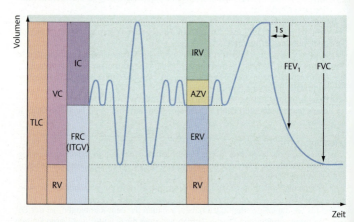

Abb. 5.4 • Statische und dynamische Lungenvolumina.
(nach Arastéh et al. Duale Reihe Innere Medizin. 3. Aufl. Stuttgart: Thieme; 2012)

➤ **Statische Lungenvolumina** (Tab. 5.3).

Tab. 5.3 • **Statische Lungenvolumina**

Messgröße	Definition	Messverfahren
AZV (Atemzugvolumen)	Ein-/ ausgeatmetes Volumen bei normalem Atemzug	Spirometrie
ERV (exspiratorisches Reservevolumen)	Volumen, das nach normaler Exspiration noch zusätzlich ausgeatmet werden kann	Spirometrie
IRV (inspiratorisches Reservevolumen)	Volumen, das nach normaler Inspiration noch zusätzlich eingeatmet werden kann	Spirometrie
IC (inspiratorische Kapazität)	Volumen, das nach normaler Exspiration maximal eingeatmet werden kann	Spirometrie
VC (Vitalkapazität)	Volumen, das nach normaler Exspiration maximal eingeatmet werden kann	Spirometrie
RV (Residualvolumen)	Intrathorakales Luftvolumen nach maximaler Exspiration	Ganzkörperplethysmografie
FRC (funktionelle Residualkapazität)	Intrapulmonales Luftvolumen nach normaler Exspiration	Ganzkörperplethysmografie
TLC (totale Lungenkapazität)	Intrapulmonales Luftvolumen nach maximaler Inspiration/maximales Lungenvolumen	Ganzkörperplethysmografie

➤ **Dynamische Lungenvolumina** (Tab. 5.4).

Tab. 5.4 • **Dynamische Lungenvolumina**

Messgröße	Definition	Messverfahren
FEV_1 (Einsekundenkapazität)	Volumen, das nach maximaler Inspiration forciert in der ersten Sekunde ausgeatmet werden kann	Spirometrie
FEV1/VC in % (relative Einsekundenkapazität, Tiffeneau-Index)	Anteil an der Vitalkapazität, der innerhalb der ersten Sekunde ausgeatmet werden kann	Spirometrie
PEF (peak expiratory flow)	Maximal erreichbarer Atemfluss bei forcierter Ausatmung	Spirometrie
$MEF_{25,\,50,\,75}$ (maximal expiratory flow)	Maximaler exspiratorischer Fluss bei 25, 50 oder 75 % der Vitalkapazität	Spirometrie

Spirometrie

➤ **Messprinzip:**
- Die Messung erfolgt heute meist mit einem *Pneumotachografen:* Über einen definierten Widerstand, der in Form von Lamellen in die Atemströmung des Patienten geschaltet wird, wird ein flussproportionaler Druckabfall gemessen. Die Druckdifferenz wird in eine elektrische Spannung umgewandelt. Durch Integration der Spannung über die Zeit kann das Atemvolumen berechnet werden.
- Das Spirometer ist ein geschlossenes System, in welchem Gas hin und her geatmet wird. Üblicherweise wird die Volumenänderung pro Zeiteinheit als Flussvolumenkurve dargestellt (Abb. 5.5).

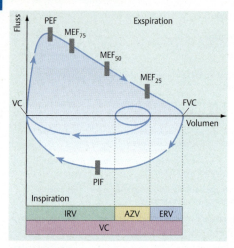

Abb. 5.5 • Spirometrisches Fluss-Volumen-Diagramm. Normalbefund.
(aus Arastéh et al. Duale Reihe Innere Medizin. 3. Aufl. Stuttgart: Thieme; 2012)

▶ **Stellenwert:**
- Klassisches Verfahren zur Beurteilung einer Ventilationsstörung durch Messung von Lungenvolumina und Atemstromstärken, überwiegend in Hausarztpraxen eingesetzt.
- Mit der Spirometrie kann man (reversible oder irreversible) Atemwegsobstruktionen und eine Verringerung der Lungenvolumina erkennen. Die meisten Informationen gewinnt man aus dem Tiffeneau-Manöver.

▶ **Durchführung:**
- Der Patient sollte *sitzen,* da sich alle Normwerte auf die sitzende Position beziehen. Beengte Kleidung ablegen und Nase mit Nasenklemme luftdicht verschließen.
- Der Patient nimmt das Mundstück zwischen die Zähne, die Zunge liegt unter dem Mundstück.
- *AZV:* Patient einige Male ruhig ein- und ausatmen lassen.
- *ERV:* Patient soll langsam pressend maximal ausatmen.
- Anschließend *so tief wie möglich einatmen (VC)* und nach möglichst geringer Pause (weniger als 1 Sekunde) *forciert maximal ausatmen* (Tiffeneau-Manöver, Einsekundenkapazität). Hierbei ist es wichtig, den Patienten „anzufeuern".
- Es müssen für das Tiffeneau-Manöver *mindestens 3 Versuche* durchgeführt werden, um die Reproduzierbarkeit und damit die Qualität der Mitarbeit bestimmen zu können. Die Ergebnisse der besten 2 Versuche für die Einsekundenkapazität dürfen sich um weniger als 5 % unterscheiden.

Hinweise
- ▶ Bei der Spirometrie ist die Verlässlichkeit der Messwerte stark von der Mitarbeit des Patienten und der Qualität der Instruktionen abhängig. Die Mitarbeit des Patienten sollte anhand der Flussvolumenkurve beurteilt werden (steiler Anstieg bei Exspiration, rasches Erreichen des Peak Flow, kontinuierliche, geschlossene Kurve ohne Zacken, z. B. durch Husten).
- ▶ Die **Anweisungen** an Probanden müssen **klar und verständlich** sein und durch Gestik unterstützt werden.
- ▶ Lungenvolumina, die sich nicht über Ein- und Ausatmung berechnen lassen, können mit der Spirometrie nicht bestimmt werden. Hier kommt die Ganzkörperplethysmografie zum Einsatz.

Ganzkörperplethysmografie

▶ **Messprinzip und Durchführung:** Die Messung erfolgt in einer druckdichten Kabine, in welcher der Patient sitzt. Die während der Atmung auftretenden Änderungen des vom Körper verdrängten Volumens können über eine Änderung des Drucks in der Kammer erfasst werden. Die Spirometrie wird über einen Pneumotachografen miterfasst.

▶ **Stellenwert:**
- Standard in den meisten Kliniken der Regelversorgung und pneumologischen Praxen.
- Vorteil der Ganzkörperplethysmografie ist die Messung der absoluten Lungenvolumina. Dies ermöglicht zuverlässig die Diagnose einer Restriktion und Überblähung.
- Es lässt sich das intrathorakale Gasvolumen bestimmen, was in etwa der funktionellen Residualkapazität (FRC) entspricht. Zieht man das exspiratorische Reservevolumen (ERV) ab, erhält man das Residualvolumen (RV). Da dieses RV nicht ausgeatmet werden kann, kann es auch nicht spirometrisch erfasst werden.
- Die Summe von RV und VC ergibt die totale Lungenkapazität (TLC), den Goldstandard für die Diagnose einer restriktiven Ventilationsstörung.
- Der Atemwegswiderstand (R = resistance) kann unabhängig von der Mitarbeit des Patienten aus Druckschwankungen in der Plethysmografenkabine und dem Fluss am Mundstück bestimmt werden.

Peak-Flow-Metrie

▶ **Messprinzip und Durchführung:**
- Einfach zu bedienendes mechanisches oder elektronisches Messgerät zur Patientenselbstkontrolle bei Asthma bronchiale (Abb. 5.6).
- Die Peak-Flow-Messung misst den exspiratorischen Spitzenfluss am Mund.

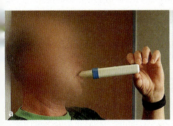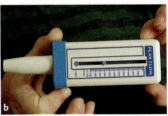

Abb. 5.6 • Messung des Peak-Flow durch den Patienten.

▶ **Stellenwert:**
- Der Grad der Obstruktion lässt sich gut mit einem Ampelsystem veranschaulichen (Abb. 5.7).
- Der Patient kann zirkadiane Schwankungen, die Wirkung von Medikamenten und den Verlauf einer Obstruktion erfassen. Langfristig können über die Messung des Peak-Flows Medikamentendosierungen überprüft und angepasst werden.
- Aussagekräftig für die Beurteilung des Peak-Flow ist vor allem der individuelle Verlauf und nicht der Vergleich mit einem Referenzwert.

> *WICHTIG*
> ▶ **Fehlerquellen:** Falsche Eichung, Sputum am Messkopf, undichter Messkopf, fehlende Nasenklemme, unzureichende Patientenkooperation, Hustenreiz, Ermüdung, falsche Sollwerte (Geschlecht, Größe, Alter).

▶ **Ein Lungenemphysem kann nicht mit der Ganzkörperplethysmografie diagnostiziert werden.** Hierzu ist die CO-Diffusionskapazitätsmessung erforderlich. Der häufig verwendete Begriff „Emphysemknick" für einen exspiratorischen Kollaps in der Flussvolumenkurve ist irreführend. Er hat nichts mit dem Emphysem zu tun und sollte vermieden werden.

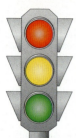

Morgenwert < 50% des Bestwertes:
Stop, Notfall!

Morgenwert 50–80% des Bestwertes:
Achtung!

Morgenwert 80–100% des Bestwertes:
Freie Fahrt!

Abb. 5.7 • Veranschaulichung des Grads der Obstruktion mittels Ampelsystem.

Befundinterpretation

▶ **Ventilationsstörungen** sind Störungen der Lungenbelüftung, die zu vermehrter Atemarbeit führen. Man unterscheidet *obstruktive* und *restriktive* Ventilationsstörungen (Tab. 5.5).

▶ **Obstruktive Ventilationsstörung:**
• Verminderung des altersabhängigen Tiffeneau-Index auf Werte unterhalb der 5. Perzentile mit Abnahme der maximalen exspiratorischen Atemstromstärken.
• Erhöhung des Strömungswiderstands in den Atemwegen mit konsekutiver *Vergrößerung des Residualvolumens*, z. B. bei Asthma bronchiale und COPD.

▶ **Restriktive Ventilationsstörung:**
• Reduzierte Dehnbarkeit (Compliance) von Lunge oder Thorax mit *verminderter Totalkapazität*, z. B. bei Thoraxdeformitäten, nach Lungenresektionen, bei neuromuskulären Erkrankungen.
• Eine verminderte Vitalkapazität bei normaler Einsekundenkapazität lässt ebenfalls eine restriktive Ventilationsstörung vermuten.

Bronchodilatationstest

▶ Wird eine obstruktive Ventilationsstörung vermutet, sollte ein **Bronchodilatationstest** durchgeführt werden, um zu entscheiden, ob die **Obstruktion fixiert oder reversibel** ist. Die Messungen der Einsekundenkapazität erfolgen vor und 15 Minuten nach Inhalation eines schnell wirksamen Beta-2-Sympathomimetikums, welches die Bronchien erweitern soll.

▶ Ein Anstieg der FEV_1 um mehr als 200 ml und um mindestens 15 % des Ausgangswertes belegt die (Teil-)Reversibilität der Bronchialobstruktion. Je reversibler eine Obstruktion, desto wahrscheinlicher ist die Diagnose Asthma bronchiale. Für die endgültige Diagnose Asthma bronchiale müssen aber immer auch entsprechende klinische Beschwerden vorliegen. Die Lungenfunktionsuntersuchung zeigt nur das hyperreagible Bronchialsystem.

▶ **Inhalativer Provokationstest:**
• Wird in der Lungenfunktionsanalyse keine obstruktive Ventilationsstörung nachgewiesen, besteht aber anamnestisch der Verdacht auf ein Asthma bronchiale, sollte ein *unspezifischer inhalativer Provokationstest* durchgeführt werden.
• Man lässt den Patienten dazu ein Parasympathomimetikum (z. B. Metacholin) in steigender Konzentration inhalieren.

- Ein Abfall der Einsekundenkapazität um 20 % oder eine Verdopplung des Atemwegswiderstands zeigt die bronchiale Hyperreaktivität (Obstruktion).
▶ **Asthma bronchiale:** Lungenfunktion kann im Intervall normal sein.

Tab. 5.5 • Unterscheidung Asthma bronchiale/COPD/restriktive Lungenfunktionsstörung.

Parameter	Asthma bronchiale	COPD	Restriktive Lungenfunktionsstörung
Spirometrie	$FEV_1\downarrow$, $PEF\downarrow$	$FEV_1\downarrow$, $PEF\downarrow$	$VC\downarrow$
GkP*	R_{AW}* ↑, RV ↑	R_{AW}* ↑, RV ↑	$RV\downarrow$, $TLC\downarrow$
Bronchospasmolyse	Normalisierung der Werte innerhalb von 15 Minuten	Keine Normalisierung der Werte	Kein Einfluss
Test auf bronchiale Hyperreagibilität	Ausgeprägte Obstruktion	Allenfalls geringe Obstruktion	Kein Einfluss
Sonstiges	Normale Lungenfunktion im Intervall möglich	Dauerhaft pathologische Werte, auch außerhalb von Exazerbationen	Reduzierte Dehnbarkeit (Compliance), CO-Diffusionskapazität ↓

* GkP = Ganzkörperplethysmografie, R_{AW} = Atemwegswiderstand

Hinweise
▶ Der Schweregrad einer obstruktiven Lungenerkrankung korreliert nicht unbedingt mit dem Ausmaß der in der Lungenfunktionsanalyse erhobenen Ventilationsstörung. Manche Patienten haben eine klinisch manifeste COPD, obwohl die spirometrisch erhobenen Werte im Normbereich liegen.
▶ Beim Asthma bronchiale kann der Patient beispielsweise tagsüber beschwerdefrei sein und normale Messwerte zeigen und nachts unter Anfällen leiden.
▶ Die mit der Lungenfunktionsdiagnostik erhobenen Parameter geben letztlich nur eine Richtung vor. Sie allein reichen zur Diagnose von Erkrankungen nicht aus.

5.6 Ruhe-EKG

Allgemeines

▶ **Prinzip:** Aufzeichnung der elektrischen Aktivität des Herzmuskels an der Körperoberfläche.
▶ **Indikationen:** Großzügig zur Diagnose oder Verlaufskontrolle kardiopulmonaler Erkrankungen.
▶ **Kontraindikationen:** Keine.
▶ **Stellenwert:** Sehr häufige internistische Untersuchung mit großer Bedeutung im klinischen Alltag, einfach durchzuführen.

Das sollten Sie wissen/können
▶ Sie sollten wissen, wie die elektrische Erregung im Herzen verläuft und welchen Vorgang die Zacken und Zeiten im EKG repräsentieren.
▶ Machen Sie sich mit einem EKG-Lineal vertraut und verwenden Sie dies zur Befundung. Wenn Sie erfahrener sind, ist es entbehrlich, anfangs aber eine große Hilfe.

▶ Sie sollten in der Lage sein, ein unauffälliges EKG und häufige pathologische Befunde – insbesondere wenn sie ein sofortiges Handeln erfordern (z. B. Myokardinfarkt, ventrikuläre Tachykardien) – zu erkennen.

▶ Schauen Sie dem Pflegepersonal beim EKG-Schreiben über die Schulter und legen Sie auch selbst mal ein EKG an. Machen Sie sich mit dem Gerät und den Vorlaufgeschwindigkeiten vertraut (üblich sind 25 mm/s: 1 mm = 0,04 s und 50 mm/s: 1 mm = 0,02 s).

Praktisches Vorgehen

▶ **Vorbereitung:**
- Der Patient sollte ruhig und entspannt liegen. Muskelkontraktionen/-zittern führen zu Artefakten.
- Eventuell Rasur der Brustbehaarung.
- Um den Kontaktwiderstand gering zu halten, muss die Haut vor dem Aufbringen der Elektroden z. B. mit Desinfektionsspray ausreichend befeuchtet sein.
- Die Anlage erfolgt meist mit kleinen Vakuum-Ballons. Bei Dauerableitungen z. B. auf Intensivstationen werden Hafteletroden verwendet, die lange Zeit an derselben Stelle bleiben können.
- Fragen Sie den Patienten, ob EKG-Veränderungen bekannt sind und ob er Medikamente einnimmt.

▶ **12-Kanal-EKG:** Das Standard-EKG hat 12 Ableitungen: *6 Extremitätenableitungen* (I, II, III, aVR, aVL, aVF) und *6 Brustwandableitungen* (V_1 bis V_6).

▶ **Extremitätenableitungen:**
- Sie projizieren die elektrischen Vorgänge am Herzen *auf die Frontalebene des Körpers* und gliedern sich in die *Einthoven-Ableitungen I, II und III* und in die *Goldberger-Ableitungen aVR, aVL und aVF*.
- Die 4 Elektroden der Extremitätenableitungen werden nach der Regel **„Ampel im Uhrzeigersinn"** plaziert: Rotes Kabel → rechter Arm, gelbes Kabel → linker Arm, grünes Kabel → linkes Bein und schwarzes Kabel → rechtes Bein (Erdung, Abb. 5.8 a).
- *Einthoven-Ableitungen:* Die Ableitungen I, II und III bilden das *Einthoven-Dreieck* zwischen beiden Armen und dem linken Bein (Abb. 5.8 b).
  - Ableitung I: Vom rechten zum linken Arm; nach links weisende Potenziale werden als positiver Ausschlag dargestellt.
  - Ableitung II: Vom rechten Arm zum linken Bein.
  - Ableitung III: Vom linken Arm zum linken Bein.

Extremitätenableitungen

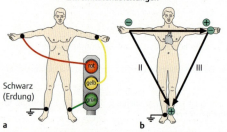

Schwarz
(Erdung)

a   b

Abb. 5.8 • a) Platzierung der Elektroden für die Extremitätenableitungen ("Ampel im Uhrzeigersinn").
b) Einthoven-Ableitungen. Die drei Einthoven-Ableitungen bilden das Einthoven-Dreieck, in dessen Zentrum sich das Herz in etwa projiziert.
(nach Hamm CW, Willems S. Checkliste EKG. 3. Aufl. Stuttgart: Thieme; 2007)

- *Goldberger-Ableitungen:* Verschalten einer Elektrode gegen eine Referenzelektrode (Abb. 5.9):
  - aVR: **R**echter Arm
  - aVL: **L**inker Arm
  - aVF: Linker **F**uß

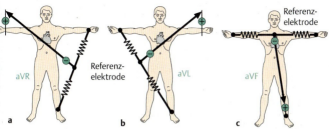

Abb. 5.9 • Goldberger-Ableitungen. Jeweils zwei Elektroden werden über einen Widerstand zu einer Referenzelektrode zusammengeschaltet.
(nach Hamm CW, Willems S. Checkliste EKG. 3. Aufl. Stuttgart: Thieme; 2007)

▶ **Brustwandableitungen:**
- Die 6 unipolaren Brustwandableitungen nach Wilson projizieren die elektrischen Impulse am Herzen *auf die Horizontalebene des Körpers.*
- Die Elektroden werden an folgenden Punkten des Thorax angebracht (Abb. 5.10):
  - V_1: 4. ICR rechts parasternal.
  - V_2: 4. ICR links parasternal.
  - V_3: 5. Rippe zwischen V_2 und V_4.
  - V_4: 5. ICR links medioklavikulär.
  - V_5: 5. ICR vordere Axillarlinie auf Höhe V_4.
  - V_6: 5. ICR mittlere Axillarlinie auf Höhe V_4.

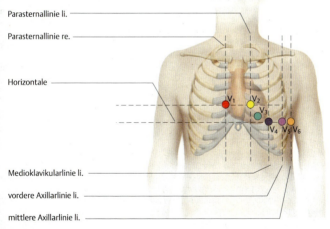

Abb. 5.10 • Platzierung der Brustwandableitungen nach Wilson.
(aus Schewior-Popp S, Sitzmann F, Ullrich L. Thiemes Pflege. 12. Aufl. Stuttgart: Thieme; 2012)

▶ **Eichzacke:**
- Jeder EKG-Registrierung muss in jeder Ableitung eine Eichzacke vorausgehen (Abb. 5.11). Die Eichzacke muss bei einer Spannung von 1 mV definitionsgemäß eine Amplitude von 10 mm aufweisen.
- Die Eichzacken aller zugleich geschriebenen Ableitungen müssen exakt untereinander aufgezeichnet sein.

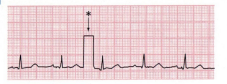

Abb. 5.11 • EKG mit Eichzacke (*): 1 mV = 10 mm Höhe.
(aus Hamm CW, Willems S. Checkliste EKG. 3. Aufl. Stuttgart: Thieme; 2007)

▶ **Beschriftung des EKG:**
- Name, Vorname, Geburtsdatum des Patienten.
- Datum und Uhrzeit.
- Beschriftung der einzelnen Ableitungen.
- Unterschrift des befundenden Arztes.

▷ *Merke:* Ein unbeschriftetes EKG gehört in den Papierkorb!

> *Hinweis Ableitungen*
> Jede EKG-Ableitung repräsentiert bestimmte Abschnitte des Herzens:
> ▶ **Anteriore Ableitungen** (Herzvorderwand): I, aVL, V_1–V_6.
> ▶ **Inferiore (diaphragmale) Ableitungen** (Herzunterwand): II, III, aVF.
> ▶ **Posteriore Ableitungen** (Herzhinterwand): In Standardableitungen nicht direkt repräsentiert. Man bekommt zwar inverse Veränderungen in V_1–V_2, für eine direkte Ableitung benötigt man jedoch V_7–V_9.

Befundungsschema

▶ Bei der EKG-Befundung sollte man konsequent ein bestimmtes Schema verfolgen, um ein EKG sorgfältig beurteilen und exakt analysieren zu können. Im Folgenden wird so ein Schema vorgegeben. Für die eingehende Diagnostik ist entsprechende Fachliteratur notwendig.
▶ **Normalwerte** für das Elektrokardiogramm siehe Abb. 5.12.
▶ **Hilfsmittel zur Befundung:**
- *EKG-Lineal* mit Skalen zur Bestimmung der Herzfrequenz, einer Skala zur Vermessung der Zeiten (z. B. PQ- und QT-Zeit) in Sekunden und der Amplituden in mV. Häufig sind auch frequenzkorrigierte Werte der PQ- und QT-Dauer und der Cabrera-Kreis zur Bestimmung des Lagetyps mit abgebildet.
- *Zirkel,* um den Abstand zweier R-Zacken zu ermitteln und so zu beurteilen, ob der Herzschlag regelmäßig ist.
▶ Die **5 Schritte der elektrokardiografischen Befundung** sind:
- Bestimmung des *Rhythmus.*
- Bestimmung der *Herzfrequenz.*
- Bestimmung des *Lagetyps.*
- Messung der *Zeiten* (PQ-Zeit, QRS-Komplex, QT-Zeit).
- *Morphologie* der P-Wellen, des QRS-Komplexes, der ST-Strecke und der T-Welle.
▶ **Rhythmus:** Besteht ein *Sinusrhythmus,* geht also jedem QRS-Komplex eine P-Welle voraus? Ist der Rhythmus *regelmäßig oder unregelmäßig?*
▶ **Herzfrequenz:**
- Bestimmung der Herzfrequenz mittels *EKG-Lineal* (Abb. 5.13): EKG-Lineal mit Pfeil auf R-Zacke anlegen, Frequenz nach 3 RR-Intervallen entsprechend der Vorlaufgeschwindigkeit ablesen.
- Besteht eine *Tachykardie* (Herzfrequenz (HF) > 100/min) oder *Bradykardie* (HF < 60/min)?

▷ *Tipp:* Ermittlung der Herzfrequenz ohne EKG-Lineal: 300 dividiert durch den Abstand in cm zwischen 2 R-Zacken (bei Papiervorschub von 50 mm/s). Meist wird die Herzfrequenz aber automatisch vom Gerät berechnet.

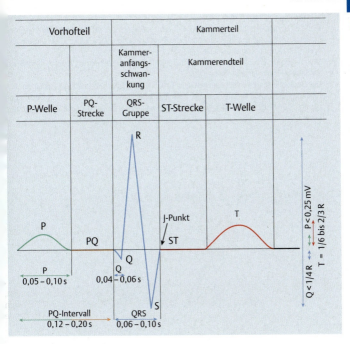

Abb. 5.12 • Normalwerte für das EKG.
(aus Schuster H-P, Trappe H-J. EKG-Kurs für Isabel. 5. Aufl. Stuttgart: Thieme; 2009)

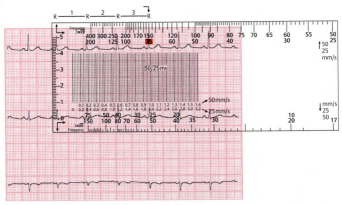

Abb. 5.13 • Bestimmung der Herzfrequenz mittels EKG-Lineal: Messung von 3 RR-Intervallen bei einer Vorlaufgeschwindigkeit von 25 mm/sec. Die Herzfrequenz beträgt hier 75 Schläge/min.
(nach Hamm CW, Willems S. Checkliste EKG. 3. Aufl. Stuttgart: Thieme; 2007)

▶ **Bestimmung des Lagetyps:**

- Der Lagetyp bezeichnet *die Lage des Hauptvektors der intraventrikulären Erregungsausbreitung in Projektion auf die Frontalebene* (Abb. 5.14). Er ist abhängig von Alter, Konstitution und Thoraxform.
- Der Lagetyp wird aus den *Extremitätenableitungen* bestimmt. Ausschlaggebend ist dabei der *Hauptvektor von QRS.*
- Die Bedeutung der Lagetypen ist aus Tab. 5.6 ersichtlich. Normale Lagetypen des Erwachsenen sind Indifferenztyp, Linkstyp und auch Steiltyp. Alle anderen Lagetypen oder Änderungen des Lagetyps können auf kardiopulmonale Erkrankungen hinweisen.

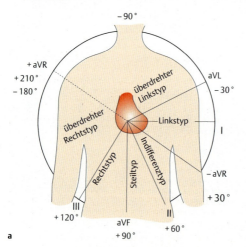

a

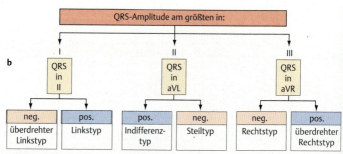

b

Abb. 5.14 • a) Darstellung der Lagetypen im EKG mit hinterlegtem Cabrerakreis und Winkelangaben.
b) Flussdiagramm zur vereinfachten Lagetypenbestimmung.
(Teilabb. a) nach Schuster H-P, Trappe H-J. EKG-Kurs für Isabel. 5. Aufl. Stuttgart: Thieme; 2009.
b) aus Hamm CW, Willems S. Checkliste EKG. 3. Aufl. Stuttgart: Thieme; 2007)

Tab. 5.6 • Verschiedene Lagetypen im EKG.

Lagetyp	Bedeutung
Linkstyp	*Physiologisch* bei Erwachsenen > 40 Jahre, Adipösen *Pathologisch* bei Linksherzbelastung, Linksherzhypertrophie, Zwerchfell-hochstand
Indifferenztyp	*Physiologisch*
Steiltyp	*Physiologisch* bei jugendlichen und schlanken Patienten *Eventuell pathologisch* bei älteren Patienten (Zeichen einer Rechtsherz-belastung)
Rechtstyp	*Physiologisch* nur bei Kleinkindern *Pathologisch* bei Rechtsherzbelastung
Überdrehter Rechtstyp	*Immer pathologisch* (angeborene Herzfehler, Rechtsherzbelastung- oder -hypertrophie) *Beachte:* Der überdrehte Rechtstyp hat seinen Ursprung nicht selten in vertauschten Elektroden → EKG zunächst wiederholen lassen, bevor man falsche Schlüsse zieht
Überdrehter Links-typ	*Fast immer pathologisch* z. B. nach Vorderwandinfarkt, Linksherzhyper-trophie, nach Myokarditis Selten angeboren bei Septum-primum-Defekt

▶ **Sonderfall Sagittaltyp:**
- Verlagerung der elektrischen Herzachse aus der Frontal- in die Sagittalebene.
- Kann als Normvariante vorkommen. Pathologisch z. B. bei erhöhter Rechtsherz-belastung, rechtsventrikulärer Hypertrophie, Trichterbrust und angeborenen Herzfehlern.
- S_IQ_{III}-Typ: S-Zacke am Ende des QRS-Komplexes in Ableitung I entspricht in ihrer Größe in etwa der Q-Zacke in Ableitung III (Abb. 5.15 a).
- $S_IS_{II}S_{III}$-Typ: S-Zacken am Ende des QRS-Komplexes in Ableitungen I, II und III (Abb. 5.15 b).

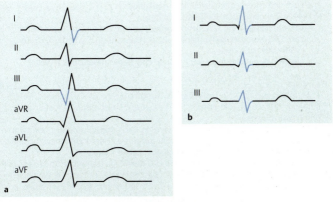

Abb. 5.15 • a) Sonderfall S_IQ_{III}-Typ. b) Sonderfall $S_IS_{II}S_{III}$-Typ.
(aus Schuster H-P, Trappe H-J. EKG-Kurs für Isabel. 5. Aufl. Stuttgart: Thieme; 2009)

▶ **Messung der Zeiten:**
- *P-Welle* (Erregungsausbreitung in beiden Vorhöfen). Normwert Dauer ≤ 0,1 sec.
- *PQ-Zeit* (atrioventrikuläre Erregungsüberleitung).
  - Messung vom Beginn der P-Welle bis zum Beginn des QRS-Komplexes.
  - Normwerte: 0,12–0,2 sec, verkürzt sich mit steigender Herzfrequenz.
- *QRS-Komplex* (intraventrikuläre Erregungsausbreitung):
  - Messung vom Beginn der Q- oder (falls nicht vorhanden) der R-Zacke bis zum Ende der R-Zacke oder S-Zacke (falls vorhanden).
  - Normwerte: < 0,1 sec.
- *QT-Zeit* (Dauer der gesamten intraventrikulären Erregungsausbildung und -rückbildung):
  - Messung vom Beginn der Q-Zacke oder R-Zacke bis zum Ende der T-Welle. Eine evtl. vorhandene U-Welle wird dabei nicht miteinbezogen.
  - Die QT-Zeit ist abhängig von der Herzfrequenz. Damit man sie unabhängig von der Herzfrequenz vergleichen kann, muss sie frequenzkorrigiert werden (QT_c). Entsprechende Tabellen sind auf den meisten EKG-Linealen abgebildet.
  - Normwert QT_c: 0,35–0,44 sec.

▶ **Beurteilung der Morphologie:**
- *P-Welle* (Ausdruck der elektrischen Erregungsausbreitung in beiden Vorhöfen):
  - Die P-Welle sollte glatt, halbrund und konvex sein, positiv in I und II.
  - Höhe < 0,25 mV.
  - Negative P-Wellen sind physiologisch in V_1 und in einer Extremitätenableitung, wenn der zugehörige QRS-Komplex ebenfalls negativ ist (konkordant negatives P).
- *QRS-Komplex:*
  - Amplitude erniedrigt (≤ 0,5 mV in den Extremitätenableitungen)?
  - Amplitude erhöht? Sokolow-Lyon-Index: R in V_1 und S in V_5 > 1,05 mV (rechtsventrikuläre Hypertrophie), S in V1 und R in V_5 > 3,5 mV (linksventrikuläre Hypertrophie).
  - Deformierung vorhanden?
  - Pathologisches Q vorhanden? In V_1–V_3 immer pathologisch, in den übrigen Ableitungen nur wenn Q > 0,03 sec oder tiefer als ¼ der folgenden R-Zacke.
- *ST-Strecke:* Ende der S-Zacke bis zum Beginn der T-Welle.
  - Beide Kammern sind depolarisiert, keine Potenzialschwankungen (isoelektrische Linie).
  - Liegen ST-Streckenhebungen oder -senkungen vor?
- *T-Welle* (Repolarisation der Ventrikel):
  - Gewöhnlich sind die T-Wellen halbrund, konvex und positiv, in jedem Fall aber zum QRS-Komplex konkordant (d. h., der Ausschlag ist wie der QRS-Komplex positiv oder negativ).
  - Liegen T-Negativierungen vor? Besteht eine Deformierung der T-Welle?

Praxistipps

▶ Formulierung eines **Normalbefundes:** Normfrequenter Sinusrhythmus, Herzfrequenz 80/min, Indifferenztyp, keine Erregungsausbreitungs- oder -rückbildungsstörungen.

▶ In vielen kardiologischen Kliniken werden EKGs täglich an einer bestimmten Stelle gesammelt und dann von einem Internisten oder Kardiologen befundet. Hier sollte man sich dazugesellen und **üben, üben, üben.**

▶ Fragen Sie, ob das Krankenhaus einen **EKG-Kurs** anbietet, und nehmen Sie daran teil. In manchen Kliniken gibt es eine **Chest Pain Unit.** Hier ist die Wahrscheinlichkeit, pathologische EKG-Befunde und insbesondere Infarkte zu sehen, größer als auf einer Normalstation. Auch in der Notaufnahme werden viele EKGs geschrieben.

CAVE
- ▶ Es gibt **Myokardinfarkte ohne ST-Strecken-Hebung** (NSTEMI = non ST-elevation myocardial infarction). Zum Ausschluss eines Infarkts reicht der EKG-Befund allein also nicht aus.
- ▶ Erkennen Sie **erhöhte ST-Strecken** in einem EKG, melden Sie es sofort dem zuständigen Kollegen, da ein Herzinfarkt (**STEMI** = ST-elevation myocardial infarction) vorliegen könnte. Im Zweifelsfall muss der Patient sofort mit V. a. Herzinfarkt behandelt werden.
- ▶ **Vertrauen Sie niemals den maschinellen EKG-Befunden!** Auf diese ist meist kein Verlass.
- ▶ Denken Sie bei ungewöhnlichen oder nicht plausiblen Lagetypen an **vertauschte Ableitungen** und lassen Sie das EKG zunächst wiederholen.

5.7 Belastungs-EKG (Ergometrie)

Allgemeines

- ▶ **Prinzip:** Ein Belastungs-EKG erfasst das Verhalten von Herzfrequenz und Blutdruck unter definierter körperlicher Belastung. Es wird meist als Fahrrad-Ergometrie, seltener als Laufband-Ergometrie durchgeführt.
- ▶ **Indikationen:**
  - *V. a. koronare Herzkrankheit (KHK)* bei thorakalen Beschwerden, kardiovaskulären Risikofaktoren oder EKG-Auffälligkeiten, bei Berufsgruppen, in denen eine gesundheitliche Beeinträchtigung die öffentliche Sicherheit gefährden würde.
  - *Arterielle Hypertonie:* Beurteilung des Blutdruckanstiegs unter Belastung.
  - *Therapiekontrolle:* Erfolgskontrolle und Beurteilung einer Restischämie nach Revaskularisationen (Herzkatheterintervention oder Bypass-Operationen) und bei medikamentöser Therapie der KHK.
  - *Herzrhythmusstörungen:*
    - Provokation von belastungsinduzierten Herzrhythmusstörungen und Beurteilung bekannter Herzrhythmusstörungen unter Belastung.
    - Zum Nachweis proarrhythmischer Effekte antiarrhythmisch wirkender Medikamente.
    - Zur Einstellung der optimalen Interventionsfrequenz bei Patienten mit frequenz-adaptiven Herzschrittmachersystemen.
  - *Prüfung der Belastbarkeit:* Nach Herzinfarkt (> 10 Tage), nach Herzoperationen, bei Herzinsuffizienz, bei symptomatischen Herzklappenerkrankungen, präoperativ.
- ▶ **Kontraindikationen:**
  - *Absolute Kontraindikationen:* Akute kardiovaskuläre Erkrankungen wie akuter Myokardinfarkt, instabile Angina pectoris, symptomatische Herzrhythmusstörungen in Ruhe, hochgradige Aortenstenose, dekompensierte Herzinsuffizienz, akute Lungenembolie, frische Thrombose, akute entzündliche Herzerkrankungen, akute Aortendissektion.
  - *Relative Kontraindikationen:* Hauptstammstenose, Herzklappenerkrankungen mäßigen Schweregrades, Elektrolytstörungen, arterielle Hypertonie (RR in Ruhe > 200/110 mmHg), Tachyarrhythmie oder Bradyarrhythmie, hypertrophe Kardiomyopathie und andere Formen der Ausflussbahnobstruktion, höhergradige AV-Blockierungen, physische und/oder psychische Beeinträchtigungen, die die Untersuchung nicht zulassen.
- ▶ **Stellenwert:**
  - Wichtige diagnostische, nicht invasive Methode in der Inneren Medizin/Kardiologie. Eine Indikation zum Sceening besteht allerdings nicht.
  - Bei Ausbelastung beträgt die Sensitivität der Ergometrie bei signifikanten Koronarstenosen 60–70 % und die Spezifität 70–80 %.

> ### Das sollten Sie wissen/können
> Sie sollten die Indikationen und Kontraindikationen für eine Ergometrie kennen und wissen, wie die Untersuchung abläuft. Am besten schauen Sie sich die Untersuchung bei mehreren Patienten an und nehmen aktiv an der Auswertung teil, damit Ihnen klar wird, worauf man achten muss.

Vorbereitung

▶ **Patientenvorbereitung:**
- Patient aufklären und untersuchen (Messung des Blutdrucks, Auskultation des Herzens, z. B. um eine bisher nicht bekannte Aortenklappenstenose zu erfassen).
- Anamnese erheben und nach Symptomen fragen, die zu der Untersuchung Anlass geben. Die Medikation sollte bekannt sein (insbesondere Antiarrhythmika und Betablocker können die Untersuchung und das Ergebnis beeinflussen).
- Der Oberkörper des Patienten sollte frei und evtl. rasiert sein. 12-Kanal-EKG und Oberarmmanschette zur Blutdruckmessung anlegen. Die EKG-Elektroden sollten nach Reinigung und Entfettung der Haut möglichst gut fixiert sein.
- Vor der Untersuchung muss ein 12-Kanal-EKG angefertigt werden.
- Der Raum sollte angenehm temperiert (18–22 °C) und die Luftfeuchtigkeit < 60 % sein.
- ⬜ *Wichtig:* Erklären Sie dem Patienten, was ihn erwartet und dass die Untersuchung richtig anstrengend für ihn wird. Er sollte adäquate Kleidung und Schuhe anhaben und nicht mit vollem Magen zur Untersuchung erscheinen.

▶ **Erforderliches Material:**
- Fahrradergometer in liegender oder sitzender Position, alternativ Laufbandergometer.
- 12-Kanal-EKG und Blutdruckmessgerät.
- Monitor oder Laptop mit entsprechender Software zur kontinuierlichen EKG-Überwachung.
- Ausrüstung für eine Notfallbehandlung bis hin zur Reanimation sollte griffbereit sein: Einsatzbereiter und regelmäßig gewarteter Defibrillator, komplettes Intubationsbesteck, Material zur sofortigen Sauerstoffgabe und Infusionstherapie, Notfallmedikamente.

▶ **Erforderliches Personal:**
- Während der gesamten Untersuchung und für den Notfall muss ausgebildetes Pflegepersonal anwesend sein.
- Der Arzt muss die Auswertung der Ergometrie vornehmen. Er sollte in der Notfallversorgung einschließlich kardiopulmonaler Reanimation erfahren sein.
- Zusätzlich muss der Arzt den Patienten während der gesamten Untersuchung und Nachbeobachtungsphase überwachen. Dabei muss er auf Symptome wie thorakale Schmerzen, Dyspnoe, Tachypnoe, Zyanose, Kaltschweißigkeit und EKG-/Blutdruckauffälligkeiten achten.

Praktisches Vorgehen

▶ **Belastungsprotokoll:**
- Die Ergometrie sollte anhand eines *standardisierten Protokolls* erfolgen.
- Beginn bei 25 oder 50 Watt (Info zur Einschätzung der Leistung: 25–50 Watt → normales Gehen; 75–100 Watt → zügiges Gehen, Arbeiten im Haushalt/Garten, Treppensteigen; 150 Watt → Jogging, schnelles Radfahren).
- Dokumentation und Auswertung von EKG (Schreibgeschwindigkeit 50 mm/s) und Blutdruck nach jeder Minute und sofort bei Beschwerden.
- Belastungssteigerung um jeweils 25 Watt alle 2 Minuten bis zur Ausbelastung.
- ⬜ *Wichtig:* Beobachten Sie den Patienten während der Untersuchung genau und fragen Sie immer wieder, ob alles in Ordnung ist, ob Brustschmerzen oder andere Beschwerden auftreten.

- Erholungsphase von 6–10 Minuten nach Belastungsende bis zur Normalisierung von Herzfrequenz und Blutdruck.
▶ **Ausbelastung:** Bei alterskorrigierter submaximaler Herzfrequenz (Tab. 5.7).
☐ *Merke:* Faustregel: Maximale Herzfrequenz = 220 – Lebensalter, submaximale Herzfrequenz = 200 – Lebensalter.

Tab. 5.7 • **Alterskorrigierte submaximale Herzfrequenz**

Alter	Submaximale Herzfrequenz
bis 30 Jahre	160/min
bis 40 Jahre	155/min
bis 50 Jahre	150/min
bis 60 Jahre	145/min
bis 70 Jahre	140/min

▶ **Abbruchkriterien:**
- Horizontale oder deszendierende ST-Streckensenkung > 0,2 mV in den Brustwandableitungen oder > 0,1 mV in den Extremitätenableitungen.
- Neu aufgetretene ST-Streckenhebungen > 0,1 mV.
- Polymorphe ventrikuläre Extrasystolen, gehäufte Couplets, Bigeminus, Salven.
- Supraventrikuläre oder ventrikuläre Tachykardien.
- Bradyarrhythmien. Leitungsstörungen (AV-Block II° und III°, neu aufgetretener Links- oder Rechtsschenkelblock).
- Blutdruckabfall ≥ 10 mmHg im Vergleich zum Ausgangsblutdruck.
- Blutdruckerhöhung auf 230–260 mmHg systolisch oder 120 mmHg diastolisch.
- Symptome einer Angina pectoris.
- Erschöpfung des Patienten, ausgeprägte Dyspnoe, Zyanose.
▶ **Dokumentation:**
- Dokumentieren Sie die Indikation zur Ergometrie und die aktuelle Medikation des Patienten.
- Das Herzfrequenz- und Blutdruckverhalten während der Untersuchung müssen, ggf. auch grafisch, dargestellt sein.
- Vermerken Sie auffällige Befunde (z. B. ST-Streckensenkungen, Herzrhythmusstörungen) oder Symptome wie Angina pectoris oder Dyspnoe.
- Die EKG-Registrierungen müssen dem schriftlichen Befund im Original beigefügt werden.

Befundinterpretation

▶ Mit dem Belastungs-EKG wird durch die Steigerung des Blutdrucks und der Herzfrequenz bei relevanter KHK eine Ischämiereaktion des Herzmuskels provoziert. Als Ausdruck dieser Ischämie finden sich **ST-Streckensenkungen.** Geringgradige Senkungen (< 0,15 mV) treten allerdings auch bei Gesunden auf und sollten, wenn die ST-Strecke > 1 mV/Sekunde aszendiert, nicht als pathologisch gewertet werden.
☐ *Beachte:* Bei Frauen müssen die ST-Streckensenkungen noch kritischer bewertet werden, da es häufig zu falsch positiven Ergebnissen kommt.
▶ **Hinweise auf eine KHK:**
- *Horizontale und deszendierende ST-Streckensenkungen:* In den Extremitätenableitungen > 0,1 mV und in den Brustwandableitungen > 0,2 mV (Abb. 5.16 a und b).
- *Langsam aszendierende ST-Streckensenkungen:* Senkung > 0,1 mV 80 ms nach dem J-Punkt oder Senkung des J-Punktes > 0,2 mV (Abb. 5.16 d).
- *ST-Hebung* > 0,1 mV.
- *Neu aufgetretene oder progrediente Herzrhythmusstörungen.*

- *EKG-Veränderungen im Zusammenhang mit kardialen Beschwerden.*
- *Typische Angina pectoris unter Belastung.*
- *Neu aufgetretener Schenkelblock.*

▶ *Beachte:* Bei einer schon im Ruhe-EKG bestehenden ST-Streckensenkung gilt die Ergometrie als pathologisch, wenn sich die ST-Strecke um ≥ 0,1 mV zusätzlich senkt.

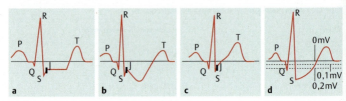

Abb. 5.16 • Interpretation von ST-Streckensenkungen im Belastungs-EKG. a) ischämische ST-Senkung: horizontale ST-Streckensenkung ≥ 0,1 mV, gemessen 0,08 s nach dem J-Punkt. b) ischämische deszendierende ST-Senkung. c) nicht-ischämische aszendierende ST-Senkung. d) fraglich ischämische, träge aszendierende ST-Senkung.
(aus Arastéh et al. Duale Reihe Innere Medizin. 3. Aufl. Stuttgart: Thieme; 2012)

Hinweise

▶ Eine **ST-Streckensenkung** erlaubt im Gegensatz zur ST-Hebung **keine Aussage über die Lokalisation** der myokardialen Ischämie.
▶ ST-Streckensenkungen sind bei komplettem Linksschenkelblock, WPW-Syndrom, Digitalis-Einnahme und Schrittmacher diagnostisch nicht zu verwerten.
▶ Unter Belastung sollte der Blutdruck kontinuierlich systolische Spitzenwerte von 160–200 mmHg erreichen. Der diastolische Blutdruck schwankt nur um ±10 mmHg im Vergleich zum Ausgangswert. **Geringe Blutdruckanstiege** (maximaler systolischer Blutdruck < 120 mmHg) oder ein **Blutdruckabfall unter den Ausgangswert** sind Zeichen einer schwer eingeschränkten Pumpfunktion und/ oder einer koronaren Mehrgefäßerkrankung.
▶ Ein **überhöhter Blutdruck unter Belastung** (> 230 mmHg syst./> 115 mmHg diast.) kann ein Hinweis auf eine bestehende oder sich entwickelnde arterielle Hypertonie sein. Für sich genommen ist er nicht krankhaft, auch wenn die Bezeichnung „Belastungshypertonie" dies suggeriert.
▶ Ein **verzögerter Anstieg der Herzfrequenz** sowie das Nichterreichen der Zielfrequenz können Zeichen einer **Sinusknotenfunktionsstörung** oder auch einer **eingeschränkten linksventrikulären Pumpfunktion** sein.
▶ Ein **überschießender Herzfrequenzanstieg** findet sich meist bei Trainingsmangel, Hypovolämie und Anämie. Er kann aber auch Ausdruck einer eingeschränkten linksventrikulären Funktion sein.

CAVE

▶ Denken Sie daran, wenn möglich die Medikamente abzusetzen, die die Aussagefähigkeit der Ergometrie einschränken können (Betablocker, Nitrate, Kalziumantagonisten und Digitalis-Glykoside).
▶ Informieren Sie sich vor der Untersuchung, ob der Patient wirklich in der Lage ist, Fahrrad zu fahren. Es ist ärgerlich, wenn er bereits vollständig verkabelt auf dem Fahrradergometer sitzt, und Sie erfahren von der Schwester, dass der Patient wegen einer ausgeprägten Gonarthrose gar nicht in die Pedale treten kann.
▶ **Verlassen Sie sich nicht auf elektronisch erstellte Befunde.**
▶ Seien Sie, auch wenn die Untersuchung entspannt abläuft, immer wachsam und auf Komplikationen, evtl. sogar eine Reanimation vorbereitet.

5.8 Transthorakale Echokardiografie

Allgemeines

▶ **Prinzip:** Ein- oder zweidimensionale Ultraschalluntersuchung des Herzens zur Beurteilung der Morphologie und der Funktion des Herzens.

▶ **Methoden der Bilderzeugung:**
- *M-Mode (motion mode):* Eindimensionale Darstellung bewegter anatomischer Strukturen im zeitlichen Verlauf (Abb. 5.17 a).
- *B-Mode (brightness mode):* Zweidimensionales Schnittbild der anatomischen Strukturen, analog zur Abdomensonographie (Abb. 5.17 b).
- *Doppler-Methode:* Beurteilung der Geschwindigkeit, Richtung und Qualität (laminar oder turbulent) des Blutflusses im Herzen. Besonders geeignet zur Erfassung und Quantifizierung von Herzklappenerkrankungen, da die Stenose einer Herzklappe zu einer Flussbeschleunigung führt. Unterformen:
  - CW-Doppler (continuous wave): Erfassung (auch hoher) Geschwindigkeiten korpuskulärer Blutbestandteile *ohne räumliche Zuordnung* durch kontinuierlich gesendete und empfangene Ultraschallwellen.
  - PW-Doppler (pulsed wave): Erfassung von Blutflussgeschwindigkeiten *mit räumlicher Zuordnung*. Ultraschallwellen werden abwechselnd gesendet und empfangen. Bei hohen Geschwindigkeiten ist der PW- dem CW-Doppler unterlegen.
- *Farbdoppler:* Farbcodierung des PW-Bildes. Der Fluss *auf den Schallkopf zu* wird normalerweise *rot,* der *vom Schallkopf weg blau* dargestellt.

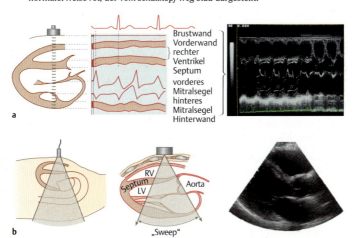

a — Brustwand / Vorderwand / rechter Ventrikel / Septum / vorderes Mitralsegel / hinteres Mitralsegel / Hinterwand

b — RV / Septum / LV / Aorta / „Sweep"

Abb. 5.17 ▪ a) eindimensionaler M-Mode: die Darstellung von Bewegungsabläufen erfolgt in Ort-Zeit-Diagrammen. b) zweidimensionaler B-Mode: Darstellung der Anatomie als Schnittbild. (nach Arastéh et al. Duale Reihe Innere Medizin. 3. Aufl. Stuttgart: Thieme; 2012 und Böhmeke T, Schmidt A. Checkliste Echokardiografie. 4. Aufl. Stuttgart: Thieme; 2008)

▶ **Indikationen:**
- *Diagnostisch:*
  - Herzklappenfehler, angeborene Herzfehler.
  - Herzrhythmusstörungen, Herzinsuffizienz, Kardiomyopathien.
  - KHK-Diagnostik (auch als Stress-Echokardiografie unter Belastung).
  - Entzündliche Herzerkrankungen, Perikarderguss.

– Lungenembolie/Cor pulmonale.
– Intrakardiale Thromben oder Raumforderungen.
– Aortendissektion, genetische Erkrankungen wie z. B. das Marfan-Syndrom.
- *Verlaufskontrolle:*
  – Herzklappenfehler.
  – Erfolgskontrolle einer medikamentösen Herzinsuffizienztherapie.
  – Kontrolle nach Herzoperationen oder koronarangiografischer Intervention.
  – Erfolgskontrolle nach Lysetherapie einer Lungenembolie.
  – Intensivmedizinische Fragestellungen (z. B. Erfolgskontrolle einer Volumentherapie).
- *Therapeutisch:* Echokardiografisch kontrollierte Punktionen größerer Perikardergüsse.

▸ *Hinweis:* Sie sollten bei jeder Echokardiografie die *pleuralen Randwinkel mitbeurteilen,* um Pleuraergüsse nicht zu übersehen.

▶ **Kontraindikationen:**
- Keine für die Standard-Echokardiografie.
- *Stress-Echokardiografie:* Akuter Herzinfarkt ≤ 10 Tage, instabile Angina pectoris, höhergradige Aortenstenose, manifeste Herzinsuffizienz, ventrikuläre Tachykardien, hypertrophe obstruktive Kardiomyopathie, schwere arterielle Hypertonie, akute entzündliche Herzerkrankungen.
- *Kontrastmittel-Echokardiografie:* Allergie auf das Kontrastmittel.

▶ **Stellenwert:** Wichtigste nicht invasive, bildgebende kardiologische Untersuchung, die bei nahezu allen Fragestellungen, die das Herz-Kreislauf-System betreffen, eingesetzt wird.

Das sollten Sie wissen/können

▶ Lernen Sie den Ablauf einer transthorakalen Standard-Echokardiografie kennen und lassen Sie sich zeigen, wie man den Schallkopf für die wichtigsten Schnittebenen positioniert. So lernen Sie, sich im Notfall einen Überblick zu verschaffen und größere Pathologika wie z. B. einen Perikarderguss, eine deutlich eingeschränkte Pumpfunktion oder ein vergrößertes rechtes Herz bei Lungenembolie zu erkennen, auch wenn Sie selbst keine speziellen Messungen durchführen.

▶ Wie bei vielen Untersuchungen ist es auch bei der Echokardiografie wichtig, dass Ihr Anleiter Sie selbst schallen lässt und durch die Untersuchung führt. Nur so lernen Sie, die Bilder richtig zu interpretieren.

▶ Schön wäre es, wenn Sie neben Normalbefunden auch ein paar pathologische Befunde sowie eine Stress-Echokardiografie und evtl. eine transösophageale Echokardiografie gesehen haben.

Vorbereitung und Material

▶ **Patientenvorbereitung:**
- Linksseitenlage, Oberkörper des Patienten leicht angehoben.
- Linke Hand unter den Kopf, um die Interkostalräume weit zu stellen. Je nach gewünschter Schnittebene muss der Patient in die Rückenlage wechseln.
- Während der Echokardiografie sollte ein EKG abgeleitet werden, um die Phase des Herzzyklus und die Herzfrequenz zu sehen.

▶ **Erforderliches Material:** Ultraschallgerät mit einem speziellen Echoschallkopf (2–5 MHz) und einer EKG-Ableitung (1-Kanal-EKG), die auf dem Echogerät erscheint.

Die wichtigsten Schnittebenen

▶ **Parasternaler Längsschnitt (parasternale lange Achse):**
- *Durchführung:* Linksseitenlage. Schallkopf im 3. Interkostalraum links parasternal aufsetzen. Die Schnittebene verläuft auf einer gedachten Linie von rechter Schulter zu linker Hüfte. Die Markierung am Schallkopf (manchmal auch eine LED) sollte also zur rechten Patientenschulter zeigen (Abb. 5.18 a und b).

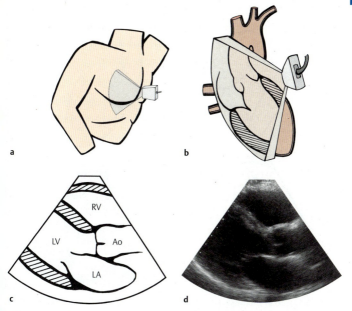

Abb. 5.18 • a) Schallkopfposition und Schnittebene (b) des parasternalen Längsschnitts. c) Schematische Anatomie des parasternalen Längsschnitts (LV = linker Ventrikel, LA = linker Vorhof, RV = rechter Ventrikel, Ao = Aortenwurzel). d) Originalbild.
(nach Böhmeke T, Schmidt A. Checkliste Echokardiografie. 4. Aufl. Stuttgart: Thieme; 2008)

- *Darstellbare Strukturen:* Rechter und linker Ventrikel, Aortenwurzel und linker Vorhof (Abb. 5.18 c und d).
- *Befundung:*
  - Überblick über die Dimensionen der Herzhöhlen (Durchmesser, Verhältnis zueinander).
  - Beurteilung des linken Ventrikels und des Kammerseptums (Hypertrophie?).
  - Beurteilung des Klappenapparates und der Aortenwurzel (Prolaps von Mitral- oder Aortenklappe? Dissektion?).
  - Erste Abschätzung der Ejektionsfraktion.
▶ **Parasternaler Querschnitt (parasternale kurze Achse) auf Aortenklappenebene:**
- *Durchführung:* Drehung des Schallkopfes aus parasternalem Längsschnitt um 90° im Uhrzeigersinn. Schnittebene verläuft von der linken Schulter zur rechten Hüfte (Abb. 5.19 a und b).
- *Darstellbare Strukturen:* Aortenklappe, linker und rechter Vorhof, Trikuspidalklappe, rechtsventrikulärer Ausflusstrakt mit Pulmonalisklappe (Abb. 5.19 c und d).
- *Befundung:* Beurteilung der Aortenklappe (Anomalien? Sklerosierungen?) und der aortalen Öffnungsfläche.

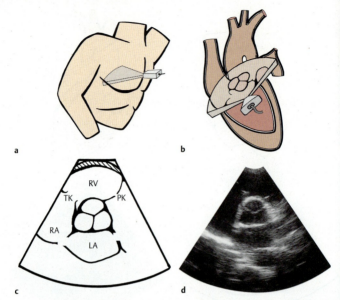

Abb. 5.19 • a) und b) Schallkopfposition bei parasternalem Querschnitt auf Aortenklappenhöhe. c) und d) Parasternaler Querschnitt auf Höhe der Aortenklappe (in Bildmitte sind die 3 Segel erkennbar). LA = linker Vorhof, RV = rechter Ventrikel, RA = rechter Vorhof, TK = Trikuspidalklappe, PK = Pulmonalklappe.
(nach Böhmeke T, Schmidt A. Checkliste Echokardiografie. 4. Aufl. Stuttgart: Thieme; 2008)

▶ **Parasternaler Querschnitt auf Mitralklappenebene:**
- *Durchführung:* Schallkopf nur wenig nach kaudal kippen.
- *Darstellbare Strukturen:* Linker Ventrikel auf Höhe der Mitralklappe ("Fischmaul"-Aspekt), Anschnitt des rechten Ventrikels (Abb. 5.20 a).
- *Befundung:* Mitralklappe mit mitraler Öffnungsfläche.

▶ **Parasternaler Querschnitt auf Papillarmuskelebene:**
- *Durchführung:* Schallkopf noch etwas weiter nach kaudal kippen.
- *Darstellbare Strukturen:* Kreisrunder linker und rechter Ventrikel auf Höhe der Papillarmuskeln (Abb. 5.20 b).

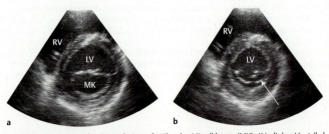

Abb. 5.20 • a) Parasternaler Querschnitt auf Höhe der Mitralklappe (MK). LV = linker Ventrikel, RV = rechter Ventrikel. b) Parasternaler Querschnitt auf Höhe der Papillarsehnen (Pfeil).
(nach Böhmeke T, Schmidt A. Checkliste Echokardiografie. 4. Aufl. Stuttgart: Thieme; 2008)

- *Befundung:* Prüfen der regionalen Kontraktilität, Beurteilung des rechten Ventrikels (Rechtsherzbelastung?).

▶ **Apikaler 4-Kammer-Blick:**
- *Durchführung:* Drehung des Patienten aus Linksseitenlage etwas in Richtung Rückenlage. Schallkopf im Bereich des Herzspitzenstoßes aufsetzen (5. Interkostalraum in der Medioklavikular- bis vorderen Axillarlinie). Die Schnittebene verläuft auf einer gedachten Linie von rechtem Beckenkamm zur linken Schulter (Abb. 5.21 a und b).
- *Darstellbare Strukturen:* Linker und rechter Ventrikel, linker und rechter Vorhof (Abb. 5.21 c und d).

▷ *Merke:* Diese Ansicht ist besonders geeignet, um sich im Notfall schnell einen Überblick über die Herzfunktion zu verschaffen.

- *Befundung:*
  - Volumenbestimmung des linken Ventrikels.
  - Bestimmung der Ejektionsfraktion und der linksventrikulären Funktion (LV-Funktion).
  - Beurteilung der Trikuspidal- und Mitralklappe.
  - Erkennen systolischer und diastolischer Funktionsstörungen der Ventrikel.
  - Abschätzen des ZVD durch einen transhepatischen Blick auf die V. cava inferior.

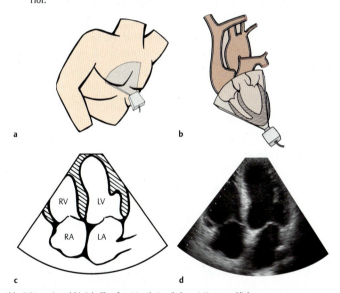

Abb. 5.21 • a) und b) Schallkopfposition bei apikalem 4-Kammer-Blick.
c) und d) 4-Kammerblick, Originalbild und Schema. LV = linker Ventrikel, LA = linker Vorhof,
RV = rechter Ventrikel, RA = rechter Vorhof.
(nach Böhmeke T, Schmidt A. Checkliste Echokardiografie. 4. Aufl. Stuttgart: Thieme; 2008)

▶ **Apikaler 2-Kammer-Blick:**
- *Durchführung:* Schallkopf aus der Position des 4-Kammer-Blicks um etwa 60°–80° gegen den Uhrzeigersinn drehen.
- *Darstellbare Strukturen:* Linker Ventrikel und linker Vorhof (Abb. 5.22 a).

▶ **Apikaler 3-Kammer-Blick:**
- *Durchführung:* Schallkopf aus der Position des 2-Kammer-Blicks erneut um etwa 60° gegen den Uhrzeigersinn drehen.
- *Darstellbare Strukturen:* Linker Ventrikel, linker Vorhof und Aortenwurzel (Abb. 5.22 b).

▶ **Apikaler 5-Kammerblick:**
- *Durchführung:* Aus der Position des 4-Kammer-Blicks den Schallkopf ein wenig nach unten kippen und etwas im Uhrzeigersinn drehen.
- *Darstellbare Strukturen:* Linker und rechter Ventrikel, linker und rechter Vorhof, Aortenklappe (Abb. 5.22 c).
- *Befundung:* CW-Doppler über der Aortenklappe (Stenose oder Insuffizienz?).

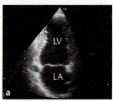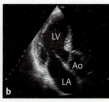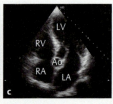

Abb. 5.22 • a) Apikaler 2-Kammer-Blick. b) 3-Kammerblick. c) 5-Kammerblick. LV = linker Ventrikel, LA = linker Vorhof, RV = rechter Ventrikel, RA = rechter Vorhof, Ao = Aorta.
(nach Böhmeke T, Schmidt A. Checkliste Echokardiografie. 4. Aufl. Stuttgart: Thieme; 2008)

▶ **Subxiphoidale/subkostale Einstellung:**
- *Durchführung:* Rückenlage, Schallkopf knapp unterhalb des Xiphoids (Abb. 5.23). Die Markierung am Schallkopf zeigt nach kranial.
- *Darstellbare Strukturen:* V. cava inferior. Bei leichter Drehung des Schallkopfs im Uhrzeigersinn Darstellung beider Vorhöfe und Ventrikel.
- *Befundung:*
  - Bei ausgeprägtem Lungenemphysem oder beatmeten Patienten häufig einzig beurteilbare Einstellung.
  - Ein Perikarderguss ist am besten von subkostal zu sehen.
  - Gute Beurteilbarkeit des rechten Herzens.

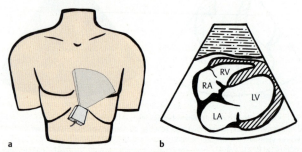

Abb. 5.23 • a) und b) Subkostalschnitt. LV = linker Ventrikel, LA = linker Vorhof, RV = rechter Ventrikel, RA = rechter Vorhof.
(nach Böhmeke T, Schmidt A. Checkliste Echokardiografie. 4. Aufl. Stuttgart: Thieme; 2008)

▶ **Suprasternale Einstellung:**
- *Durchführung:* Rückenlage, Kopf zur Seite wenden. Schallkopf im Jugulum aufsetzen (Abb. 5.24 a). Drehung der Schallkopfmarkierung um etwa 45° im Uhrzeigersinn.
- *Darstellbare Strukturen:* Aortenbogen, Truncus brachiocephalicus, linke A. carotis communis, linke A. subclavia (Abb. 5.24 b).

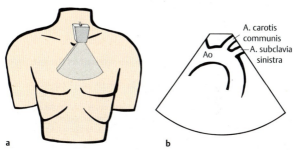

Abb. 5.24 • a) und b) Suprasternalschnitt. Ao = Aorta.
(nach Böhmeke T, Schmidt A. Checkliste Echokardiografie. 4. Aufl. Stuttgart: Thieme; 2008)

CAVE
- ▶ Man sollte **bei schlechten Schallbedingungen** (z. B. beatmeter Patient, ausgeprägtes Lungenemphysem) in ungenaue Bilder keine Befunde hineininterpretieren. Unter solchen Bedingungen lassen sich häufig **keine exakten Messungen** vornehmen.
- ▶ Auch im Notfall gilt: **Vorsicht vor falschen Schlüssen!** Wenn Sie ein Bild nicht anhand der festgelegten Standardeinstellungen beurteilen können, stellen Sie keine Diagnose, auch wenn Ihr Verdacht in das Gesamtbild passen würde.
- ▶ Bei einer Lungenembolie können Sie Zeichen einer Rechtsherzbelastung, z. B. eine Dilatation des rechten Ventrikels/Vorhofs oder einen erhöhten pulmonal-arteriellen Druck sehen. **Ein negativer Echo-Befund schließt jedoch eine Lungenembolie nicht aus.**

Hinweise
- ▶ **Formulierung eines Befundberichts:** Global leichtgradig eingeschränkte systolische LV-Funktion, EF = 55 %. Keine regional betonten Wandbewegungsstörungen. Leichtgradige linksventrikuläre Hypertrophie mit diastolischer Relaxationsstörung. Herzhöhlen normal groß, Klappenapparat ohne pathologischen Befund. Pulmonal-arterieller Druck = 30 mmHg. Keine Pleuraergüsse.
- ▶ Der Untersuchungsablauf und die Messungen in verschiedenen Schallfenstern sind sehr vom Untersucher abhängig. Suchen Sie sich am besten einen Mentor und übernehmen Sie zunächst seine Vorgehensweise. Wenn Sie von vielen Untersuchern gleichzeitig lernen, kann das anfangs verwirren.
- ▶ Wenn Sie erste Erfahrungen gesammelt haben, vertiefen Sie sie – intensiver als es im klinischen Alltag möglich ist – im Rahmen eines Kurses. Das lohnt sich allerdings nur, wenn Sie danach weiter regelmäßig Echokardiografien durchführen.

5.9 Sonografie Abdomen

Allgemeines

▶ **Prinzip:** Sehr wichtige nicht invasive, bildgebende Diagnostik zur zweidimensionalen Darstellung der Abdominalorgane. Sie wird in vielen Fachbereichen der Medizin großzügig eingesetzt und ist aus dem klinischen Alltag nicht mehr wegzudenken.

▶ **Indikationen:**
- *Diagnostisch:*
  - Ursachensuche unklarer Bauchschmerzen (z. B. entzündliche Prozesse, Ileus).
  - Staging bei malignen Tumoren (Metastasen, Lymphknoten).
  - Beurteilung der intraabdominellen Gefäße (Aortenaneurysma?).
  - Erkennen metabolisch und nutritiv-toxisch verursachter Organveränderungen (z. B. Fettleber, Steinleiden).
  - Erkennen von Pathologien im kleinen Becken (Prostatahyperplasie, Restharnbildung, Uterus- und Ovarialprozesse).
- *Verlaufskontrolle:* Entzündliche Erkrankungen unter Antibiotikatherapie, nach abdominellen Operationen oder Punktionen, Tumornachsorge.
- *Therapeutisch:* Im Rahmen von Interventionen, z. B. Aszites- und Pleurapunktion, Leber- und Nierenpunktion.

▶ **Kontraindikationen:** Keine.

Das sollten Sie wissen/können

▶ Sammeln Sie selbst Erfahrungen in der Ultraschalldiagnostik des Abdomens. Das Ziel sollte sein, dass Sie zumindest bei gut untersuchbaren Personen die Oberbauchorgane adäquat in 2 Ebenen darstellen können.

▶ Lassen Sie sich das Gerät erklären, um optimale Voraussetzungen für die Sonografie zu schaffen und auch die Duplexsonografie nutzen zu können. Machen Sie sich in Ruhe mit dem entsprechenden Modell vertraut. Mobile Einheiten haben manchmal nur noch die Größe eines Notebooks.

▶ Nehmen Sie sich am Anfang nicht zu viel vor und lernen Sie Schritt für Schritt: Gerade die Oberbauchregion erfordert aufgrund der vielen verschiedenen Strukturen jede Menge Übung.

Hinweise

▶ **Darmgasüberlagerungen** können die Untersuchung stören, sodass insbesondere das Pankreas, der Ductus choledochus und die Abgänge der Aorta nicht beurteilt werden können. In manchen Fällen muss man die Untersuchung später wiederholen.

▶ **Adipöse Patienten** sind in der Regel schlechter zu schallen als schlanke. Manchmal kommt die Untersuchungstechnik hier an ihre Grenzen und man muss auf andere bildgebende Verfahren (MRT, CT) zurückgreifen. Die Nieren, die Milz und die Leber mit Gallenblase lassen sich meist jedoch auch bei sehr adipösen Patienten erkennen und beurteilen.

Vorbereitung und Material

▶ **Pateintenvorbereitung:**
- Der Patient sollte nüchtern sein. Kaffee und Nikotin sollten vermieden werden, da sie auf die Gallenblase einen Kontraktionsreiz ausüben. Auch blähende Nahrungsmittel am Vorabend der Untersuchung können die Schallbedingungen verschlechtern.
- Die Harnblase lässt sich gut gefüllt am besten darstellen. Sie dient außerdem als Schallfenster für Uterus, Adnexe und Prostata.
- Die Hose soll etwas heruntergezogen und das Oberteil bis etwa zum Xiphoid hochgeschoben werden. Frauen können den BH anbehalten.

- Der Patient sollte flach auf dem Rücken liegen und die Arme über oder hinter den Kopf nehmen.

▶ **Erforderliches Material:**
- Ultraschallgerät mit Konvexschallkopf (3,5–5 MHz) für Untersuchungen des Abdomens.
- Linearschallkopf (5–10 MHz) für Untersuchungen des Darms oder der Bauchdecke.
- Abgedunkelter Raum, Untersuchungsliege, Ultraschall-Gel.
- Papiertücher zum Abwischen, Desinfektionsspray für die Ultraschallköpfe.

▶ **Einstellungen am Gerät:**
- Patientennamen und Geburtsdatum eingeben oder Patienten aus der Arbeitsliste anwählen.
- Schallkopf wählen, Schallkopfposition mit Bodymark angeben.
- Je nach Patientenkonstitution kann es erforderlich sein, die Eindringtiefe der Ultraschallwellen über einen Drehregler anzupassen. Kleine Dreiecke am Bildrand geben häufig den Fokus des Bildes an. Dieser sollte im Zentrum des untersuchten Organs liegen.

Die wichtigsten Schnittebenen

▶ **Oberbauchquerschnitt (Transversalschnitt):**
- *Durchführung:* Schallkopf senkrecht zur Haut möglichst direkt unterhalb des Xiphoids aufsetzen und leicht nach kaudal kippen (Abb. 5.25 a). Als Leitstruktur dient die Vena lienalis in der Längsachse.
- *Darstellbare Strukturen:* Pankreas, Aorta mit Abgängen (Truncus coeliacus, A. mesenterica superior), linker Leberlappen, V. portae (Abb. 5.25 b und c).
- ❏ *Beachte:* In dieser Schnittebene stehen sehr viele anatomische Strukturen in enger Nachbarschaft zueinander, sodass kleine Bewegungen des Schallkopfes oder auch die Atmung des Patienten zu deutlichen Veränderungen des Bildes führen. Belassen Sie den Schallkopf daher zunächst auf einer Stelle und versuchen Sie, die anatomischen Strukturen zu erkennen, während der Patient die Luft anhält.

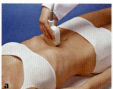 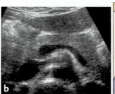 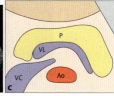

Abb. 5.25 • a-c: Schallkopfposition, Sonogramm und schematische Darstellung des Oberbauchquerschnitts. P = Pankreas, VL = Vena lienalis, VC = Vena cava, Ao = Aorta.
(nach Block B. Der Sono-Guide. Stuttgart: Thieme; 2003)

▶ **Oberbauchlängsschnitt (Longitudinalschnitt):**
- *Durchführung:* Schallkopf median bis paramedian links längs zur Körperachse, senkrecht im Oberbauch aufsetzen (Abb. 5.26 a).
- *Darstellbare Strukturen:* Aorta mit den Abgängen Truncus coeliacus und A. mesenterica superior, linker Leberlappen, Magen, Pankreaskorpus und V. portae. Auch vergrößerte paraaortale Lymphknoten kommen in diesem Schnitt gut zur Darstellung. Bei schlanken Patienten zeigen sich dorsal der Aorta die Wirbelkörper und Bandscheiben (Abb. 5.26 b und c).
- ❏ *Beachte:* Setzen Sie den Oberbauchlängsschnitt gleich als Mittelbauchlängsschnitt fort, um den gesamten Gefäßverlauf und die Abgänge der Aorta abdominalis beurteilen zu können.

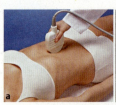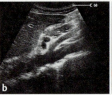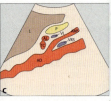

Abb. 5.26 • a-c: Schallkopfposition, Sonogramm und schematische Darstellung des Oberbauchlängsschnitts. P = Pankreas, L = Leber, TC = Truncus coeliacus, AL = A. lienalis, VL = V. lienalis, VRS = V. renalis sinistra, AMS = A. mesenterica superior, Ao = Aorta.
(nach Block B. Der Sono-Guide. Stuttgart: Thieme; 2003)

▶ **Rippenbogenrandschnitt (subkostaler Schrägschnitt) rechts:**
- *Durchführung:* Schallkopf knapp unter dem rechten Rippenbogen platzieren und nach kaudal kippen (Abb. 5.27 a).
- *Darstellbare Strukturen:* Ganze Leber mit Lig. teres hepatis, Lebervenenstern mit Einmündung in die V. cava inferior, Gallenblase (Abb. 5.27 b und c).
- ▷ *Tipp:* Wenn es mit dem Rippenbogenrandschnitt nicht gelingt, Leber und Gallenblase adäquat darzustellen, hilft es meist, wenn der Patient den Bauch herausstreckt oder tief einatmet und die Luft anhält. Ist er dazu nicht in der Lage, muss der Interkostalschnitt ausreichen.

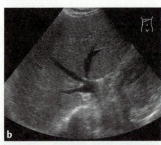

Abb. 5.27 • Schallkopfposition (a) und Sonogramm (b) des Rippenbogenrandschnitts rechts.
(Teilabb. a) nach Block B. Der Sono-Guide. Stuttgart: Thieme; 2003. b) nach Becker D und Rettenmaier G. Fokale Leberveränderungen. In Seitz K, Schuler A, Rettenmaier G. Klinische Sonographie und sonographische Differenzialdiagnose. Stuttgart: Thieme; 2008)

▶ **Oberbauchschrägschnitt (verlängerter Interkostalschnitt) rechts:**
- *Durchführung:* Schallkopf auf einer gedachten Linie zwischen rechter Schulter und Bauchnabel aufsetzen (Abb. 5.28 a).
- *Darstellbare Strukturen:* Leberpforte mit A. hepatica, Ductus choledochus und V. portae, Vena cava inferior (Abb. 5.28).
- ▷ *Tipp:* Der Ductus choledochus ist oft schwer zu identifizieren. Die Vorstellung einer dreispurigen Autobahn mit der V. cava dorsal (im Bild unten), der V. portae in der Mitte und dem Ductus choledochus ventral (im Bild oben) kann helfen. Oft hilft es auch, den Schallkopf aus dem Oberbauchschrägschnitt etwas in Längsrichtung zu drehen (Abb. 5.28 b).
- Die Arteria hepatica, die ventral des Ductus choledochus verläuft, kann man von diesem mithilfe der Doppler-Sonografie abgrenzen, denn nur die Arterie hat ein Flusssignal.
- Ist der Ductus choledochus sehr weit (z.B. aufgrund einer Choledocholithiasis oder eines Tumors), kann man ihn evtl. mit der V. portae verwechseln. Auch hier hilft die Doppler-Sonografie.

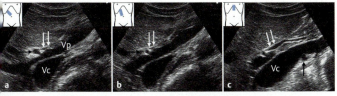

Abb. 5.28 • Identifizieren des Ductus choledochus. a) Längsschnitt der V. portae (Vp). A. hepatica (schwarzer Pfeil) gut, DHC (weiße Pfeile) vage zu erkennen. VC = V. cava. b) Nach Drehung des Schallkopfes im Uhrzeigersinn wird der DHC besser erkennbar. Beachte: Die A. hepatica (schwarzer Pfeil) komprimiert den DHC, nie umgekehrt! c) Nach Drehung in den Längsschnitt ist der längs angeschnittene DHC nun gut erkennbar (weiße Pfeile). Der schwarze Pfeil markiert die A. renalis dextra, die hinter der V.cava hindurchzieht.
(aus Block, B. Der Sono-Trainer. 4. Aufl. Stuttgart: Thieme; 2008)

▶ **Flankenschnitt rechts:**
- *Durchführung:* Evtl. leichte Linksseitenlage. Schallkopf im unteren Bereich des rechten Rippenbogens interkostal aufsetzen (Abb. 5.29 a).
- *Darstellbare Strukturen:* Rechte Niere, rechte Nebennierenloge, Leber, Zwerchfell und häufig Colon ascendens (Abb. 5.29 b und c).
- ❏ *Beachte:* Bei bettlägerigen Patienten ist der Flankenschnitt rechts oft die einzig mögliche Schnittebene zum Nachweis eines *Pleuraergusses.*
- Auch geringe Mengen intraabdomineller Flüssigkeit können im *Recessus hepatorenalis* nachgewiesen werden, da er beim liegenden Patienten der tiefste Raum der Bauchhöhle ist.

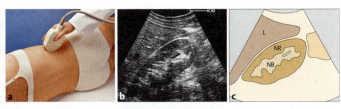

Abb. 5.29 • Schallkopfposition, Sonogramm und Schema des Flankenschnitts rechts. L = Leber, NR = Nierenrinde, NB = Nierenbecken.
(nach Block B. Der Sono-Guide. Stuttgart: Thieme; 2003)

▶ **Flankenschnitt links:**
- *Durchführung:* Evtl. leichte Rechtsseitenlage. Schallkopf im unteren Bereich des linken Rippenbogens interkostal aufsetzen.
- *Darstellbare Strukturen:* Linke Niere, linke Nebennierenloge, kaudale Anteile der Milz, Zwerchfell und evtl. Colon descendens.
- Analog zum Flankenschnitt rechts lassen sich auch ein *Pleuraerguss links* und *Aszites* (hier im *Recessus splenorenalis*) gut darstellen.
- ❏ *Beachte:* Die linke Niere lässt sich meist schwieriger als die rechte darstellen, da die linke Niere höher liegt und von den Rippen überlagert wird. Daher ist es nötig, die linke Niere in tiefer Inspiration und tiefer Exspiration zu beurteilen. Bei Erfolglosigkeit sollte man den Patienten im Sitzen von dorsal untersuchen.

▶ **Hoher Flankenschnitt (laterodorsaler Interkostalschnitt) links:**
- *Durchführung:* Evtl. leichte Rechtsseitenlage. Schallkopf vom linken Flankenschnitt aus nach kranial und dorsal bewegen, um die Milz im Längsschnitt einstellen zu können.

- *Darstellbare Strukturen:* Milz (Abb. 5.30 a), häufig Pankreasschwanz und die beim Flankenschnitt links erkennbaren Strukturen.
- ▶ *Tipp:* Sollten Sie die Milz nicht gut einstellen können, verlagern Sie den Schallkopf weiter nach dorsal. Für die Messung der Größe (Abb. 5.30 b) muss die Milz gut in der Längsachse sichtbar sein, sonst erhalten Sie falsche Messwerte.

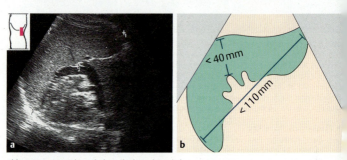

Abb. 5.30 • Die Milz im hohen Flankenschnitt links.
(Teilabb. a) aus Block, B. Der Sono-Trainer. 4. Aufl. Stuttgart: Thieme; 2008. b) aus Block B. Der Sono-Guide. Stuttgart: Thieme; 2003)

▶ **Unterbauchlängsschnitt:**
- *Durchführung:* Schallkopf suprapubisch median entlang der Körperlängsachse aufsetzen.
- *Darstellbare Strukturen:* Harnblase in der Längsachse, häufig Dünndarm und Rektum. Beim Mann Prostata, Excavatio rectovesicalis (Abb. 5.31 a), bei der Frau Uterus, Vagina, Ovarien und der Douglas-Raum (Excavatio rectouterina, Abb. 5.31 b).
- ▶ **Beachte:** Die Excavatio rectovesicalis und rectouterina entsprechen, wie die Recessi hepato- und splenorenalis, den tiefsten Punkten des Peritonealraums und man kann auch hier schon kleine Mengen intraabdomineller Flüssigkeit erkennen. Ist man sich nicht ganz sicher, ob dort Flüssigkeit vorhanden ist, kann man den Patienten (wenn möglich) im Stehen untersuchen.

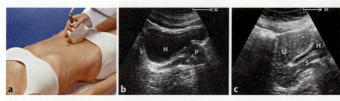

Abb. 5.31 • Unterbauchlängsschnitt beim Mann (b) und bei der Frau (c). P = Prostata, U = Uterus, S = Scheide, H = Harnblase.
(Teilabb. a) und c) nach Block B. Der Sono-Guide. Stuttgart: Thieme; 2003. b) aus Block, B. Der Sono-Trainer. 4. Aufl. Stuttgart: Thieme; 2008)

▶ **Unterbauchquerschnitt:**
- *Durchführung:* Schallkopf aus der vorherigen suprapubischen Position um 90° gegen den Uhrzeigersinn drehen.
- *Darstellbare Strukturen:* Die Strukturen des Unterbauchlängsschnitts lassen sich in der 2. Ebene darstellen.

Praxistipps

▶ Gewöhnen Sie sich beim Erlernen der Abdomen-Sonografie von Anfang an eine **bestimmte Reihenfolge** an und mustern Sie alle Organe systematisch durch, um nichts zu übersehen. Halten Sie sich immer konsequent an Ihr Schema und **machen Sie keine halben Sachen,** auch wenn Sie z. B. „nur mal schnell" auf die Milz schauen sollen.

▶ **Stellen Sie alle Organe in 2 Ebenen dar.** Einige pathologische Befunde lassen sich in der einen Ebene besser darstellen als in der anderen und könnten sonst übersehen werden.

▶ Wenn Sie sich einmal gar nicht orientieren können, kontrollieren Sie, ob die Schallkopfmarkierung in die richtige Richtung zeigt.

▶ Die Untersuchung der gynäkologischen Organe wird üblicherweise transvaginal von einem Gynäkologen durchgeführt. Die feinen Details, die einen normalen von einem pathologischen Befund unterscheiden, lassen sich meist nur mit dieser deutlich höheren Auflösung erkennen. Mit der transabdominellen Sonografie kann man sich bei gut gefüllter Harnblase einen Überblick verschaffen und zumindest größere Pathologika nachweisen. Bedenken Sie aber, dass die Organstrukturen und -größe von Zyklus und Lebensalter der Patientin abhängen und stark variieren können.

CAVE

▶ **Die sonografische Beurteilung des Darmes ist schwierig.** Verlassen Sie sich im Zweifelsfall auf die klinische Symptomatik, denn auch für erfahrene Untersucher gilt beispielsweise, dass ein sonografischer Normalbefund eine Appendizitis nicht ausschließen kann.

▶ Bei Patienten mit unklaren starken Bauch- und/oder Rückenschmerzen sollte man auch an ein **rupturiertes Bauchaortenaneurysma** denken. Hier kann eine **zügig durchgeführte Abdomensonografie lebensrettend** sein. Das Gleiche gilt nach Trauma mit einer möglichen Milzruptur.

▶ Wenn bei einem Patienten der Verdacht auf eine **mesenteriale Ischämie** besteht, veranlassen Sie rasch ein **Angio-CT des Abdomens.** Die Sonografie hilft bei solchem Verdacht nicht ausreichend weiter und Sie verlieren unter Umständen wertvolle Zeit.

Befundinterpretation

▶ Die Normalbefunde und eine Auswahl pathologischer Befunde sind in Tab. 5.8 dargestellt. Für die ausführlichere Diagnostik verweisen wir auf entsprechende Lehrbücher.

Tab. 5.8 • Sonografische Normalbefunde und Auswahl pathologischer Befunde

Organ	Normalbefund	Auswahl möglicher pathologischer Befunde
Pankreas	**Durchmesser** Pankreaskopf und -schwanz < 3 cm, Pankreaskorpus < 2 cm, Ductus pancreaticus maximal 2–3 mm, im Alter leicht zunehmend. **Parenchymmuster** ähnlich der Leber, im Alter und bei adipösen Patienten echoreicher.	**Akute Pankreatitis:** Organvergrößerung, unscharfe Begrenzung durch Ödem. Evtl. echoarme Nekrosen/Pseudozysten, erweiterter DHC. *Beachte:* Ein unauffälliger Sono-Befund schließt eine akute Pankreatitis nicht aus. **Chronische Pankreatitis:** Organvergrößerung, heterogene Binnenstruktur, erweiterter Pankreasgang evtl. mit Steinen und Kaliberschwankungen, Verkalkungen und Pankreaspseudozysten. **Tumor:** Häufig im Pankreaskopf lokalisierte, umschriebene Organvergrößerung, meist heterogenes Binnenmuster. Kompressionsbedingt erweiterter DHC möglich.
Leber	**Größe** in der MCL* 12–14 cm. Unterrand spitzwinklig. Oberfläche glatt. **Parenchymmuster** homogen, fein, nur wenig echoreicher als die Niere. Lebervenen glatt, gestreckt bis in die Peripherie zu verfolgen.	**Steatosis hepatis:** Zur Niere deutlich hyperechogenes Parenchymmuster, evtl. abgerundeter Leberunterrand (Abb. 5.32 a). **Leberzirrhose:** Inhomogene Binnenstruktur, Oberfläche fein- bis grobhöckrig, Leberunterrand abgerundet, betonter Lobus caudatus, Rarefizierung der peripheren Lebergefäße, Pfortaderhochdruck bis hin zur Flussumkehr, Splenomegalie, Aszites (Abb. 5.32 b). *Tipp:* Für die Beurteilung der Leberoberfläche möglichst nahe heranzoomen. **Dysontogenetische Zysten:** Rund oder oval, glatt berandet, zarte Wand, echofrei mit dorsaler Schallverstärkung und Zystenrandschatten (Abb. 5.33). **Metastasen:** Rundlich oder unregelmäßig, meist echoarm oder echoarmer Randsaum (Abb. 5.34), auch echoreiche oder zystische Metastasen kommen vor.
Gallenblase	**Größe** variabel, bis etwa 10 x 4 cm. Echofrei, glatt begrenzt, zarte Wand (< 3 mm).	**Sludge:** Mobiles echodichtes Sediment mit Spiegelbildung (Abb. 5.35 a), eingedickte Galle, entsteht schon nach wenigen Tagen Nahrungskarenz. **Cholecystolithiasis:** Steinreflex im echofreien Lumen, dorsale Schallauslöschung (Abb. 5.35 b). *Beachte:* Gallenblasensteine sind im Gegensatz zu Gallenblasenpolypen bei Lageänderung beweglich. **Cholezystitis:** Echoarme Wandverbreiterung mit Dreischichtung, häufig echoarmer Saum am Leberbett, evtl. Hydrops. Komplikationen der chronischen Cholezystitis: **Schrumpfgallenblase** (verkleinerte Gallenblase mit echoreicher Wandverdickung), **Porzellangallenblase** mit Kalkeinlagerungen in der Wand (dorsale Schallauslöschung). *Beachte:* Karzinomrisiko 20 %!

Tab. 5.8 • Fortsetzung

Organ	Normalbefund	Auswahl möglicher pathologischer Befunde
Gallen-wege	**Weite:** DHC bis 7 mm, nach Cholecystektomie bis 10 mm. Intrahepatische Gallenwege normalerweise nicht sichtbar.	**Choledocholithiasis:** Steinreflex im DHC mit dorsaler Schallauslöschung (Abb. 5.36 a). **Extrahepatische Cholestase:** DHC > 7 bzw. 10 mm. **Intrahepatische Cholestase:** Erweiterte Gallengänge lassen sich neben den Wandreflexen der Pfortaderäste erkennen (Doppelflintenphänomen, Abb. 5.36 b).
Milz	**Größe:** Dicke < 4 cm, Breite < 7 cm, Länge < 11 cm („4711", Abb. 5.30). **Parenchymmuster:** Homogen, etwas echoärmer als die Leber. **Nebenmilz:** Meist rundliche, zur Milz isoechogene Struktur, am häufigsten im Hilus lokalisiert (Abb. 5.37), relativ häufig, kein Krankheitswert.	**Splenomegalie:** Organvergrößerung mit Gefahr der Ruptur, z. B. bei Mononukleose, hämatologischen Erkrankungen. **Diffuse Milzveränderungen:** Fein- oder grobknotige Inhomogenitäten des Echomusters, z. B. bei Lymphomen, Infektionen, hämatologischen Erkrankungen. **Umschriebene Milzveränderungen:** Verkalkungen, Hämangiome, Zysten, Metastasen, Infarkt, Abszesse.
Magen-Darm-Trakt	**Wanddicke:** Dünn- und Dickdarm < 3 mm, Magen < 7 mm (mit Wasser gefüllt am besten beurteilbar). **Sonomorphologie** der Wand als MDT* (5 Schichten, nur bei guter Auflösung zu erkennen): • Grenzfläche zwischen Lumen und Mukosa echoreich. • Mukosa echoarm. • Submukosa echoreich. • Muskularis propria echoarm. • Serosa echoreich.	**Magenkarzinom:** Unregelmäßig begrenzte Auftreibung der Magenwand, möglicherweise lokoregionär suspekte Lymphknoten. **Ileus:** Dilatierte, flüssigkeitsgefüllte Darmschlingen mit Pendelperistaltik (mechanischer Ileus) oder fehlender Peristaltik (paralytischer Ileus). **„Leiter- oder Klaviertastenphänomen":** Kerckring-Falten (Dünndarm) oder Haustren (Kolon) sind bei flüssigkeitsgefülltem Darmlumen gut erkennbar (Abb. 5.38 a). **Appendizitis:** Tubuläre, echoarme Struktur (Abb. 5.38 b) mit evtl. echoreicher Aggregation mesenterialen Fettgewebes (echoreiche Netzkappe). Fehlende Peristaltik, umschriebene freie Flüssigkeit. *Beachte:* Nur in 50 % der Fälle gelingt der sonografische Nachweis. **Divertikulitis:** Echoarme lokale Wandverdickung mit echoreichem umgebendem Fettgewebe. *Tipp:* Suchen Sie bei V. a. Divertikulitis nach Bereichen, in denen echoarme und echoreiche Strukturen besonders kontrastreich nebeneinanderliegen.
Nieren	**Größe:** Dicke 3–5 cm, Breite 4–7 cm, Länge 9–11 cm. **Parenchymbreite:** > 1,5 cm, nimmt mit dem Alter physiologisch ab.	**Zysten:** Rund oder oval, glatt berandet, zarte Wand, echofrei mit dorsaler Schallverstärkung. Je nach Lokalisation Unterscheidung von kortikalen, parapelvinen und pararenalen Zysten. **Harnstau:** Echoarmes, aufgeweitetes Nierenbecken, je nach Ausprägung auch Erweiterung der Kelchhälse, Verschmälerung des Parenchyms (Abb. 5.39).

Tab. 5.8 • Fortsetzung

Organ	Normalbefund	Auswahl möglicher pathologischer Befunde
	Parenchymmuster: Etwas echoärmer als das der Leber. Manchmal lassen sich die echoärmeren Pyramiden erkennen. Das fetthaltige Nierenbecken ist echoreich.	**Nierenzellkarzinom:** Inhomogene Raumforderung, häufig polyzyklisch, unscharf begrenzt.
Harnbla-se	Echofreier Inhalt, im Querschnitt oval, im Längsschnitt dreieckig.	**Divertikel:** Umschriebene Aussackung der Wand. **Restharnbildung:** Sonografische Bestimmung direkt nach Miktion nach der Formel Vol (ml) = Breite x Tiefe x Länge x 0,5. Normwert < 30 ml (Abb. 5.40).
Gefäße	**Aorta abdominalis:** Durchmesser kranial < 2,5 cm, kaudal < 2 cm. **Vena cava inferior:** Durchmesser < 2,5 cm, typischer Doppelschlag. **Femoralvenen:** Echofrei und komprimierbar.	**Aorta abdominalis:** Ektasie: 2,5–3,0 cm, Aneurysma: > 3,0 cm, Arteriosklerose, Kaliberschwankungen. **Vena cava inferior:** Ektasie und fehlende Lumenschwankung bei Rechtsherzinsuffizienz. **Femoralvenen:** V. a. Thrombose bei mangelnder Kompressibilität, Lumenzunahme und echogenem Inhalt (Abb. 5.41).
Lymph-knoten	**Sonomorphologie:** Rundlich, echoarm, im Normalzustand intraabdominell kaum zu erkennen.	Jeder gut erkennbare Lymphknoten ist intraabdominell verdächtig und gilt als pathologisch vergrößert, wenn er größer als 1 cm ist.
Prostata	**Größe:** Durchmesser quer < 4 cm, kraniokaudal < 3,5 cm, tief < 3 cm. **Parenchymmuster:** Homogen, echoarm.	**Prostatahyperplasie:** Organvergrößerung, evtl. mit Vorbuckelung in die Blase. **Cave:** Sonografisch ist ein Karzinom nur in sehr fortgeschrittenem Stadium zu diagnostizieren.
Uterus	**Größe:** Längsdurchmesser < 8 cm, Querdurchmesser < 3 cm bei Nullipara. **Sonomorphologie:** Serosa echoreich, Myometrium echoarm und homogen, Endometrium und Zervikalkanal echoreich.	**Myome:** Submuköse, intramurale oder subseröse, zum Myometrium meist isoechogene, glatt berandete Raumforderung. Vorkommen bei 25 % aller Frauen über 35 Jahren. **Beachte:** Nach dem Eisprung ist etwas freie Flüssigkeit im Douglasraum physiologisch. Ein stark echogener länglicher Reflex im Uteruskavum entspricht wahrscheinlich einem Intrauterinpessar.
Ovarien	Form, Lage, Größe und Echogenität sehr variabel, beim abdominellen Ultraschall schwierig zu beurteilen.	**Zysten:** Einfach oder septiert, können benigne oder maligne sein.

*MCL = Medioklavikularlinie, DHC = Ductus hepatocholedochus, MDT = Magen-Darm-Trakt.

Hinweise

▶ Die Darstellung unauffälliger Nebennieren gelingt, wenn überhaupt, meist nur erfahrenen Untersuchern. Erkennt man hier also ohne Schwierigkeiten einen reproduzierbaren Befund, sollte man zunächst an ein Inzidentalom (durch bildgebende Diagnostik zufällig entdeckter Tumor) denken.

▶ Jeder Tumor in der Leber sollte abgeklärt werden. Bei unklaren Befunden wird häufig eine weiterführende Bildgebung (Kontrastmittel-Ultraschall oder CT/MRT) oder letztlich eine histologische Sicherung durch Punktion veranlasst.

▶ Bei V. a. Appendizitis und Divertikulitis sollte man sich auf den Schmerzfokus konzentrieren und hier nach ödematösen Wandverdickungen suchen. Für die Diagnose eines Ileus ist es hingegen sinnvoll, alle Darmabschnitte zu betrachten und sich so einen Überblick zu verschaffen.

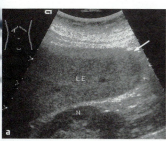 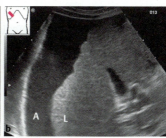

Abb. 5.32 • a) Steatosis hepatis: Vergröberte Struktur, Hyperechogenität der Leber (LE) zur Niere (N), abgerundeter Leberunterrand (Pfeil). b) Leberzirrhose: Verdichtetes Echomuster, vergröberte Struktur. Leberoberfläche (L) wellig. Aszites (A).
(Teilabb. a) aus Schmidt G. Checkliste Sonografie. 3. Aufl. Stuttgart: Thieme; 2004. b) aus Block, B. Der Sono-Trainer. 4. Aufl. Stuttgart: Thieme; 2008)

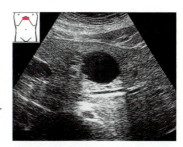

Abb. 5.33 • Leberzyste: Rund, glatt berandet, echofrei, dorsale Schallverstärkung.
(aus Block, B. Der Sono-Trainer. 4. Aufl. Stuttgart: Thieme; 2008)

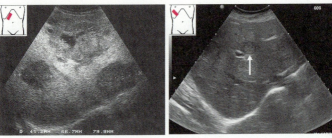

Abb. 5.34 • Lebermetastasen: a) Teils echoarme, teils inhomogene Raumforderungen.
b) Runde Raumforderung mit echoarmem Randsaum ("Kokarde", Pfeil)
(aus Block, B. Der Sono-Trainer. 4. Aufl. Stuttgart: Thieme; 2008)

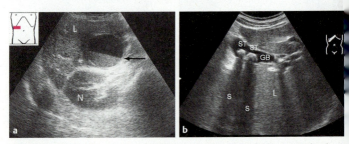

Abb. 5.35 • a) Gallenblasen-Sludge: Echoreiches Sediment mit Spiegelbildung am Boden der
Gallenblase (Pfeil). L = Leber, N = Niere.
b) Cholezystolithiasis: Nachweis von zwei hyperechogenen Konkrementen (ST) mit dorsaler
Schallauslöschung (S) in der Gallenblase (GB).
(Teilabb. a) aus Block, B. Der Sono-Trainer. 4. Aufl. Stuttgart: Thieme; 2008 b) aus Hahn J-M.
Checkliste Innere Medizin. 6. Aufl. Stuttgart: Thieme; 2010)

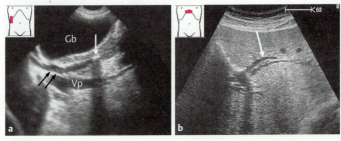

Abb. 5.36 • a) Choledocholithiasis: Hyperechogene ovale Struktur (weißer Pfeil) im DHC
(schwarze Pfeile) mit dorsaler Schallauslöschung. Gb = Gallenblase, Vp = V. portae.
b) Intrahepatische Cholestase: Gallengangserweiterung (Pfeil) ventral des Pfortaderasts
(Doppelflintenphänomen).
(aus Block, B. Der Sono-Trainer. 4. Aufl. Stuttgart: Thieme; 2008)

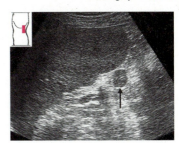

Abb. 5.37 • Nebenmilz: Isoechogene runde Struktur nahe des Milzhilus.
(aus Block, B. Der Sono-Trainer. 4. Aufl. Stuttgart: Thieme; 2008)

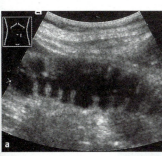 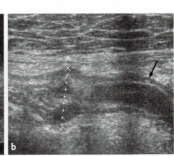

Abb. 5.38 • a) Dünndarmileus: Flüssigkeitsgefüllte Dünndarmschlingen ("Klaviertasten"- oder "Leiterphänomen").
b) Appendizitis: Doppelschichtung der Wand (Pfeil) mit echoarmen Anteilen, vergrößerter Appendixdurchmesser.
(Teilabb. a) aus Schmidt G. Checkliste Sonografie. 3. Aufl. Stuttgart: Thieme; 2004. b) aus Brambs H-J. Pareto-Reihe Radiologie Gastrointestinales System. Stuttgart: Thieme; 2007)

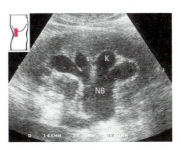

Abb. 5.39 • Harnstau II. Grades mit aufgeweiteten Kelchhälsen (K) und erweitertem Nierenbecken (NB). Leicht verschmälertes Parenchym.
(aus Block, B. Der Sono-Trainer. 4. Aufl. Stuttgart: Thieme; 2008)

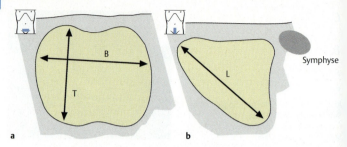

Abb. 5.40 • Sonografische Restharnbestimmung: a) Messung im Horizontalschnitt. b) Messung im Sagittalschnitt. B = Breite, T = Tiefe, L = Länge.
(aus Schmidt G. Checkliste Sonografie. 3. Aufl. Stuttgart: Thieme; 2004)

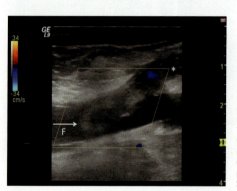

Abb. 5.41 • Femoralvenen-thrombose: Vergrößerung des Gefäßdurchmessers mit echogenem Inhalt. Die Spitze des Thrombus (Pfeil) ist in der V. femoralis (F) gut zu erkennen. (aus Kopp H, Ludwig M. Checkliste Doppler- und Duplexsonografie. 4. Aufl. Stuttgart: Thieme; 2012)

6 Endoskopie

6.1 Einführung

Aufklärung

▶ Die Aufklärung sollte **so früh wie möglich** erfolgen, am besten zum Zeitpunkt der Terminvereinbarung, spätestens aber am Vortag der Untersuchung.
▶ **Die Aufklärung beinhaltet:**
  • Gespräch zwischen Arzt und Patient in vertrauensvoller Atmosphäre, welches dem Informationsbedarf des Patienten angepasst ist, sodass er sich ausreichend aufgeklärt fühlt und alle seine Fragen zur Untersuchung beantwortet wurden.
  • Aufklärung über mögliche Alternativen.
▶ Als Hilfe und Orientierung für Arzt und Patient gibt es für jede Untersuchung **spezifische Aufklärungsbögen,** in denen alle wichtigen Informationen, einschließlich Komplikationen und Fragen an den Patienten zu Vorerkrankungen und Medikation aufgeführt sind. Diesen Bogen sollte der Patient am besten schon vor dem Aufklärungsgespräch gelesen und wenn möglich auch ausgefüllt haben.
▶ Im Rahmen des Aufklärungsgesprächs geht der Arzt diesen Bogen gemeinsam mit dem Patienten durch und sollte handschriftliche Anmerkungen zu diesem Gespräch machen (z. B. über spezielle Risiken). Die Bilder auf den Bögen sollten vom aufklärenden Arzt modifiziert oder ergänzt werden.

> **WICHTIG**
> Mangelhafte Aufklärung ist ein häufig erhobener Vorwurf in medizinrechtlichen Prozessen. Eine gute Dokumentation der regelrecht erfolgten Aufklärung ist essenziell: Die Beweislast liegt beim Arzt!

Prämedikation

▶ Es gibt für die Sedierung bei endoskopischen Untersuchungen **keine allgemeinen Empfehlungen.** Es werden hauptsächlich *Midazolam* und *Propofol* verwendet.
  • *Midazolam:* Kurz wirksames Benzodiazepin. Wirkeintritt nach 1–3 Minuten, Wirkmaximum nach 3–4 Minuten, Wirkungsdauer in der Regel 15–30 Minuten, gelegentlich auch länger. Applikation bei Endoskopien in der Regel als Bolus (meist 2,5–5 mg). Antagonist: Flumazenil (Anexate®).
  ⮞ *Cave:* **Die Halbwertszeit von Flumazenil ist kürzer als die von Midazolam,** sodass es nach einiger Zeit erneut zu einem Atemstillstand kommen kann. Nach einer Antagonisierung muss der Patient unbedingt weiter überwacht werden! Das gilt übrigens analog für Opiate und Naloxon.
  • *Propofol:* Wirkeintritt nach 30–45 Sekunden, Wirkungsdauer 4–8 Minuten. Kein Antagonist, bei Atemstillstand muss kurzfristig beatmet werden. Propofol wird wegen der kürzeren Zeit bis zum Wirkungseintritt, einer schnelleren Erholungszeit und einer besseren Patientenkooperation im Vergleich zu Midazolam bei endoskopischen Untersuchungen häufig bevorzugt.
  • Die *Kombination* von Midazolam und Propofol ist ebenfalls gängig. Häufig werden zunächst 2,5–5 mg Midazolam gegeben und falls notwendig im weiteren Verlauf der Untersuchung fraktioniert Propofol (z. B. in 20-mg-Boli).
▶ Bei **größeren endoskopischen Eingriffen**, wie z. B. einer ERCP, sollte die Sedierung grundsätzlich tiefer sein und durch ein Schmerzmittel (Opioid) im Sinne einer **Analgosedierung** ergänzt werden (z. B. Pethidin 50 mg i. v. als Analgetikum, Midazolam 5–10 mg i. v. fraktioniert und weitere Sedierung mit Propofol-Boli nach Bedarf).

Sonstige Vorbereitungen

▶ **Nahrungskarenz:** Endoskopische Untersuchungen werden am *nüchternen Patienten* durchgeführt. Hinsichtlich der Dauer der Nüchternheit gibt es keine einheitliche Richtlinie, ein Abstand von *6 Stunden* zur letzten Mahlzeit dürfte in den meisten Fällen ausreichen. Wichtige Medikamente können noch 2–3 Stunden vor der Untersuchung mit etwas Wasser eingenommen werden.

▶ **Rauchen:** Etwa *24 Stunden vor einer Bronchoskopie* sollte der Patient das Rauchen eingestellt haben, um einem Bronchospasmus vorzubeugen. Inhalationstherapien (bei Asthma oder COPD) sollten auch vor Bronchoskopien noch stattfinden.

▶ **Gerinnungsstatus:**
- Aktuelle Gerinnungswerte und Blutbild sollten vorliegen.
- Thrombozytenaggregationshemmer (ASS, Clopidogrel) sollten, falls vertretbar, eine Woche vor dem Eingriff abgesetzt werden.
- Phenprocoumon (Marcumar®) sollte 3–5 Tage vor einem therapeutischen Eingriff (z. B. Biopsie) abgesetzt werden (Zielwert INR < 1,5, Quick ≥ 50 %). Rein diagnostische Endoskopien können auch unter Phenprocoumon durchgeführt werden. Sollte aber eine Intervention erforderlich werden, muss nach Absetzen des Marcumar® eine zweite Endoskopie durchgeführt werden. Die Notwendigkeit einer überbrückenden Behandlung mit Heparin (**„Bridging"**, S. 37) hängt von dem individuellen Risiko für ein thromboembolisches Ereignis ab und ist eine Einzelfallentscheidung.

Endokarditisprophylaxe

▶ Eine **Endokarditisprophylaxe** sollte erfolgen, wenn beim Patienten ein hohes Endokarditisrisiko besteht und gleichzeitig der Eingriff mit einem hohen Risiko für eine Bakteriämie einhergeht. Ansonsten muss man im Einzelfall entscheiden. Manche Patienten haben einen „Herzpass", in welchem spezifische Informationen zu finden sind.

▶ Ein **hohes Endokarditisrisiko** haben Patienten mit
- Endokarditis in der Vorgeschichte.
- Mechanischem oder biologischem Herzklappenersatz oder Herztransplantation.
- Herzklappenrekonstruktionen mit Verwendung von Fremdmaterial bis 6 Monate nach OP.
- Bestimmten angeborenen Herzfehlern.

▶ **Hohes Risiko für eine Bakteriämie** bei
- Eingriffen am Mund- und Rachenraum (v. a. zahnärztliche Eingriffe).
- Operationen bzw. Schleimhautschädigungen der oberen Luftwege (z. B. Biopsien oder Polypentfernungen bei Bronchoskopien).

▶ Bei Eingriffen am Magen-Darm-Trakt ist grundsätzlich, auch bei Hochrisikopatienten, *keine Endokarditisprophylaxe* vorgesehen. Die letzte Entscheidung liegt aber beim behandelnden Gastroenterologen.

▶ **Antibiotikaprophylaxe:** Amoxicillin 2 g oral oder Ampicillin 2 g i. v. 30–60 min vor der Untersuchung. Alternative bei Penicillinallergie: Clindamycin 600 mg oral oder i. v. (Herzpass der Paul-Ehrlich-Gesellschaft und Leitlinie der Deutschen Gesellschaft für Kardiologie).

> **Hinweis**
>
> **Über Nutzen und Risiko der Endokarditisprophylaxe wird in den letzten Jahren viel diskutiert.** Die Datenlage ist recht dürftig, da Endokarditiden nach endoskopischen Eingriffen sehr selten sind. Tendenziell wird die Endokarditisprophylaxe zunehmend kritisch gesehen und die Indikationen wurden deutlich eingeschränkt.

Patientenüberwachung

▶ **Periinterventionell:** Monitorüberwachung mit EKG, Pulsoxymetrie, Blutdruckmessung, O_2-Zufuhr über Nasensonde. Eine Venenverweilkanüle wird vor der Untersuchung gelegt. Die Ausrüstung für den Notfall bis hin zur Reanimation (Medikamente wie Suprarenin und Atropin, Defibrillator, Beatmungsbeutel und Intubationsbesteck) muss griffbereit sein.

▶ **Postinterventionell:**
- Die Dauer und der Umfang der Überwachung hängen von der Tiefe der Sedierung, der Art der Endoskopie (rein diagnostisch oder interventionell) und dem Risikoprofil des Patienten ab.
- Grundsätzlich gilt: Der Patient muss so lange überwacht werden, bis er wach und ansprechbar ist und über eine ausreichende Spontanatmung und Schutzreflexe verfügt.
- Nach Sedierung und auch nach alleiniger Lokalanästhesie sollte der Patient wegen der Aspirationsgefahr für etwa 2 Stunden nichts essen oder trinken.
- Nach ambulanten Eingriffen sollten die Patienten von einer Begleitperson nach Hause gebracht und dort für einige Stunden überwacht werden. Sie dürfen für 24 Stunden nicht am Straßenverkehr teilnehmen und keinen Alkohol trinken.

6.2 Ösophago-Gastro-Duodenoskopie

Allgemeines

▶ **Prinzip:** Endoskopische Untersuchung des oberen Gastrointestinaltraktes (Speiseröhre, Magen und Zwölffingerdarm) mit der Möglichkeit zur Entnahme von Biopsien und therapeutischen Eingriffen.

▶ **Indikationen:**
- *Diagnostisch:* Unklare Oberbauchbeschwerden, Sodbrennen, anhaltende Übelkeit und Erbrechen, Schluckbeschwerden, obere gastrointestinale Blutung, Anämieabklärung, Verdacht auf Manifestation eines Morbus Crohn im oberen Gastrointestinaltrakt.
- *Verlaufskontrolle:* Tumornachsorge, Beurteilung der Abheilung z.B. eines Ulkus oder Kontrolle eines Barrett-Ösophagus.
- *Therapeutisch:* Entfernung von Fremdkörpern, Spülen und Absaugen bei Intoxikationen, Ösophagusvarizensklerosierung, Dilatation von Ösophagusstenosen, endoskopische Blutstillung.

▶ **Kontraindikationen:**
- Fehlende Kooperation oder fehlendes Einverständnis bei voll zurechnungsfähigem Patienten.
- Instabile Herz-Kreislauf-Verhältnisse, akutes Koronarsyndrom.
- Bei Interventionen Gerinnungsstörungen.

▶ **Komplikationen:**
- Verletzungen des Rachens oder der Speiseröhre bis hin zur Perforation.
- Blutung, Infektion, Aspiration, Hypoxie, Herz-Kreislauf-Probleme.
- Medikamentennebenwirkungen.

▶ **Stellenwert:** Sehr häufig durchgeführte Untersuchung in der Inneren Medizin.

Das sollten Sie wissen/können

Die Indikationen und der Ablauf einer Ösophago-Gastro-Duodenoskopie (ÖGD) sollten Ihnen im höheren Semester/PJ bekannt sein, ebenso wie mögliche pathologische Befunde und Komplikationen. Ob man im Studium bereits selbst endoskopieren darf, hängt von der Ausbildungspolitik des Abteilungsleiters und dem persönlichen Engagement ab.

▶ Erfahrenes Pflegepersonal, das bei den Endoskopien assistiert, ist gerade für den Anfänger von unschätzbarem Wert. Stellen Sie viele Fragen und lassen Sie sich den Untersuchungsablauf erklären. Die Kollegen arbeiten unter Umständen schon seit 20 Jahren in der Endoskopie und haben wesentlich mehr gesehen als Sie.

▶ Zeigen Sie den ärztlichen Kollegen, dass Sie an endoskopischen Untersuchungen interessiert sind, und versuchen Sie, möglichst viele Untersuchungen und Befunde zu sehen.

Patientenvorbereitung und Material

▶ Patientenvorbereitung siehe Endoskopie, allgemeiner Teil (S. 155).

▶ Unter Umständen kann die Untersuchung auch *ohne Sedierung* durchgeführt werden, z. B. wenn der Patient nach der Untersuchung noch Auto fahren möchte oder geschäftsfähig sein muss. Zur Rachenanästhesie kann, wenn keine Allergie besteht, ein Lokalanästhetikum eingesetzt werden, um den Würgereiz zu vermindern. 2 Stunden nach der Gastroskopie darf der Patient dann nicht essen oder trinken (Aspirationsgefahr).

▶ **Erforderliches Material:**

• Endoskop: Videogastroskope (elektronische Lichtleitung, Bildwiedergabe über Monitor) sind heute Standard und haben die Glasfaserendoskope abgelöst (Abb. 6.2). Sie enthalten einen Arbeits- und Spülkanal sowie eine Lichtquelle. Je nach Bedarf lassen sich z. B. Zangen, Schlingen und Argon-Plasma-Beamer über den Arbeitskanal einführen (Abb. 6.3 und Abb. 6.4).

• Versorgungsgeräte für die Endoskopie. Mundstück (Abb. 6.5).

• Venenverweilkanüle, Medikamente einschließlich Notfallausrüstung (S. 238).

• Bereichs- oder Einmalkleidung, Mundschutz, Einmalhandschuhe.

• Histologieröhrchen. Eventuell HP-Testsystem (Abb. 6.6) und Kanüle zum Beimpfen.

• Tupfer/Kompressen.

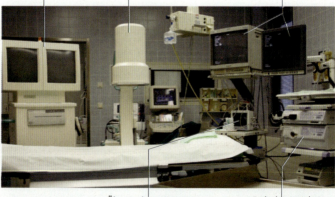

Röntgenmonitor   Röntgenanlage   Endoskopiemonitore

Überwachungsmonitor   Endoskopieeinheit

Abb. 6.1 • Endoskopiearbeitsplatz.
(Foto: Karl Gampper)

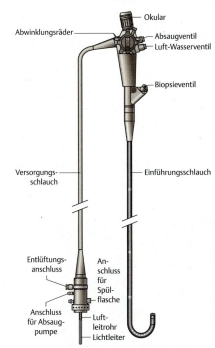

Abb. 6.2 • Schematische Darstellung eines Endoskops. (aus Block B, Schachschal G, Schmidt H. Der Gastroskopie-Trainer. 2. Aufl. Stuttgart: Thieme; 2005)

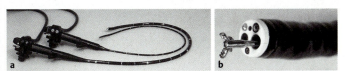

Abb. 6.3 • a) Videoendoskope unterschiedlicher Größe. b) Biopsiezange, die durch den Arbeitskanal des Endoskops geschoben wird.
(aus Schumpelick V, Bleese N, Mommsen U. Kurzlehrbuch Chirurgie. 8. Aufl. 2010)

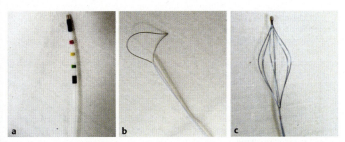

Abb. 6.4 • Weitere endoskopische Instrumente: a) Kanülierungskatheter für die Papilla vateri (nur für ERCP). Die farbigen Markierungen zeigen die Eindringtiefe an. b) Schlinge für Polypektomie (Koloskopie). c) Dormiakörbchen zur Extraktion von Gallengangskonkrementen (ERCP).

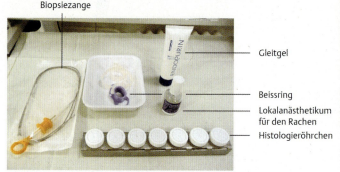

Abb. 6.5 • Material für die Gastroskopie.

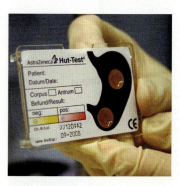

Abb. 6.6 • HP-Testsystem.
(aus Schewior-Popp S, Sitzmann F, Ullrich L. Thiemes Pflege. 12. Aufl. Stuttgart: Thieme; 2012)

Praktisches Vorgehen

▶ **Positionierung des Patienten:** Linksseitenlage, Zahnprothese entfernen, Beißring in den Mund geben (zum Schutz des Endoskops).

▶ **Durchführung:**
- Endoskop mit der linken Hand halten.
- Mit dem Zeige- und Mittelfinger der linken Hand werden Absaugventil und Luft-/Wasserventil bedient.
- Die Steuerräder werden üblicherweise mit der rechten Hand bedient.
- Wenn der Patient gut sediert ist, Gastroskop vorsichtig durch den Beißring einführen und schrittweise bis in das Duodenum vorschieben.
- Durch Luftinsufflation dehnen sich die Strukturen des oberen Gastrointestinaltraktes auf und ein Vorspiegeln ist unter guter Sicht möglich.
- Endoskop langsam zurückziehen, um Duodenum, Antrum, Corpus und Fundus ventriculi zu beurteilen. Ggf. Entnahme von Biopsien.
- Mit der nach allen Seiten schwenkbaren Spitze des Endoskops kann eine komplette Retroflexion um 180° (Inversion) durchgeführt werden. Typischerweise erfolgt dies im Magenantrum, um den Fundus einzusehen und evtl. eine Hiatushernie zu diagnostizieren.
- Nachfolgend Luft absaugen und weiteres Zurückspiegeln durch den Ösophagus.

- ▶ **Schieben Sie das Endoskop niemals mit Kraft vor!** Wenn man einen Widerstand verspürt, Gerät ein Stück zurückziehen und vorsichtig noch mal versuchen. Bitten Sie evtl. einen erfahrenen Kollegen hinzu.
- ▶ Es ist wichtig, immer **ruhig und konzentriert** zu arbeiten, auch wenn die Untersuchung dann länger dauert und man möglicherweise etwas nachsedieren muss.
- ▶ Spiegeln Sie als Anfänger **nie ohne Sicht** vor. Lediglich bei der Intubation in den Ösophagus gibt es eine kurze Strecke, die ohne Sicht überwunden werden muss. Die Ösophagusintubation muss vorsichtig geschehen, um eine Fehlintubation in die Trachea oder ein Abgleiten in den Recessus piriformis mit entsprechender Perforationsgefahr zu vermeiden.
- ▶ Bei Patienten mit **Dysphagie oder Regurgitationen** ist besondere Vorsicht geboten. Möglicherweise bestehen **Ösophagusdivertikel**, welche perforiert werden könnten.

6.3 Koloskopie

Allgemeines

- ▶ **Prinzip:** Endoskopische Untersuchung des Dickdarms einschließlich des terminalen Ileums (Ileokoloskopie) mit der Möglichkeit zu Biopsien und therapeutischen Eingriffen wie Polypenabtragungen.
- ▶ **Indikationen:**
  - *Diagnostisch:* Unklare abdominelle Beschwerden, Besonderheiten des Stuhlgangs bzw. Wechsel der Stuhlgewohnheiten, chronisch entzündliche Darmerkrankungen, V. a. Kolonkarzinom bzw. Vorsorgekoloskopie (bei jedem ab 55. Lebensjahr, bei familiärer Disposition früher), Abklärung peranaler Blutabgänge, unklare Anämie, Divertikulose/-itis, pseudomembranöse Kolitis und andere entzündliche Erkrankungen des Darms, weitere Abklärung eines auffälligen radiologischen Befundes.
  - *Verlaufskontrolle:* Tumornachsorge, Kontrolluntersuchungen in bestimmten Intervallen nach Polypenabtragungen (je nach histologischem Ergebnis, Anzahl, Größe und Lokalisation), regelmäßige Kontrollen bei FAP (familiäre adenomatöse Polyposis) mit rez. Polypenabtragungen, weitere Verlaufskontrollen z. B. nach „Clippen" einer Blutung oder bei ausgeprägten Entzündungen.
  - *Therapeutisch:* U. a. Polypenabtragung, Blutstillung (z. B. mittels Endoclip oder Koagulation), Mukosektomien, Dilatationen und/oder Stenteinlage bei Stenosen, endoluminale Vakuumtherapie bei kolorektaler Anastomoseninsuffizienz.
- ▶ **Kontraindikationen:**
  - Fehlende Kooperation oder fehlendes Einverständnis bei voll zurechnungsfähigem Patienten.
  - Instabile Herz-Kreislauf-Verhältnisse, akutes Koronarsyndrom.
  - Gerinnungsstörungen bei Interventionen.
- ▶ **Komplikationen:**
  - Perforation der Darmwand mit Peritonitis. Blutung.
  - Aspiration, Hypoxie, Herz-Kreislauf-Probleme.
  - Medikamentennebenwirkungen.
- ▶ **Stellenwert:** Sehr häufige gastroenterologische Untersuchung (auch durch die Vorsorgekoloskopie).

Das sollten Sie wissen/können
Die Indikationen und der Ablauf einer Koloskopie sollten Ihnen bekannt sein, ebenso wie mögliche pathologische Befunde und Komplikationen im Rahmen der Untersuchung. Sie sollten auf jeden Fall einige Koloskopien gesehen haben, egal für welches Fachgebiet Sie sich entscheiden.

Patientenvorbereitung und Material

▶ **Patientenvorbereitung** siehe Endoskopie, allgemeiner Teil (S. 155).
▶ **Darmreinigung:** Es gibt zahlreiche verschiedene Darmspülungen, die je nach Krankenhaus/Praxis, Patient (Alter, mögliche Trinkmenge, Obstipation) und Zeitpunkt der Koloskopie zum Einsatz kommen.
▷ *Beachte:* Besonders wichtig ist die **Darmreinigung vor Polypektomien,** denn sonst kann es wegen der Gasbildung bei Arbeiten mit Strom (z. B. Schlingenabtragung) zu Explosionen kommen.
▶ **Erforderliches Material:**
  • Koloskop mit Instrumenten, wie z. B. Zangen oder Schlingen, um Polypen abzutragen oder Biopsien zu entnehmen.
  • Für Koagulationen benötigt man eine hochfrequente Spannungsquelle mit einer breitflächig auf den Oberschenkel aufgeklebten Elektrode wie bei Operationen.
  • Weiteres Material S. 158.

Praktisches Vorgehen

▶ **Lagerung:** Meist zunächst Linksseitenlage. Im Verlauf der Untersuchung wird der Patient aber bei schwierigen Passagen häufig auf den Rücken gedreht.
▶ **Durchführung:**
  • Inspektion des Anus und digital-rektale Untersuchung.
  • Koloskop vorsichtig durch den Analkanal ins Rektum vorschieben und unter Luftinsufflation schrittweise bis in das Coecum vorspiegeln. Dies ist nicht immer einfach und erfordert oft mehrfache Versuche, Umlagerungen des Patienten und manuellen Druck von außen.
  • Mitunter kommt es auch zu Schlingenbildungen des Geräts, sodass man das Endoskop ein ganzes Stück zurückziehen muss, bis sich die Schlinge gelöst hat, um dann erneut vorzuspiegeln.
  • Wirkt der Bauch sehr aufgebläht, sollte etwas Luft abgesaugt werden.
  • Bei Erreichen des Coecums Intubation in das terminale Ileum und Beurteilung der Schleimhaut.
  • Endoskop nun langsam zurückziehen und unter Rotation das gesamte Kolon beurteilen. Beim Zurückspiegeln sollte möglichst viel Luft abgesaugt werden, damit der Patient nach der Untersuchung keine schmerzhaften Blähungen bekommt.
  • Je nach makroskopischem Befund und Fragestellung z. B. Entnahme von Biopsien, Polypektomien.

CAVE
▶ Schieben Sie das Endoskop **niemals mit Kraft gegen einen Widerstand vor**. Es gibt Situationen, in denen es auch erfahrenen Untersuchern nach vielen Versuchen nicht gelingt, bis zum Coecum vorzuspiegeln.
▶ Die Wand des Colon ascendens und Coecums ist besonders dünn. Bei Polypabtragungen besteht hier eine erhöhte Perforationsgefahr.
▶ Sehen Sie eine schwer zu passierende, akut entzündlich veränderte Region, sollte die Untersuchung in der Regel abgebrochen werden. Die Koloskopie wird dann durchgeführt, wenn die Entzündung weitgehend abgeklungen ist.

Hinweise für den Anfänger
▶ Wenn Ihr Berufsziel die Gastroenterologie ist, sollten Sie zunächst die ÖGD sicher beherrschen und dann die Koloskopie lernen. Diese ist schwieriger und komplikationsreicher.
▶ Wenn Sie koloskopieren lernen, werden Sie **zunächst nur zurückspiegeln,** das ist am Anfang schon schwierig genug. Dabei muss die Darmschleimhaut beurteilt werden. Tun Sie dies sehr sorgsam und Schritt für Schritt. Besonders an

den Flexuren rutscht das Endoskop manchmal schnell zurück, ohne dass man daran gezogen hat. Spiegeln Sie geduldig wieder vor, sodass Sie **möglichst kein Schleimhautareal unbeurteilt lassen.**

6.4 ERCP (endoskopisch retrograde Cholangio-Pankreatografie)

Allgemeines

▶ **Prinzip:** Endoskopische Untersuchung der Papilla Vateri mit retrograder Darstellung der hier mündenden Gallenwege und des Pankreasgangsystems mit Kontrastmittel. Ggf. therapeutische Eingriffe.

▶ **Indikationen:**
- *Diagnostisch:* Erhöhte Cholestaseparameter, sonografisch erweiterte Gallenwege oder Auffälligkeiten des Pankreas.
- *Verlaufskontrolle:* Prä- und postoperativ bei Eingriffen am Pankreas und hepatobiliären System (z. B. V. a. Choledocholithiasis vor Cholezystektomie).
- *Therapeutisch:* U. a. endoskopische Papillotomie, Steinextraktion, Stentimplantation oder-extraktion/-wechsel im DHC und Pankreasgangsystem.

▶ **Kontraindikationen:**
- Fehlende Kooperation oder fehlendes Einverständnis bei voll zurechnungsfähigem Patienten.
- Instabile Herz-Kreislauf-Verhältnisse, akutes Koronarsyndrom.
- Blutgerinnungsstörungen.

▶ **Komplikationen:**
- Akute Pankreatitis (post-ERCP-Pankreatitis, Häufigkeit etwa 4 %), Cholangitis.
- Blutung und Perforation.
- Aspiration, Hypoxie, Herz-Kreislauf-Probleme.
- Medikamentennebenwirkungen.

▶ **Stellenwert:** Wichtige gastroenterologische Untersuchung, die nur stationär und nicht in jeder Klinik durchgeführt wird. Die Anzahl der ERCPs richtet sich also nach Größe der Abteilung, Spezialisierungsgrad und Patientengut.

Das sollten Sie wissen/können

▶ Die Indikationen und der Ablauf einer ERCP sollten Ihnen bekannt sein, ebenso wie mögliche pathologische Befunde und Komplikationen. Wenn Sie Gelegenheit dazu haben, sollten Sie bei einer ERCP zusehen und sich die Arbeitsschritte erklären lassen.

▶ Die ERCP ist eine sehr anspruchsvolle Untersuchung und in ungeübter Hand komplikationsträchtig. Sie erfordert viel Geschick und Übung. Frühestens als fortgeschrittener Assistent im Fachbereich Gastroenterologie wird man schrittweise an die ERCP herangeführt. Meist wird die Untersuchung von den Oberärzten oder dem Chefarzt durchgeführt.

Patientenvorbereitung und Material

▶ **Patientenvorbereitung** siehe Endoskopie, allgemeiner Teil (S. 155).
▶ **Beachte:** Im Aufklärungsgespräch sollte der Patient explizit nach einer Jodallergie (Röntgenkontrastmittel) gefragt werden.
▶ **Erforderliches Material:**
- Duodenoskop mit Seitblickoptik. Je nach Bedarf weitere Instrumente, wie z. B. Kanülierungskatheter, Führungsdrähte, Sphinkterotome, Dormiakörbchen zur Steinextraktion (Abb. 6.4).
- Ein Durchleuchtungsgerät und Röntgenschürze, Schilddrüsenschutz.
- Jodhaltiges Röntgenkontrastmittel.

- Butylscopolamin, um die Peristaltik zu hemmen. Ansonsten kann es bei starker Peristaltik unmöglich sein, die Papille zu intubieren.
- Weiteres Material S. 158.

Praktisches Vorgehen

▶ **Lagerung:** Linksseitenlage oder Bauchlage. Häufig wird der Patient während der Untersuchung umgelagert. *Cave:* Bei adipösen Patienten oder Patienten mit eingeschränkter Lungenfunktion sollte man, wenn möglich, auf die Bauchlagerung verzichten (abdominelle Kompression, eingeschränkte Zwerchfellbeweglichkeit).

▶ **Durchführung** am Beispiel eines Untersuchungsablaufs bei Choledocholithiasis:
- Nach Analgosedierung Duodenoskop über einen Beißring in den Rachen einführen.
- Vorsichtiges Vorspiegeln durch den Ösophagus, Magen und über den Pylorus in das Duodenum.
- ◨ *Beachte:* Das **Vorspiegeln** geschieht bei der ERCP **bis in den Magen blind,** da lediglich eine Seitoptik vorhanden ist. Auch die Passage des Pylorus muss wieder blind erfolgen und ist daher deutlich schwieriger als mit dem Gastroskop.
- Papilla Vateri mit diagnostischem Katheter oder drahtgeführtem flexiblem Papillotom sondieren und Kontrastmittel applizieren.
- Im Ductus hepatocholedochus (DHC) zeigt sich nun eine rundliche Kontrastmittelaussparung, was den Verdacht auf eine Choledocholithiasis bestätigt (Abb. 6.7 b).
- Ggf. Einführen des Papillotoms in den Gallengang, falls primär ein diagnostischer Katheter verwendet wurde, und endoskopische Sphinkterotomie (EST) des Sphincter Oddi.

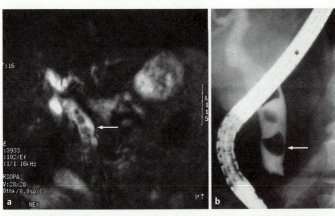

Abb. 6.7 • a) MRCP: Choledocholithiasis (Pfeil). b) Choledocholithiasis (Pfeil) in der ERCP. * = Endoskop.
(nach Baillie J. Gallenwegserkrankungen. In Meinhard C, Tytgat GNJ, Lightdale CJ. Gastroenterologische Endoskopie. Stuttgart: Thieme; 2004)

- Extraktion mehrerer Konkremente mittels Dormiakörbchen.
- Die abschließende Kontrolle zeigt einen regelrechten Befund ohne weitere Kontrastmittelaussparungen. Duodenoskop vorsichtig zurückziehen und Untersuchung beenden.
▶ **Nachbeobachtung:** Endoskopie, allgemeiner Teil (S. 157). Am Untersuchungstag sollte außerdem eine körperliche Untersuchung des Abdomens durchgeführt werden und spätestens am Folgetag der ERCP eine Kontrolle der Transaminasen, der Cholestaseparameter und der Pankreasenzyme (wird je nach Abteilung unterschiedlich gehandhabt).

6.5 Bronchoskopie

Allgemeines
....

▶ **Prinzip:** Endoskopische Untersuchung der Luftröhre und des Bronchialbaums mit einem flexiblen oder starren Instrument mit der Möglichkeit zu Interventionen.
▶ **Indikationen:**
- *Diagnostisch:* Abklärung suspekter radiologischer Befunde (V. a. Tumor), chronischer Husten, Hämoptysen oder Hämoptoe, zur weiterführenden Diagnostik entzündlicher oder interstitieller Lungenerkrankungen, zur Bronchografie (Kontrastmitteldarstellung des Bronchialsystems bei V. a. Bronchiektasen oder bronchiale Fisteln), zur Lagekontrolle des Tubus.
- *Verlaufskontrollen:* Prä- und postoperativ bei Lungenoperationen, zur Tumornachsorge.
- *Therapeutisch:* Entfernen von aspirierten Fremdkörpern oder Nahrung aus dem Bronchialsystem mit anschließender therapeutischer Lavage (Spülung), Absaugen von Schleim/Sekret bei beatmeten Patienten über den Tubus, Stentimplantation zur Rekanalisation bei endobronchial wachsenden Tumoren, lokale Strahlentherapie (Brachytherapie), Lasertherapie bei bronchialen Stenosen oder Blutungen.
▶ **Kontraindikationen:**
- Bei vitaler Indikation keine.
- Ansonsten fehlende Kooperation/Einverständnis bei voll zurechnungsfähigem Patienten, instabile Herz-Kreislauf-Verhältnisse, akutes Koronarsyndrom, schwere respiratorische Globalinsuffizienz.
- Bei Interventionen Blutgerinnungsstörungen.
▶ **Komplikationen:** Hypoxie, Bronchospasmus, Pneumothorax, Blutung, Infektion, Medikamentennebenwirkungen.
▶ **Stellenwert:** Wichtige pneumologische Untersuchung. Die Anzahl der Bronchoskopien richtet sich nach Größe und Spezialisierungsgrad der Abteilung.

> **Das sollten Sie wissen/können**
> Die Indikationen und der Ablauf einer Bronchoskopie sollten Ihnen bekannt sein, ebenso wie mögliche pathologische Befunde und Komplikationen. Je nach Berufsziel, persönlichem Engagement und Weiterbildungspolitik der Abteilung haben Sie auch Gelegenheit, im PJ an die Bronchoskopie herangeführt zu werden.

Patientenvorbereitung und Material
....

▶ **Patientenvorbereitung** siehe Endoskopie, allgemeiner Teil (S. 155).
▶ **Bildgebung:** Bei Verdacht auf Malignom sollte zur Lokalisation des Befundes und zur Planung einer evtl. transbronchialen Biopsie ein CT-Thorax angefertigt worden sein.
▶ **Sedierung/Narkose:**
- Starre Bronchoskopien werden üblicherweise in Allgemeinnarkose mit den Kollegen der Anästhesie durchgeführt.

- Flexible Bronchoskopien werden häufig in Sedierung/Kurznarkose durchgeführt, aber auch unter alleiniger Anwendung topischer Lokalanästhetika, wie z. B. Lidocain-Spray. Damit kann eine gute Rachen- und vor allem Stimmbandanästhesie erreicht werden. Die Stimmbänder sind die empfindlichste Stelle und werden unter Sicht mit dem Lokalanästhetikum besprüht.
- Bei Zugang über die Nase sollte diese mit einem Lidocain-Gel anästhesiert werden, welches zusätzlich die Gleitfähigkeit des Gerätes verbessert.

▷ *Beachte:* Lokalanästhetika nicht überdosieren, sonst können gefährliche Nebenwirkungen, wie z. B. Krampfanfälle oder Herzrhythmusstörungen auftreten (S. 203).

▶ **Erforderliches Material:**
- Meist wird ein flexibles Bronchoskop verwendet. Starre Bronchoskope werden bei größeren Interventionen, z. B. der Entfernung von Fremdkörpern oder Tumorgewebe sowie Stentimplantationen verwendet.
- Das flexible Bronchoskop unterscheidet sich von Endoskopen der Gastroenterologie dadurch, dass die Spitze des Bronchoskops nur in einer Ebene bewegt und keine Luft insuffliert werden kann. In der Regel werden heute Videobronchoskope verwendet.
- Weitere Instrumente, wie z. B. Zangen, Nadeln, Katheter, Bürsten, können je nach Bedarf über den Arbeitskanal eingeführt werden.

Praktisches Vorgehen

▶ **Lagerung:** Rückenlage.

▶ **Durchführung** (flexible Bronchoskopie):
- Der Untersucher steht meist hinter dem Kopf des Patienten, was insbesondere Anfängern die Orientierung erleichtert. Er kann aber auch neben der Liege stehen, was für wache Patienten angenehmer ist.
- Bronchoskop vorsichtig entweder nasal, über einen Beißring oral oder über einen Tubus einführen.
- Inspektion des Kehlkopfs und Beurteilung der Stimmbandfunktion. Inspektion auch von Trachea und Bronchien. Mögliche Besonderheiten: Tumoren, Kompression oder Verlegung der Bronchien, Schleimhautauffälligkeiten (z. B. Rötung, Blutung, entzündliche Veränderungen), Sekretion.
- BAL (bronchoalveoläre Lavage): Sterile Kochsalzlösung wird durch das Bronchoskop in die Atemwege gegeben und wieder abgesaugt. Eine BAL dient der mikrobiologischen oder zytologischen Untersuchung.

▶ **Bildgebung:** Nach transbronchialer Biopsie oder anderen Interventionen ist ein Röntgen-Thorax in Exspiration zum Ausschluss eines Pneumothorax obligat.

CAVE

▶ Bronchoskop **niemals mit Kraft gegen einen Widerstand** und nur unter Sicht vorschieben; hier ist Fingerspitzengefühl gefragt, um den Patienten nicht zu verletzen.

▶ **Gehen Sie schonend mit den Geräten um.** Sie sind empfindlich und bei allzu viel Drehen und Knicken können Defekte entstehen, die zur Folge haben, dass Sie in Zukunft etwas weniger bronchoskopieren.

▶ Denken Sie daran, während der Untersuchung **mit dem wachen Patienten zu sprechen.** Das beruhigt den Patienten und schafft eine angenehme Atmosphäre.

Hinweis für den Anfänger

Was die Bronchoskopie im Vergleich zu anderen endoskopischen Untersuchungen besonders erschwert, ist die Navigation durch den weit verzweigten Bronchialbaum. Man kann hier leicht die Orientierung verlieren. Mit einem Lehrer, der Sie durch die Untersuchung führt, viel Übung und natürlich auch Nachlesen können Sie den Bronchialbaum aus endoskopischer Sicht verinnerlichen.

7 Diagnostische und therapeutische Punktionen

7.1 Pleurapunktion

Allgemeines

▶ **Definition:** Punktion pathologischer Flüssigkeitsansammlungen zwischen der viszeralen und parietalen Pleura zu diagnostischen Zwecken und/oder als symptomatische Therapie (Abb. 7.1).

▶ **Indikationen:**
- *Diagnostisch:* Klärung der Ursache des Pleuraergusses (z. B. Herzinsuffizienz, Malignom, Infektion, Hämatothorax nach Trauma).
- *Therapeutisch:*
  - Besserung einer Dyspnoe durch Entlastung größerer Ergussmengen.
  - Prävention einer durch evtl. Kompressionsatelektasen verursachten Pneumonie.
  - Pleurodese bei rezidivierenden malignen Ergüssen (Verklebung der Pleura parietalis und visceralis durch Einbringen von z. B. Talkum, Antibiotika oder Zytostatika).

  ▶ *Hinweis:* Zur Entlastung eines Pleuraempyems oder eines Hämatothorax ist aufgrund der Menge und der Konsistenz des Sekrets meist die Anlage einer Thoraxdrainage (S. 196) notwendig.

▶ **Kontraindikationen:**
- Bei vitaler Indikation keine.
- Bei elektiven Eingriffen Blutgerinnungsstörungen (Thrombozyten < 50.000/µl, INR > 1,5 bzw. Quick < 50 %, PTT > 50 sec).

▶ **Komplikationen:**
- Pneumothorax, Blutung, Infektion, Organverletzung (Lunge, Leber, Milz, Interkostalgefäße).
- Hypotonie und/oder Lungenödem bei Ablassen zu großer Ergussmengen (> 1000–1200 ml) sowie evtl. erheblicher Flüssigkeits- und Elektrolytverlust.

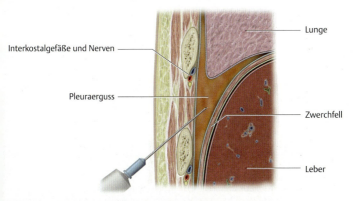

Lunge

Interkostalgefäße und Nerven

Pleuraerguss

Zwerchfell

Leber

Abb. 7.1 • Schematische Darstellung einer Pleurapunktion.
(aus Schulte am Esch J et al. Duale Reihe Anästhesie. 4. Aufl. Stuttgart: Thieme; 2011)

Das sollten Sie wissen/können

Die Indikationen und der Ablauf einer Pleurapunktion sollten Ihnen bekannt sein. Außerdem sollten Sie pathologische Befunde einordnen können und eventuelle Komplikationen kennen. In der Inneren Medizin und auch in der Chirurgie sind Pleurapunktionen häufig, sodass Sie die Möglichkeit haben, diese Technik zu erlernen und schließlich sicher und routiniert zu beherrschen.

Patientenvorbereitung

▶ **Aufklärungsgespräch**
- Erklärung des grundsätzlichen Ablaufs der Punktion (lokale Betäubung, sitzende Position, Ultraschall vor Punktion, etc.), evtl. auch mit ergänzenden erklärenden Zeichnungen auf dem Aufklärungsbogen.
- Erläuterung möglicher Komplikationen und des ggf. weiteren Prozederes (z. B. bei Pneumothorax Anlage einer Thoraxdrainage für mehrere Tage).
- Beruhigung des Patienten: Komplikationen bei Pleurapunktionen sind selten und gut beherrschbar.
- Gelegenheit für den Patienten, alle seine Fragen zu stellen und sie, seinem Informationsbedürfnis entsprechend, beantwortet zu bekommen.
- Klärung evtl. Unklarheiten (z. B. bekannte Allergien oder Einnahme blutverdünnender Medikamente, kann der Patient längere Zeit sitzen?).

▶ **Gerinnungsstatus**: Bestimmung von Quick bzw. INR, PTT und Thrombozyten vor Punktion (erforderliche Werte s. o.).

▶ **Eventuell Gabe eines Antitussivums** (codein-haltiges Präparat, z. B. 20–40 Tr. Paracodin®) bei bestehendem Husten und nicht aufschiebbarer Punktion.

Hinweise

- ▶ Im Röntgen-Thoraxbild in 2 Ebenen lassen sich Pleuraergüsse erst ab einer Menge von etwa 300 ml, im Liegen sogar erst ab etwa 500 ml erkennen.
- ▶ Die Sonografie und das Thorax-CT sind die weitaus empfindlicheren Nachweismethoden, die schon kleinste Flüssigkeitsmengen (ab 70 ml) sichtbar machen.

Material und praktisches Vorgehen

▶ **Erforderliches Material:**
- Fertige Punktionssets (z. B. Pneumocath®).
- Alternativ größere Venenverweilkanülen (z. B. graue oder grüne Braunülen®) mit Dreiwegehahn, Verbindungsschlauch und Auffangbehälter.
- Lokalanästhetikum mit Spritze und Kanüle.
- Hautdesinfektionsmittel, sterile Handschuhe, Mundschutz und Haube.
- Sterile Abdecktücher (meist Lochtuch), sterile Kompressen und ein steriles Pflaster.
- Bei diagnostischer Punktion zusätzlich 20-ml-Spritze, Probenröhrchen, evtl. Blutkulturflaschen und die entsprechenden Laborzettel.

▶ **Positionierung des Patienten:**
- Nach vorne gebeugt sitzend, mit entkleidetem Oberkörper.
- Der Patient kann sich auf einer Hilfsperson oder einer feststehenden Stuhllehne o. Ä. abstützen.
- Bei bettlägerigen Patienten muss die Punktion im Liegen erfolgen, wobei der Patient mit der Seite des Ergusses nach unten und möglichst weit am Bettrand liegen sollte.

▶ **Festlegung der Punktionsstelle:**
- Sonografische Identifikation der maximalen Ergussausdehnung.
- Die Punktionsstelle sollte zwischen der hinteren Axillarlinie und der Skapularlinie liegen. *Cave:* Genügend Abstand zu Leber und Milz einhalten!

- Markierung der Punktionsstelle am Oberrand der Rippe mittels Stift oder Daumennagel (Patienten vorwarnen!).

▶ **Hautdesinfektion und Lokalanästhesie:**
- Hautdesinfektion, Mundschutz, Haube, sterile Handschuhe anziehen. Punktionsbereich steril abdecken.
- Lokalanästhesie am Rippenoberrand, zunächst als Hautquaddel und dann als Infiltrationsanästhesie unter ständiger Aspiration (Abb. 7.2 a).
- Bei Aspiration von Pleuraerguss (meist bernsteinfarben) wird die Nadel entfernt. Stechrichtung merken!

▶ **Punktion:**
- Punktionsnadel unter Aspiration senkrecht zur Haut vorschieben (Abb. 7.2 b).
- Bei Aspiration von Erguss Metallkanüle sofort zurückziehen (sonst Gefahr des Pneumothorax/Verletzung der Lunge), Plastikkanüle vorschieben und fixieren.
- 3-Wege-Hahn so stellen, dass der Erguss in den Beutel oder Auffangbehälter abfließen oder mit Spritze abgezogen werden kann (Abb. 7.2 c), das System aber immer geschlossen ist (ansonsten Gefahr des Pneumothorax durch „angesaugte" Luft!).
- Bei einer diagnostischen Punktion wird an der freien Öffnung des 3-Wege-Hahns die 20-ml-Spritze aufgesetzt und die benötigte Menge Erguss aspiriert.

▶ **Punktionsende:**
- Ein Hustenreiz durch Aneinanderreiben der Pleurablätter kündigt eine (nahezu) vollständige Drainage an.
- Entfernung der Kanüle in Exspiration (Verkleinerung des Lungenvolumens, Abb. 7.2 d) und Abdrücken der Punktionsstelle mit sterilen Kompressen.
- Steriler Pflasterverband.

▶ **Kontrolle nach Punktion:**
- Sonografische Ergusskontrolle nach Punktion, Dokumentation eines evtl. Restergusses.
- Bei Beschwerdefreiheit Röntgen-Thorax-Kontrolle in Exspiration zum Ausschluss eines Pneumothorax frühestens 2 Stunden nach Punktion.
- Bei Dyspnoe ist sofort der Ausschluss eines Pneumothorax erforderlich.

Tipps und Tricks
- ▶ Eignen Sie sich zunächst diejenige Punktionsmethode an, die Ihr Mentor verwendet. Sollten Sie später eine andere Technik oder ein anderes System vorteilhafter finden, können Sie immer noch wechseln.
- ▶ Bei der Sonografie der Punktionsstelle kann es einfacher sein, statt Ultraschallgel direkt das Hautdesinfektionsspray zu verwenden, sodass man die Punktionsstelle nicht erst vom Gel reinigen muss.

WICHTIG
- ▶ **Die Interkostalgefäße verlaufen am Unterrand jeder Rippe.** Daher sollte man die Punktion immer am Oberrand einer Rippe durchführen.
- ▶ **Bei heftigem Hustenreiz sollte die Punktion abgebrochen werden,** da die Verletzungsgefahr zu hoch ist und möglicherweise der Erguss auch vollständig beseitigt ist.
- ▶ **Das Schlauchsystem sollte mittels 3-Wege-Hahn immer geschlossen sein,** damit keine Luft in den Pleuraspalt eindringt und einen Pneumothorax begünstigt.
- ▶ **Pleurapunktionen immer nur einseitig durchführen,** um einen beidseitigen Pneumothorax zu vermeiden.

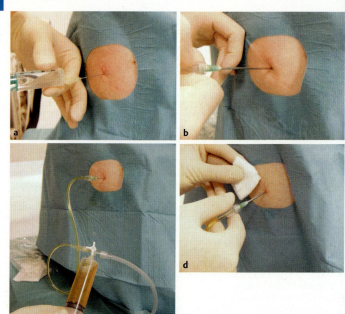

Abb. 7.2 • a) Lokalanästhesie unter Aspiration am Rippenoberrand. b) Punktionskanüle vorschieben, bis Erguss abfließt. c) Aspiration von bernsteinfarbenem Pleuraerguss. d) Nadel in Exspiration entfernen, Punktionsstelle anschließend abdrücken.
(Fotos: Christian Hess)

Befundinterpretation

▶ **Makroskopischer Aspekt:**
- *Bernsteinfarben und klar:* Normal.
- *Trüb-gelblich:* Zellreich, z. B. bei Entzündungen und Tumoren.
- *Blutig:* Bei Hämatothorax oder hämorrhagischem Erguss z. B. bei Tumoren, Lungenembolie, Tuberkulose (häufigste Ursache eines Pleuraergusses bei jungen Patienten < 40 Jahre).
- *Milchig:* Bei Chylothorax.
- *Eitrig:* Bei Pleuraempyem.

▶ **Mikrobiologische Untersuchung:** *Keimnachweis* mit Antibiogramm, *Tbc-Diagnostik.*

▶ **Zytologische Untersuchung:**
- *Nachweis maligner Zellen* z. B. bei primären pleuralen/pulmonalen Tumoren, pleuraler Metastasierung.
- *Neutrophile* bei akuter Entzündung.
- *Monozytose* bei chronischer Entzündung.

- ▶ Im Zweifelsfall sollte man die o. g. diagnostischen Verfahren zügig komplett durchführen, um rasch eine Diagnose stellen zu können und dem Patienten eine weitere Punktion zu ersparen.
- ▶ Es ist wichtig, so viel Material abzunehmen, dass es für alle Probengefäße reicht und evtl. nachträglich zusätzliche weitere Laborparameter bestimmt werden können.
- ▶ Die Pleurapunktion ist eine **symptomatische Therapie.** Entscheidend ist es, die zugrunde liegende Erkrankung zu erkennen und zu behandeln.

- ▶ **Einteilung in Transsudate und Exsudate:**
  - *Transsudate* kommen häufig bei dekompensierter Linksherzinsuffizienz, Lungenembolie oder einer Hypoproteinämie (z. B. als Folge eines nephrotischen Syndroms oder einer Leberzirrhose) mit reduziertem kolloidosmotischem Druck vor.
  - *Exsudate* kommen häufig bei Infektionen, Malignomen und auch bei Lungenembolien vor.
  - Die Einteilung in Transsudat und Exsudat bietet eine erste Orientierung, sollte aber nicht dogmatisch betrachtet werden. So können auch Transsudate durch Malignome verursacht sein und bei Pleuraergüssen im Rahmen von Lungenembolien findet man beispielsweise Trans- und Exsudate.

7.2 Aszitespunktion

Allgemeines

- ▶ **Definition:** Punktion in der Bauchhöhle lokalisierter, pathologischer Flüssigkeitsansammlungen zu diagnostischen und/oder therapeutischen Zwecken.
- ▶ **Indikationen:**
  - *Diagnostisch:* Klärung der Ursache des Aszites (z. B. Leberzirrhose, Rechtsherzinsuffizienz, nephrotisches Syndrom, Pankreatitis, Malignom, Infektion, etc.).
  - *Therapeutisch:* Besserung von Symptomen (Dyspnoe, abdominelle Schmerzen, Ileus, etc.) durch Entlastung größerer Aszitesmengen.
- ▶ **Kontraindikationen:** Keine absoluten Kontraindikationen. *Relativ:* Schwere Gerinnungsstörungen (Thrombozyten < 50.000/µl, INR > 1,5 bzw. Quick < 50 %, PTT > 50 sec).
- ▶ **Komplikationen:**
  - Blutung, Infektion, Organverletzung.
  - Hepatorenales Syndrom, Herz-Kreislauf-Probleme durch Hypovolämie.

Das sollten Sie wissen/können
Die Indikationen und der Ablauf einer Aszitespunktion sollten Ihnen bekannt sein. Außerdem sollten Sie mögliche Komplikationen kennen und pathologische Befunde einordnen können. In einer Abteilung der Inneren Medizin v. a. mit dem Schwerpunkt Gastroenterologie werden Aszitespunktionen häufig durchgeführt. Es ist kein komplizierter Eingriff und Sie sollten ihn lernen und am Ende des PJ sicher beherrschen.

Patientenvorbereitung

- ▶ Siehe S. 168 (Pleurapunktion).

Material und praktisches Vorgehen

▶ **Erforderliches Material:**
- Größere Venenverweilkanüle (normalerweise reicht eine grüne Braunüle® aus), 3-Wege-Hahn, Infusionsschlauch, Auffangbeutel oder -behälter.
- Übriges Material wie bei der Pleurapunktion (S. 168).

> *Hinweise*
> ▶ Um möglichst strukturiert und hygienisch zu arbeiten, sollten Sie sich vorher einen sterilen Bereich schaffen, z. B. ein steriles Abdecktuch auf einen Tisch legen, auf dem Sie das Material übersichtlich und griffbereit platzieren.
> ▶ Beim Auspacken des Materials sollten Sie darauf achten, dass es steril bleibt. Vielleicht hilft Ihnen jemand vom Pflegepersonal dabei oder hat das sogar schon vorbereitet.

▶ **Positionierung des Patienten:** Rückenlage oder leichte Drehung des Patienten auf die zu punktierende Seite, damit sich der Aszites dort sammelt (Kissen in den Rücken!).
▶ **Festlegung der Punktionsstelle:**
- Sonografische Identifikation der maximalen Aszitesausdehnung.
- Markierung der Punktionsstelle im linken oder rechten Unterbauch lateral der epigastrischen Gefäße (Abb. 7.3).
▶ **Hautdesinfektion und Lokalanästhesie**:
- Hautdesinfektion, Mundschutz, Haube, sterile Handschuhe anziehen, steril abdecken.
- Lokalanästhesie zunächst als Hautquaddel und dann als Infiltrationsanästhesie unter ständiger Aspiration.
- Bei Aspiration von Aszites Nadel entfernen, Stechrichtung und -tiefe merken!
▶ **Punktion:**
- Punktionsnadel unter Aspiration senkrecht zur Hautoberfläche vorschieben.
- Bei Aspiration von Aszites Metallkanüle zurückziehen und Plastikkanüle vorschieben, 3-Wege-Hahn anschließen und fixieren.
- Bei therapeutischer Punktion Erguss in den Auffangbehälter ablassen.
- Bei diagnostischer Punktion wird an der freien Öffnung des 3-Wege-Hahns die 20-ml-Spritze aufgesetzt und die benötigte Menge Aszites aspiriert.
▶ **Punktionsende:**
- Plastikkanüle entfernen und Punktionsstelle mit sterilen Kompressen abdrücken.
- Steriler Pflasterverband.
- Sollte es nach der Punktion aus dem Stichkanal sezernieren, kann man die Punktionsstelle mit Saugkompressen verbinden und den Patienten auf die nicht punktierte Seite lagern. Bei weiter bestehender Sekretion hilft eine Hautnaht.
▶ **Kontrolle während und nach Punktion:**
- Regelmäßige Kontrolle von Puls und Blutdruck, insbesondere beim Ablassen größerer Aszitesmengen.
- Kontrolle der Nierenretentions- und Leberwerte in den ersten Tagen nach Punktion.

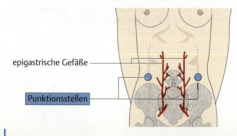

epigastrische Gefäße

Punktionsstellen

Abb. 7.3 • Aszitespunktion (nach Hahn J-M. Checkliste Innere Medizin. 6. Aufl. Stuttgart: Thieme; 2010)

Tipps und Tricks
- ▶ Beim Aufsuchen der Punktionsstelle kann es einfacher sein, statt Ultraschallgel direkt das Hautdesinfektionsspray zu verwenden, sodass man die Punktionsstelle nicht erst vom Gel reinigen muss.
- ▶ Achten Sie darauf, dass die Plastikkanüle beim Fixieren nicht abknickt. Kompressen und ein paar Pflasterstreifen können helfen, die Braunüle® senkrecht zur Hautoberfläche zu befestigen.
- ▶ Wenn Sie während der Punktion erstmals Aszites aspirieren können, schieben Sie die Metallkanüle noch ca. 5 mm vor. Es könnte nämlich sein, dass die etwas kürzere Plastikkanüle die Bauchdecke und das Peritoneum noch nicht komplett durchdrungen hat und sich dementsprechend nach Zurückziehen der Metallkanüle kein Aszites aspirieren lässt. Sie müssten dann einen erneuten Punktionsversuch starten.

WICHTIG
- ▶ Um eine versehentliche Punktion der epigastrischen Gefäße, der Harnblase oder des Darms zu vermeiden, sollten Sie **nicht zu weit medial punktieren.** Als Orientierung dient eine gedachte Linie von der Spina iliaca anterior superior zum Bauchnabel, die Punktion erfolgt im unteren Drittel. Die Harnblase sollte vor Punktion entleert sein.
- ▶ Eine Punktion großer Mengen Aszites kann negative Auswirkungen auf den Kreislauf haben und letztlich ein **hepatorenales Syndrom** verursachen. Daher sollte bei der Punktion von mehr als 3–5 Litern Aszites ein Plasmaexpander (z. B. HAES, Humanalbumin) substituiert werden.

Befundinterpretation

- ▶ **Allgemeine klinische Chemie**: Gesamteiweiß, spezifisches Gewicht, Albumin, pH-Wert, Glukose, Laktat, LDH, Lipase, Cholesterin, Triglyzeride, Tumormarker (häufig höher konzentriert als im Serum).
- ▶ **Mikrobiologische Untersuchung:** Keimnachweis in anaeroben und aeroben Blutkulturflaschen, Tbc-Diagnostik, Pilzkultur.
- ▶ **Zytologische Untersuchung:**
  - • Nachweis maligner Zellen.
  - ❏ *Cave:* Eine *Erhöhung der Zellzahl* > 500/µl oder der segmentkernigen Granulozyten > 250/µl ist ein Hinweis auf eine *spontan bakterielle Peritonitis,* welche unverzüglich mit einer kalkulierten, d. h. noch nicht Antibiogramm-gestützten, Antibiotikatherapie behandelt werden muss. Ggf. muss die Antibiotikatherapie dem Antibiogramm im Verlauf angepasst werden.
- ▶ **Makroskopischer Aspekt:** Aussagekraft eher gering, wobei aber hämorrhagischer Aszites häufig mit Tumorerkrankungen oder seltener einer Pankreatitis einhergeht.
- ▶ **Serum-Aszites-Albumingradient (SAAG):**
  - • Verhältnis zwischen der (am selben Tag bestimmten!) Albuminkonzentration im Serum und im Aszites.
  - • Ist der Gradient > 1,1 g/dl (Proteingehalt im Aszites also niedriger als im Serum, Transsudat), sind eine portale Hypertension oder kardiale Ursachen wahrscheinlich.
  - • Bei einem Gradienten von < 1,1 g/dl (Exsudat) liegen am ehesten andere Ursachen wie Malignome, eine Pankreatitis oder Peritonitis vor.

7.3 Lumbalpunktion

Allgemeines

▶ **Definition:** Punktion des lumbalen Subarachnoidalraums zur diagnostischen oder therapeutischen Liquorentnahme (Abb. 7.4 a).

▶ **Indikationen:**
- *Diagnostisch:*
  - V. a. Infektion (z. B. Meningitis, Enzephalitis) durch Bakterien, Viren oder Pilze.
  - Subarachnoidalblutung (Liquor blutig durch Ruptur eines intrakraniellen Aneurysmas oder nach Trauma).
  - Tumorerkrankung, Autoimmunerkrankung (z. B. Encephalomyelitis disseminata).
  - Liquordruckmessung.
- *Therapeutisch:*
  - Entlastung bei Normaldruckhydrozephalus durch Ablassen größerer Mengen Liquor (30–50 ml).
  - Intrathekale Gabe von Medikamenten (Lokalanästhetika oder Chemotherapeutika).

▶ **Kontraindikationen:**
- Hirndruckerhöhung. *Cave:* Bei Punktion Gefahr der Einklemmung durch die plötzliche Druckentlastung!
- Gerinnungsstörungen (Thrombozyten < 50.000/µl, INR > 1,5 bzw. Quick < 50 %, PTT > 50 sec).
- Entzündungen im Bereich der Punktionsstelle.

▶ **Komplikationen:**
- Blutung, Infektion.
- Postpunktioneller Kopfschmerz durch Liquorverlust, Auftreten v. a. beim Aufrichten/Stehen.
- Selten Einklemmungserscheinungen.

> **Das sollten Sie wissen/können**
> Die Indikationen, der Ablauf und die möglichen Komplikationen einer Lumbalpunktion sollten Ihnen bekannt sein. Wenn Sie in der Neurologie oder Anästhesie arbeiten, haben Sie genug Gelegenheiten, sich den Eingriff anzusehen, da die Indikation hierfür normalerweise großzügig gestellt wird. Möglicherweise werden Sie nach gründlicher Einweisung unter Aufsicht selbstständig Lumbalpunktionen durchführen.

Patientenvorbereitung

▶ **Aufklärungsgespräch** (siehe S. 168).
▶ **Gerinnungsstatus:**
- Bestimmung von Quick bzw. INR, PTT und Thrombozyten vor Punktion (erforderliche Werte s. o.).
- Nach Absetzen vom Marcumar sollte die letzte Gabe eines niedermolekularen Heparins mindestens 8–12 Stunden vor der Punktion erfolgt sein.
- Bei einer elektiven Lumbalpunktion sollten Thrombozytenaggregationshemmer (z. B. ASS®, Clopidogrel®), falls vertretbar, eine Woche vorher abgesetzt werden.
▶ **Bei geringstem Verdacht Hirndruck ausschließen:** Schädel-CT (alternativ MRT), evtl. Spiegelung des Augenhintergrundes (v. a. in höherem Lebensalter unsicher!).
▶ **Venöse Blutentnahme**: Wichtig für die Proteindiagnostik, Blutzucker- und Laktatbestimmung. Bei V. a. Meningitis auch Abnahme von Blutkulturen.

Material und praktisches Vorgehen

▶ **Erforderliches Material:**
- Atraumatische Punktionskanüle (20 oder 22 G, 8–10 cm lang).
- Ggf. Lokalanästhetikum mit Spritze und Kanüle
- Hautdesinfektionsmittel, sterile Handschuhe, Mundschutz.
- Sterile Abdecktücher, sterile Kompressen und ein steriles Pflaster.
- Probenröhrchen und ggf. Blutkulturflaschen (aerob und anaerob), sowie die entsprechenden Laborzettel.
- Eventuell Sandsack.

▶ **Positionierung des Patienten:**
- Am besten sitzend, mit gekrümmtem Rücken und gebeugtem Nacken, die Füße leicht erhöht. Der Patient kann sich auf ein großes Kissen auf seinem Schoß stützen.
- Bei bettlägerigem Patienten in Seitlage die Beine anziehen lassen, Rücken krümmen (Abb. 7.4 b).

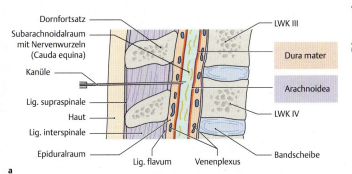

a

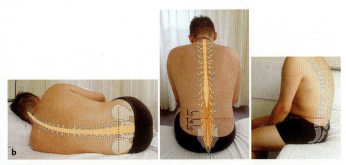

b

Abb. 7.4 • a) Lumbalpunktion – anatomische Verhältnisse. b) Lagerung für die Lumbalpunktion im Liegen und im Sitzen. Die rote gestrichelte Linie entspricht der Verbindungslinie zwischen den Beckenkämmen.
(Teilabb. a) aus Faller A, Schünke M. Der Körper des Menschen. 14. Aufl. Stuttgart: Thieme; 2004. b) aus aus Schewior-Popp S, Sitzmann F, Ullrich L. Thiemes Pflege. 12. Aufl. Stuttgart: Thieme; 2012)

▶ **Aufsuchen der Punktionsstelle:**
- Tasten der Darmbeinkämme.
- Auf Höhe der gedachten Verbindungslinie zwischen den Darmbeinkämmen und eine Etage darunter sind mögliche Punktionsstellen (L3/L4 oder L4/L5).
- Punktionsstelle mittels Fingernagel markieren (Patienten vorwarnen! Abb. 7.5 a).

▶ **Hautdesinfektion und Lokalanästhesie:**
- Großzügige und zweimalige gründliche Hautdesinfektion.
- Mundschutz, sterile Handschuhe anziehen und Punktionsbereich steril abdecken.
- Eventuell Lokalanästhesie der Haut mit ca. 2 ml einer 1–2 %igen Lidocainlösung
  Cave: Ungewollte Spinalanästhesie durch zu tiefe Applikation des Lokalanästhetikums möglich.

▶ **Punktion:**
- Punktionskanüle streng median, leicht nach kranial gerichtet vorschieben, dabei mit Ring- und Kleinfinger am Körper des Patienten abstützen.
- Kanüle vorschieben, bis ein mäßiger Widerstand plötzlich überwunden wird (Lig. flavum).
- Gelegentlich den Mandrin zurückziehen, um zu prüfen, ob Liquor kommt.
- Bei Erfolg Liquor in Probenröhrchen abtropfen lassen (Abb. 7.5 b).
- In der Regel werden drei sterile Röhrchen (klinische Chemie, Zytologie, Mikrobiologie) mit jeweils 1–2 ml Liquor gefüllt.
- Falls die Punktion nicht gelingt, ist eine Änderung der Stichrichtung erforderlich, nachdem die Punktionskanüle bei liegendem Mandrin fast bis auf Hautniveau zurückgezogen wurde.

▶ **Punktionsende:**
- Einführen des Mandrins (Abb. 7.5 c), Punktionskanüle entfernen.
- Steriler Pflasterverband (Abb. 7.5 d), evtl. Kompression durch Sandsack, Rückenlagerung des Patienten.
- Unmittelbar nach der Punktion Transport der Proben in das entsprechende Labor mit den ausgefüllten Scheinen. Für die Aussagekraft der zytologischen Untersuchung ist ein schnelles Eintreffen im Labor sehr wichtig.

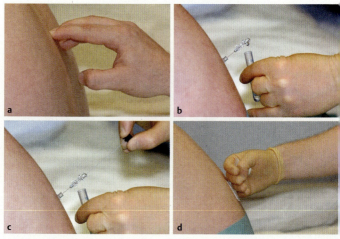

Abb. 7.5 • a) Punktionsstelle mit Fingernagel markieren. b) Nach Punktion tropft klarer Liquor in ein Probenröhrchen. c) Mandrin vor Entfernen der Nadel wieder einführen. d) Steriles Pflaster nach Punktionsende.
(Fotos: Markus Niethammer)

Tipps und Tricks

► Das Risiko der Entwicklung eines **postpunktionellen Kopfschmerzes** wird durch die Verwendung atraumatischer, feinkalibriger Punktionsnadeln (Fasern der Dura Mater werden „auseinandergedrängt" statt perforiert) deutlich gesenkt. Der Nutzen prophylaktischer Bettruhe ist, wenn auch häufig praktiziert, nicht erwiesen.

► Ein **mittlerer Nadeldurchmesser** (20–22 G) stellt einen **guten Kompromiss** zwischen zügiger, Erfolg versprechender Punktion und mäßigem Risiko eines postpunktionellen Kopfschmerzes dar.

► Die Öffnung der Punktionsnadel sollte zur Prophylaxe postpunktioneller Kopfschmerzen parallel zum Verlauf der Durafasern gerichtet sein, d. h. zur Seite zeigen.

► Ob eine **Lokalanästhesie** verwendet wird, ist eine **individuelle Entscheidung** (etwa 2 ml einer 1–2 %-igen Lidocainlösung), diese sollte allerdings in jedem Fall nur oberflächennah erfolgen.

► Bei wegen ausgeprägter **degenerativer Wirbelsäulenveränderungen** erschwerter Punktion kann ein **paramedianer Zugangsweg** gewählt werden; in vielen Kliniken wird als Ultima Ratio in der Radiologie auch eine **durchleuchtungsgesteuerte Lumbalpunktion** angeboten.

► Sollte der Patient im Verlauf der Punktion **Parästhesien** angeben (elektrisierendes Gefühl in einem Bein), ist die Nadel zu weit **nach lateral abgewichen** und hat eine Nervenwurzel berührt. Ziehen Sie die Nadel bis auf Hautebene zurück und punktieren Sie streng median.

WICHTIG

► **Steriles Arbeiten hat höchste Priorität,** da eine iatrogen verursachte Meningitis unter allen Umständen vermieden werden muss.

► Der Conus medullaris reicht in 94 % der Fälle bis LWK 1/2. Vermeiden Sie daher eine Punktion oberhalb LWK 2/3.

► Besteht der Verdacht auf **erhöhten Hirndruck,** muss dies vor der Punktion durch ein **Schädel-CT** (alternativ MRT) ausgeschlossen werden. Die Spiegelung des Augenhintergrundes ist insbesondere bei älteren Patienten ein unsicheres diagnostisches Verfahren und die Aussagekraft ist im Vergleich zu einer Bildgebung des Gehirns gering.

Befundinterpretation

► Normalwerte siehe S. 70.
► **Makroskopische Beurteilung**:
   • Normal: Wasserklar.
   • Pathologisch:
      – Blutig (iatrogen durch Punktion, Subarachnoidalblutung).
      – Xantochrom (rotbrauner/ gelber Liquor durch Abbau von Erythrozyten frühestens 2 Stunden nach Beginn der Blutung, DD bei starkem Ikterus/ Hyperbilirubinämie).
      – Trüb bei erhöhter Leukozytenzahl (infektiös).
   • *3-Gläser-Probe*:
      – Verteilung des Liquors auf drei verschiedene Probengefäße.
      – Artifizielle Blutbeimengung: Abnahme der Intensität der blutigen Färbung.
      – Subarachnoidalblutung: Gleichmäßige blutige Färbung in allen Probengefäßen.

7.4 Knochenmarkpunktion

Allgemeines

▶ **Definition:** Gewinnung von Knochenmark, üblicherweise aus dem Beckenkamm, zur Diagnose und Verlaufskontrolle hämatologischer Erkrankungen.

▶ **Indikationen:**
- *Diagnostisch:*
  - V. a. eine Störung der Blutbildung bei unklarer Anämie, Thrombozytopenie, Agranulozytose.
  - V. a. Leukämie, myelodysplastisches Syndrom, Knochenmarkmetastasierung, multiples Myelom, zur Diagnosesicherung und zum Staging von Lymphomen.
- *Zur Verlaufskontrolle und Nachsorge* hämatologischer Erkrankungen.

▶ **Kontraindikationen:** Keine absoluten Kontraindikationen. *Relativ:* Schwere Gerinnungsstörungen (Thrombozyten < 20.000/µl, INR > 1,5 bzw. Quick < 50 %, PTT > 50 sec), lokale Infektion.

▶ **Komplikationen:**
- Blutung, Hämatom, Infektion.
- Verletzung benachbarter Organe, Gefäße oder Nerven.
- Bei Sternalpunktion Pneumothorax, Verletzung von Herzbeutel, Herz und großen Gefäßen.

> **Das sollten Sie wissen/können**
> Die Indikationen, der Ablauf und die möglichen Komplikationen einer Knochenmarkpunktion sollten Ihnen bekannt sein. Wenn Sie in einer internistischen Abteilung mit dem Schwerpunkt Hämato-Onkologie arbeiten, werden Sie häufig Knochenmarkpunktionen sehen und diese, natürlich zunächst unter Supervision, selbstständig durchführen können.

Patientenvorbereitung

▶ **Aufklärungsgespräch** (S. 168). Zusätzlich Hinweis, dass die Knochenmarkaspiration kurzzeitig sehr schmerzhaft sein kann.

▶ **Gerinnungsstatus:** Bestimmung von Quick bzw. INR, PTT und Thrombozyten vor Punktion (erforderliche Werte s. Kontraindikationen).

▶ **Venöse Blutentnahme:** EDTA-Röhrchen, da ein zusätzlicher Ausstrich peripheren Blutes erforderlich ist.

Material und praktisches Vorgehen

▶ Knochenmarkpunktionen werden **üblicherweise am Beckenkamm** durchgeführt. Punktionen des Sternums sind die Ausnahme, da sie mit einem deutlich höheren Komplikationsrisiko verbunden sind. Außerdem erlaubt nur die Punktion des Beckenkamms die zusätzliche Entnahme eines Stanzzylinders. Im Folgenden wird daher nur das Vorgehen bei der Beckenkammpunktion erläutert.

▶ **Erforderliches Material:**
- Steril abgedeckter Tisch für das Material (Abb. 7.6).
- Punktionsnadel für Aspirationszytologie und Biopsie (meist Jamshidi-Nadel als Einmalartikel).
- Lokalanästhetikum mit Spritze und Kanüle.
- Hautdesinfektionsmittel, sterile Handschuhe, Mundschutz und Haube.
- Sterile Abdecktücher (meist Lochtuch), sterile Kompressen und ein steriles Pflaster.
- Ggf. Benzodiazepine (z. B. 2,5–5 mg Dormicum®) zur Sedierung.
- Mehrere 10 ml und mindestens eine 20 ml-Spritze, Skalpell, Sandsack.
- Mehrere Objektträger, eine Petrischale und ein Gefäß mit Fixationslösung für den Stanzzylinder und die entsprechenden Laborzettel.

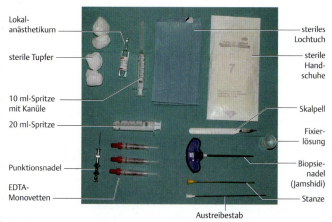

Abb. 7.6 • Material für die Knochenmarkpunktion.
(aus Schewior-Popp S, Sitzmann F, Ullrich L. Thiemes Pflege. 12. Aufl. Stuttgart: Thieme; 2012)

▶ **Positionierung des Patienten:**
- Seitenlage mit angezogenen Beinen, Bett flach gestellt.
- Alternativ: Bauchlage mit Kissen unter dem Becken.
- Evtl. Prämedikation mit kurz wirksamem Benzodiazepin (z. B. 2,5–5 mg Dormicum® i .v.).

▶ **Festlegung der Punktionsstelle:**
- Aufsuchen der Spina iliaca posterior superior, indem man sich vom vorderen Beckenkamm nach dorsal tastet.
- Die Spina iliaca posterior superior ist oft auch durch ein Hautgrübchen zu identifizieren, das lateral des Iliosakralgelenks zu sehen ist (Abb. 7.7 a).
- Wenn man die Hand mit dem Zeigefinger auf die Crista iliaca platziert, landet man ebenfalls meist schon mit dem Daumen auf der Spina iliaca posterior superior.
- Markierung der Punktionsstelle mittels Stift oder Daumennagel (Patient vorwarnen!).

▶ **Hautdesinfektion und Lokalanästhesie:**
- Hautdesinfektion, Mundschutz, Haube, sterile Handschuhe anziehen, steril abdecken.
- Lokalanästhesie, vor allem in der Tiefe (knöcherner Widerstand) am besonders schmerzempfindlichen Periost, auf genügende Einwirkzeit achten (mind. 5 Minuten).

▶ **Punktion** (Abb. 7.7):
- Senkrechte Stichinzision mit dem Skalpell. Unter Drehbewegung Vorschieben der Jamshidi-Nadel mit eingeführtem Mandrin in Richtung der Spina iliaca anterior superior bis zum knöchernen Widerstand.
- Unter weiterer druckvoller Drehbewegung wird die Kompakta des Knochens durchdrungen. Ein plötzlicher Widerstandsverlust zeigt die Lage im Markraum an.
- Entfernung des Mandrins, Aufsetzen der 20-ml-Spritze mit Citrat-Lösung.
- Zügige Aspiration von etwa 3 ml Knochenmark (sehr schmerzhaft, Patient vorwarnen!) für die **Aspirationszytologie.** Aspirat auf die Petrischale geben und das Markblut ablaufen lassen.
- Das Knochenmark (kleine „Bröckelchen") wird nun auf insgesamt ca. 10–12 Objektträgern dünn ausgestrichen.

- Für die **Biopsie** (Entnahme eines Stanzzylinders) wird die Punktionsnadel (nun ohne Mandrin) wiederum unter Drehbewegungen weitere 2–3 cm vorgeschoben.
- Unter Anwinkeln und Drehen der Jamshidi-Nadel, wird der Stanzzylinder abgeschert.

▶ **Punktionsende:**
- Jamshidi-Nadel vorsichtig entfernen.
- Ein eventueller Stanzzylinder wird mithilfe des zum Set gehörenden Mandrins/Drahtes in das Gefäß mit der Fixationslösung gegeben.
- Steriler Wundverband, Kompression mit Sandsack für etwa 30 Minuten.

▶ **Kontrolle während und nach Punktion:** bei Sedierung Überwachung von Sauerstoffsättigung, Blutdruck und Puls.

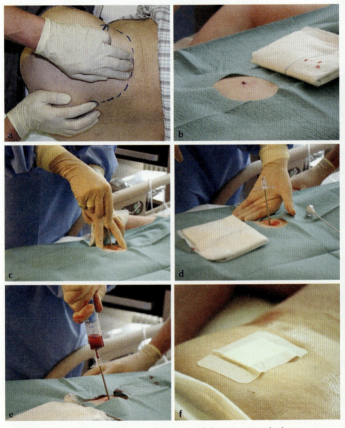

Abb. 7.7 • a) Aufsuchen der Punktionsstelle: Die gestrichelte Linie entspricht dem zu ertastenden Weg von der Spina iliaca anterior superior (Pfeil) bis zur Spina iliaca posterior superior. Auf dieser ruht der Zeigefinger der rechten Hand. b) Die Bildserie zeigt eine Beckenkammbiopsie in Bauchlage. Nach ausgedehnter Lokalanästhesie erfolgte Stichinzision. c) Einführen der Stanzkanüle unter Drehbewegung. d) Der Mandrin wird entfernt, etwas Knochenmark aspiriert (e). Steriler Pflasterverband nach Beendigung der Punktion (f).
(aus Schewior-Popp S, Sitzmann F, Ullrich L. Thiemes Pflege. 12. Aufl. Stuttgart: Thieme; 2012)

Tipps und Tricks

▶ Bei adipösen Patienten ist die Identifikation der Spina iliaca posterior superior oft sehr schwierig. Alternativ kann in diesen Fällen eine Punktion der Spina iliaca anterior superior oder in Ausnahmefällen auch des Sternums erfolgen.

▶ Für die Aspirationszytologie kann auch eine leere 20-ml-Spritze ohne Antikoagulanzien verwendet werden, da die Zusätze die Form der Zellen häufig verändern. Allerdings gerinnt das Blut dann sehr schnell und man hat wenig Zeit für das Anfertigen der Ausstriche.

▶ Natriumcitrat scheint grundsätzlich für die Markausstriche am besten geeignet zu sein, weil es die Form der Zellen weniger beeinflusst. Sie können das Citrat aus einer grünen Monovette nehmen, mit der sonst Blut für die Bestimmung von Quick/INR und PTT abgenommen wird. Für immunzytologische oder zytogenetische Untersuchungen wird bevorzugt Heparin verwendet.

CAVE

Um bei **plötzlichem Nachlassen des Widerstands** beim Durchdringen der Kompakta die **Kontrolle über die Nadel** nicht zu verlieren, legen Sie den **Zeigefinger der Punktionshand ausgestreckt auf die Nadel**. So begrenzen Sie die Eindringtiefe.

Hinweise

▶ Die Aussagekraft der Knochenmarkausstriche und des Stanzzylinders hängen entscheidend von der Qualität des Materials ab. Man sollte also im Aspirat ausreichend „Knochenmarkbröckchen" und auch den Stanzzylinder gut erkennen. Im Zweifelsfall lieber erneut punktieren, anstatt aufgrund des mangelhaften Materials einen Befund ohne Aussagekraft zu erhalten.

▶ Ein häufiger Fehler ist die Aspiration von zu viel Material. Je länger man Sog ausübt, desto mehr Blut wird aus den Knochenmarkgefäßen aspiriert. Dies verdünnt die Knochenmarkzellen und erschwert die Diagnostik.

▶ Außer dem Ausstrich des Knochenmarkblutes wird immer noch ein Ausstrich des peripheren Blutes angefertigt. Zusätzliche venöse Blutentnahme (EDTA-Monovette) also nicht vergessen!

▶ Machen Sie auf den Laborzetteln möglichst präzise und ausführliche Angaben zu den bisherigen Befunden (insbes. Laborbefunde) bzw. zur klinischen Symptomatik. Dies ist für die Kollegen im Labor bei der Befundung sehr wichtig.

8 Sonden und Drainagen

8.1 Magensonde

Allgemeines

▶ **Indikationen:**
- *Diagnostisch:*
  - Magensaftanalyse (Säuregehalt, Tbc-Diagnostik).
  - Überwachung bei gastrointestinaler Blutung.
- *Therapeutisch:*
  - Präoperative Magenentleerung.
  - Kurzfristige künstliche enterale (parenterale) Ernährung.
  - Sekretentlastung (z. B. bei Pankreatitis, Atonie, Ileus).
  - Bei Schluckstörungen zur Prophylaxe einer Aspiration.

▶ **Verweildauer:**
- *Kurzzeitsonden:* Nasal oder oral. Anlage zu diagnostischen Zwecken oder perioperativ (< 24 h) zur vorübergehenden Entlastung oder Ableitung.
- *Verweilsonden:*
  - Nasal, maximale Verweildauer 3 Wochen.
  - Zur Ernährung oder mittelfristigen Entlastung/Ableitung.
  - Zur langfristigen Ernährung ist eine perkutane oder operative Sondenanlage indiziert (PEG-Sonde, S. 185).

▶ **Sondenpflege:**

▶ Nach jeder Bolusgabe von Nahrung muss die Sonde gespült werden.

▶ Auch bei kontinuierlicher Ernährung muss eine Sonde alle 6–8 Stunden gespült werden, z. B. mit Mineralwasser oder Cola (löst durch den sauren ph-Wert Ablagerungen).

▶ **Kontraindikationen:**
- Schwere Gesichtsschädelverletzungen oder Verletzungen des oberen GI-Traktes.
- Verätzungen oder ausgedehnte Tumoren des oberen GI-Traktes, endoskopische Anlage unter Sicht evtl. möglich.
- Perforation, Stenosen, Ösophagusvarizen.
- Bewusstlose nicht intubierte Patienten, sehr unkooperative Patienten.
- Eine Ernährung über die Magensonde ist nur sinnvoll, wenn der Reflux weniger als 300 ml/24 Stunden beträgt, da ansonsten nicht ausreichend Sondennahrung im Magen verbleibt und resorbiert werden kann.

Das sollten Sie wissen/können

▶ In der Inneren Medizin, der Chirurgie, der Anästhesie und der Intensivmedizin werden häufig Magensonden gelegt. Oft ist das Pflegepersonal dafür zuständig und hat sehr viel Erfahrung. Der Arzt wird meist erst gerufen, wenn es Schwierigkeiten bei der Anlage gibt!

▶ Nutzen Sie daher jede Gelegenheit, verschiedenen Anleitern beim Legen einer Magensonde zu assistieren. Es gibt unzählige Tricks, die in der Praxis entstanden sind.

▶ Fragen Sie, ob Sie im OP beim intubierten Patienten eine Magensonde legen dürfen. Fast alle Patienten, die laparoskopisch operiert werden, erhalten eine Magensonde, auch viele andere Patienten in der Allgemeinchirurgie. Im OP kann der Eintritt in den Ösophagus auch direkt mit dem Laryngoskop kontrolliert werden.

Material und praktisches Vorgehen

▶ **Erforderliches Material:**

- Magensonde aus Polyurethan oder seltener Silikon, Dicke je nach Indikation 10–16 Charrière (Abb. 8.1).
  - Zur Entlastung von Luft oder reinem Magensaft reichen kleinere Lumina.
  - Bei einem Ileus oder zur Ernährung sind dickere Lumina notwendig, da die Sonden ansonsten verkleben könnten.
  - Auch der Körperbau des Patienten spielt bei der Wahl des Sondendurchmessers eine Rolle.
- Lokalanästhetikum (Spray oder Gel).
- Unsterile Handschuhe.
- Sondenspritze, Stethoskop.
- Pflaster zum Befestigen der Sonde.
- Unterlage, Auffangbeutel. Nierenschale.
- Etwas Wasser zum Schlucken (bei kooperativen Patienten).
- Ggf. Diagnostikröhrchen für die Mikrobiologie.

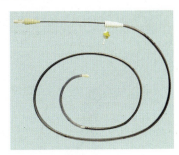

Abb. 8.1 • Ernährungssonde mit Mandrin. (aus Schewior-Popp S, Sitzmann F, Ullrich L. Thiemes Pflege. 12. Aufl. Stuttgart: Thieme; 2012)

Tipps und Tricks

- ▶ Wenn man die Sonde vorher in den Kühlschrank legt, ist sie steifer und lässt sich leichter vorschieben.
- ▶ Es ist hilfreich, die Strecke vom Nasenloch bis zur Rachenhinterwand vorher abzuschätzen, indem man die Sonde von außen anlegt.
- ▶ Auch die voraussichtlich erforderliche Gesamt-Sondenlänge lässt sich abschätzen (Strecke Nase – Ohrläppchen – Magengrube) und vor Einführen der Sonde markieren.
- ▶ Häufig lässt sich für diagnostische Zwecke in Linksseitenlage mehr Sekret gewinnen.

▶ **Aufklärung:**
- Erklären Sie das geplante Vorgehen und die Indikation.
- Weisen Sie den Patienten darauf hin, dass die Anlage der Magensonde als unangenehm empfunden werden kann.

▶ **Bitten Sie um Assistenzpersonal,** welches das Material anreichen und den Patienten beruhigen kann.

▶ **Lokalanästhetikum:** Xylocain-Spray auf Rachen- und Mundschleimhaut sowie Xylocain-Gel auf die Spitze der Sonde als Gleitmittel auftragen. *Beachte:* Manchmal löst schon das Xylocain-Spray solch einen Würgereiz aus, dass es besser sein kann, nur die Sonde mit Gel zu versehen.

▶ **Lagerung:**
- Sitzende Position, Kopf leicht nach vorne geneigt (Abb. 8.2).
- Zahnprothesen entfernen.

- Material und Nierenschale bereitstellen, Bettwäsche z. B. durch saugfähige Unterlage schützen.
▶ **Einführen der Sonde:**
  - Inspektion der Nasenlöcher (Scheidewandverkrümmung?).
  - Großlumigeres Nasenloch auswählen: den Patienten fragen, durch welches Nasenloch er besser Luft bekommt.
  - Der Patient soll durch den geöffneten Mund ruhig ein- und ausatmen.
  - Die Sonde mit der natürlichen Krümmung nach unten gerichtet horizontal in Richtung Hinterhaupt vorschieben. *Cave:* Sonde nie nach oben (kranial) und nie mit Gewalt vorschieben!
  - Bei Erreichen der Rachenhinterwand soll der Patient den Kopf vermehrt nach vorne neigen (Abb. 8.2).
  - Der kooperative Patient kann während des Vorschiebens einige Schlucke Wasser trinken.
  - Entsprechend der Längenmarkierungen (meist drei Punkte im Abstand von 10 cm, z. T. auch durchgehende Längenangaben) Sonde nach Erreichen des Mageneingangs (ca. 45 cm) noch 10–15 cm vorschieben.
  - ◪ *Cave:* Kommt es beim Vorschieben zu Dyspnoe oder Hustenreiz, ist die Sonde in die Trachea gerutscht. Ziehen Sie diese dann sofort zurück!
  - Entfernen Sie einen evtl. vorhandenen Mandrin aus der Sonde.

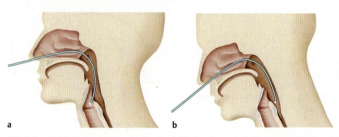

a   b

Abb. 8.2 • Einführen der transnasalen Sonde. a) Die Sonde rutscht in die Trachea. b) Dies wird durch Beugen des Kopfes verhindert.
(aus Schewior-Popp S, Sitzmann F, Ullrich L. Thiemes Pflege. 12. Aufl. Stuttgart: Thieme; 2012)

▶ **Lagekontrolle:**
  - Aspiration von Magensaft mit der Sondenspritze.
  - Auskultation mit dem Stethoskop im epigastrischen Winkel während Insufflation von etwas Luft (Blubbern/Plätschergeräusch).
  - Bei geplanter Sondenernährung radiologische Lagekontrolle nach Anspritzen der Sonde mit Kontrastmittel.
▶ **Fixierung:** Sonde mit Pflaster an Nase/Stirn des Patienten fixieren, Auffangbeutel anschließen.

CAVE
  - ▶ Schieben Sie die Sonde **niemals gewaltsam oder nach kranial** vor. Probieren Sie gegebenenfalls das andere Nasenloch oder eine dünnere Sonde.
  - ▶ **Keine Sedierung** zur Anlage der Magensonde, sonst besteht eine hohe Aspirationsgefahr!
  - ▶ **Elektrolytverluste** (v. a. Kalium und Chlorid) durch Ableitung des Magensaftes bei länger liegender Sonde müssen Sie ausgleichen.
  - ▶ Bei länger (> 48 h) liegender Sonde kann es zu einer **Refluxösophagitis** kommen. Daher ist eine Prophylaxe mit H_2-Blockern indiziert.

8.2 Perkutane endoskopische Gastrostomie (PEG)

Allgemeines

▶ **Prinzip:**
- Direkter Zugang durch die Haut in den Magen zur längerfristigen Sondenernährung.
- Die PEG kann endoskopisch, laparoskopisch, sonografisch und radiologisch gestützt erfolgen, wobei die endoskopische Technik wegen der direkten Sicht auf die Magenschleimhaut bevorzugt wird.
- Im Gegensatz zur Magensonde ist eine längere Liegedauer (> 4 Wochen) möglich, ohne dass ein Wechsel stattfinden muss. Es besteht eine geringe Gefahr der Schleimhautarrosion und Dislokation.
- Eine PEG kann bei entsprechender Pflege bis zu 5 Jahre liegen.

▶ **Indikationen:**
- Längerfristige enterale Sondenernährung bei chronisch-persistierenden Schluckstörungen (im Rahmen neurologischer oder geriatrischer Erkrankungen, bei HNO-Tumoren, Tumorkachexie).
- Kontinuierliche Ableitung von Magensekret bei nicht behebbaren Stenosen des oberen GI-Traktes.

▶ **Kontraindikationen:**
- Gerinnungsstörungen (Quick < 50, Thrombozyten < 50.000/µl, PTT > 50 sec, INR > 1,5).
- Peritonealkarzinose, massiver Aszites, Peritonitis, Ulcus ventriculi, lokaler Infekt, intestinale Passagestörung.
- Massive Adipositas mit mangelnder Diaphanoskopie, massiv limitierte Lebenserwartung.
- Ablehnung durch den Patienten.

WICHTIG

Die Anlage einer PEG zur Ernährung ist **keine Notfallindikation** und bedarf der Einwilligung des Patienten oder seines gesetzlichen Vertreters.

Das sollten Sie wissen/können

Häufigere Maßnahme in der Intensivmedizin und Inneren Medizin. Die Indikationen und der Ablauf zur Anlage einer PEG sollten bekannt sein. Sie sollten auch die Gelegenheit haben, bei der Anlage einer PEG zuzuschauen oder zu assistieren. Machen Sie sich mit der Technik des Verbandswechsels vertraut.

Material und praktisches Vorgehen

▶ **Erforderliches Material:**
- Mundschutz, steriler Kittel, sterile Handschuhe, Abdecktücher.
- Gastroskop mit Videoausrüstung.
- PEG-Set (vorgefertigt) mit Punktionskanüle, Sonde, Zugfaden (Abb. 8.4).
- Lokalanästhetikum zur Infiltration der Haut.

▶ **Aufklärung:**
- Erklärung des grundsätzlichen Ablaufs der PEG-Anlage (lokale Betäubung, Gastroskopie, Sedierung, Antibiotikaprophylaxe), evtl. ergänzende Zeichnungen auf dem Aufklärungsbogen.
- Erläuterung möglicher Komplikationen:
  - Lokale Infektion, Hämatom.
  - Fehlpunktion mit gastrokolischer Fistel (Folge-OP möglich).
  - Peritonitis.

▶ **Vorbereitung:**
- Der Patient sollte vor Anlage der PEG mindestens 4 Stunden nüchtern sein, bei Entleerungsstörungen des Magens auch länger.
- Protonenpumpenhemmer und H_2-Blocker 3 Tage vor Intervention absetzen, da eine Säurehemmung das Infektionsrisiko erhöht.

▶ **Personal:** 1 Person am Gastroskop, 1 Person zur sterilen perkutanen Anlage der PEG, 1 Assistenz.

▶ **Lagerung:** Rückenlage, beim Einführen des Gastroskops wenn möglich Linksseitenlage zur Verringerung der Aspirationsgefahr.

▶ **Diaphanoskopie:**
- Gastroskopie und Positionierung der Lichtquelle an der Vorderwand des Magenkorpus im Bereich der geplanten Punktionsstelle (Diaphanoskopie, Abb. 8.5 a). Das Licht des Gastroskops schimmert dabei deutlich durch die Bauchdecke. Über das Gastroskop kann man den außen tastenden Finger als Impression erkennen.
- Ausreichende, aber dosierte Luftinsufflation in den Magen, um ein genügend großes Magenvolumen zu erhalten. Bei Überblähung besteht aber die Gefahr der Aspiration!

▶ **Hautdesinfektion und Lokalanästhesie:**
- Desinfektion des diasphanoskopierten Punktionsbereichs, sterile Abdeckung.
- Anschließend wird eine Lokalanästhesie zunächst oberflächlich, dann unter Aspiration in der Tiefe bis durch die Magenwand durchgeführt. Die Kanüle kann intragastral mit dem Gastroskop erkannt und nach der Lokalanästhesie belassen werden, um die Stichrichtung vorzugeben.

▶ **Punktion:**
- Ausreichend große Hautinzision (mind. 0,8 cm Länge).
- Einführen der Punktionsnadel (Abb. 8.5 b). Der Stahlmandrin wird nach Erreichen des Magenlumens (Abb. 8.5 c) zurückgezogen.
- Über die Punktionskanüle wird ein Zugfaden eingefädelt (Abb. 8.5 d), welcher dann im Magen mit einer Fasszange gefasst (Abb. 8.5 e) und durch den Mund ausgeführt wird.
- Gastroskop entfernen.

▶ **Einführen der Sonde:**
- Das aus dem Mund ragende Ende des Zugfadens wird mit der Sonde verbunden.
- Die Sonde wird durch Zug an dem aus der Punktionsstelle ragenden Fadenende in den Magen gezogen, bis die gastrale Andruckplatte der Mageninnenwand anliegt.

▶ **Fixierung:** Die Sonde wird mit einer Gegenplatte von außen fest fixiert (Abb. 8.5 f).

▶ **Verband:**
- Die Andruckplatte wird steril und trocken verbunden (Schlitzkompresse einlegen). So werden Mazerationen und Infektionen vermieden.
- Der Verbandwechsel sollte innerhalb der ersten Woche täglich, dann alle 2–3 Tage durchgeführt werden.

▶ **Benutzung der Sonde:**
- Bei unkomplizierter Anlage kann die Sonde 1–2 Stunden nach Anlage benutzt werden.
- Um Drucknekrosen zu vermeiden soll die Andruckplatte für maximal 12 Stunden unter Zug gehalten werden. Danach sollte ein Spielraum von ca. 5 mm beibehalten werden.

▶ **Entfernung der Sonde:**
- Der intragastrale Teil wird gastroskopisch z. B. mittels Fasszange oder Dormia-Fangkörbchen gefasst.
- Andruckplatte entfernen und Sonde nahe der äußeren Bauchwand abschneiden.

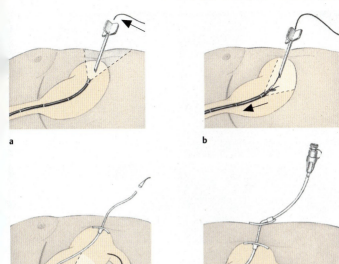

a

b

c

d

Abb. 8.3 • Anlage einer PEG (Fadenzugmethode). a) Punktion unter Sicht (Diaphanoskopie). b) Fassen des Fadens von innen. c) Über den Faden wurde die Sonde eingebracht, bis die intragastrale Platte der Magenwand anliegt. Endoskopisch kann das Ende der Sonde im Duodenum platziert werden, damit es nicht nach oben umschlägt. d) Verankerung der Sonde mit Gegendruckplatte von außen.

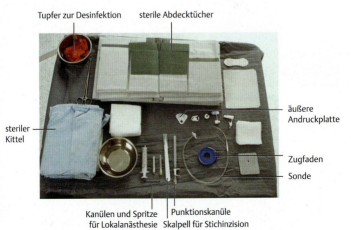

Tupfer zur Desinfektion

sterile Abdecktücher

äußere Andruckplatte

steriler Kittel

Zugfaden

Sonde

Kanülen und Spritze für Lokalanästhesie

Punktionskanüle Skalpell für Stichinzision

Abb. 8.4 • Steriler Tisch vor Anlage einer PEG. (nach Vieten M, Heckrath C. Medical Skills. 4. Aufl. Stuttgart: Thieme: 2004)

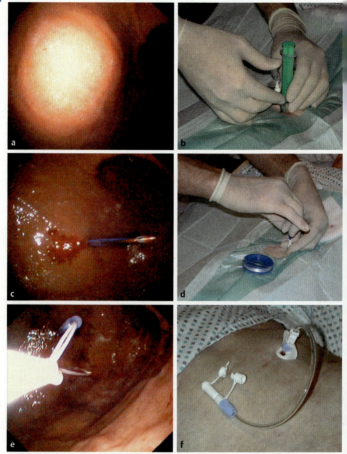

Abb. 8.5 • a) Gastroskopie und Anleuchten des Magens von innen (Diaphasnoskopie). b) Die Punktionsnadel wird bei noch liegender Lokalanästhesie-Kanüle eingeführt. Die korrekte Lage der Kanüle wird dabei gastroskopisch kontrolliert (c).
d) Einfädeln des Zugfadens über die Punktionskanüle. Der Fadens wird von innen mit dem Gastroskop gefasst (e) und aus dem Gastroskop herausgezogen. Nach Einführen der Sonde über das Gastroskop wird diese mit einer Andruckplatte von außen fixiert (f). PEG-Sonde.
(Teilabb. a), c), e) aus Block B, Schachschal G, Schmidt H. Der Gastroskopie-Trainer. 2. Aufl. Stuttgart: Thieme; 2005. b), d), f) nach Vieten M, Heckrath C. Medical Skills. 4. Aufl. Stuttgart: Thieme: 2004)

Hinweis

Die Notwendigkeit einer periinterventionellen Antibiotikaprophylaxe („Single Shot Antibiose") im Rahmen der PEG-Anlage wird in Studien diskutiert. Die meisten Ergebnisse zeigen Vorteile für eine prophylaktische Antibiotikagabe.

8.3 Transurethraler Blasenkatheter

Allgemeines

▸ **Prinzip:** Ein transurethraler Blasenkatheter ist ein über die Harnröhre eingebrachter Schlauch, der dem kurzzeitigen Ableiten des Harns und dem Entleeren der Harnblase dient.

▸ **Katheterarten:**
- *Einmalkatheter:* Zur einmaligen Entlastung der Blase oder Gewinnung von Urin zur Diagnostik.
- *Dauerkatheter:* Mit Blockballon, verschiedene Formen mit unterschiedlich stark gebogener Spitze, am häufigsten Nelaton und Tiemann (Abb. 8.6), verschiedene Größen (14–18 Charrière).
- *Spülkatheter:* Zusätzlicher Spülkanal (z.B. zur Spülung mit Kochsalzlösung bei Blutkoageln in der Harnblase).
- *Unterschiedliches Material:* Latex ist weicher, Simplastic stabiler. Silikon kann länger belassen werden, ist aber teurer.

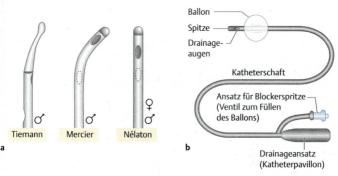

Abb. 8.6 • a) Verschiedene Katheterspitzen. b) Bestandteile eines Blasenkatheters.
(aus Schewior-Popp S, Sitzmann F, Ullrich L. Thiemes Pflege. 12. Aufl. Stuttgart: Thieme; 2012)

▸ **Indikationen:**
- *Diagnostisch:* Mikrobiologische Untersuchung, Sammelurin, Bilanzierung, z.B. auch perioperativ.
- *Therapeutisch:* Mechanische und neurologische Harnentleerungsstörungen, Spül- und Instillationsbehandlung.

▸ **Komplikationen:**
- Aufsteigender Harnwegsinfekt: Die Inzidenz steigt mit der Liegedauer und liegt bei ca. 5%/Tag, daher sind eine *streng aseptische Anlage* und eine *strenge Indikationsstellung* erforderlich. Eine prophylaktische Antibiotikagabe ist nicht indiziert.
- Verletzungen der Harnwege, Blasenspasmus.
- Beim Mann Verletzung z.B. der Prostata bei Durchstoßen der Harnröhre („via falsa").

> **CAVE**
>
> Bei Verdacht auf eine **Verletzung der Urethra,** z.B. im Rahmen einer Beckenfraktur, darf man auf keinen Fall blind einen transurethralen Blasenkatheter legen! Warnhinweise einer Urethraverletzung sind: Blutaustritt aus der Urethra, hochstehende Prostata bei der rektalen Untersuchung.

▶ **Stellenwert:**
- Routinemaßnahme, die allerdings häufig das Pflegepersonal durchführt.
- Nutzen Sie dennoch jede Gelegenheit, einen transurethralen Katheter zu legen. Oft werden Sie im Dienst mit diesem Problem konfrontiert, da bei schwieriger Anlage dann häufig doch der Arzt dazugerufen wird.
- Lassen Sie sich auch zeigen, wie ein transurethraler Katheter angespült werden kann, falls er nicht mehr fördert, weil er z. B. durch Koagel verstopft ist.

Material und Vorbereitung

▶ **Erforderliches Material:**
- Vorgepacktes steriles Set mit sterilen Tupfern, kleiner Klemme /Pinzette zum Fassen der Tupfer, Auffangbehälter mit Kammer für das Desinfektionsmittel, Abdecktuch (Abb. 8.7).
- Sterile Handschuhe.
- Steril verpacktes anästhesierendes Gleitmittel, z. B. Instillagel®.
- Blockerspritze, 10 ml Aqua dest. zum Probefüllen des Ballons.
- 10-ml-Spritze mit 8-10 % Glyzerin-Wasserlösung.
- Nicht alkoholisches Schleimhautantiseptikum.
- Steriler Katheter der gewählten Größe.
- Urinauffangbeutel. Ggf. Probengefäß für Mikrobiologie.

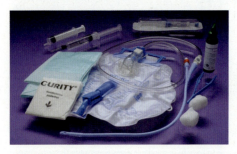

Abb. 8.7 • Material zum Legen eines transurethralen Blasenkatheters.
(aus Schewior-Popp S, Sitzmann F, Ullrich L. Thiemes Pflege. 12. Aufl. Stuttgart: Thieme; 2012)

▶ **Vorbereitung des Patienten:**
- Patienten über die geplante Katheteranlage aufklären.
- erklären, dass wegen des betäubenden Gleitgels keine Schmerzen zu befürchten sind, die Katheteranlage aber trotzdem als unangenehm empfunden werden kann.
- Auf eine ausreichende Wahrung der Intimsphäre des Patienten achten.
- Alle Materialien bereitlegen, ggf. Assistenz zum Anreichen erbitten.

Praktisches Vorgehen beim Mann

▶ **Lagerung:** Rückenlage, Beine leicht geöffnet.
▶ **Desinfektion und steriles Abdecken:**
- Sterile Handschuhe anziehen.
- Ein Assistent hebt den Penis kurz an, das sterile Tuch wird um den Penis gelegt.
- Der Rechtshänder fasst mit der linken Hand den Penis und streift die Vorhaut zurück. Die linke Hand wird dabei unsteril und verbleibt die passive Haltehand.
- Die rechte Hand bleibt steril. Mit der rechten Hand wird nun die Glans penis mit mindestens drei getränkten Tupfern desinfiziert (Abb. 8.8 a).

- Die Urethramündung sollte anschließend nochmals mit einem frischen Tupfer desinfiziert werden.

▶ **Installation des Gleitmittels:** Nachdem das Gleitgel vorsichtig instilliert wurde (Abb. 8.8 b), sollte die Haltehand den Penis etwas zudrücken, damit das Gleitmittel nicht zurückläuft und seine anästhesierende Wirkung entfalten kann (ausreichende Einwirkzeit beachten!).

▶ **Katheter einführen:**
- Katheter mit der rechten Hand ca. 5 cm distal der Spitze fassen und ohne Druck in den senkrecht nach oben gestreckten Penis einführen. Alternativ kann der Katheter auch mit einer Pinzette gefasst werden (Abb. 8.8 c).
- Nach etwa 15 cm tritt ein leichter Widerstand auf, der durch den äußeren Urethrasphinkter verursacht wird.
- Nun den Penis unter leichtem Zug absenken (Abb. 8.8 d) und den Katheter unter Nachfassen weiter vorschieben, bis Urin in die Auffangschale abfließt.
- Katheter noch etwas weiter schieben, bis er anschlägt oder Widerstand erreicht wird.

▶ **Blocken:**
- Ballon mit 5–10 ml Aqua dest. blocken und Katheter zurückziehen, bis er leicht federt. So wird getestet, ob der Katheter gegen ein unerwünschtes Herausrutschen gesichert ist.
- Auffangbeutel anschließen oder zuvor mikrobiologische Probe entnehmen.
  - ▷ *Wichtig:* Vorhaut reponieren!

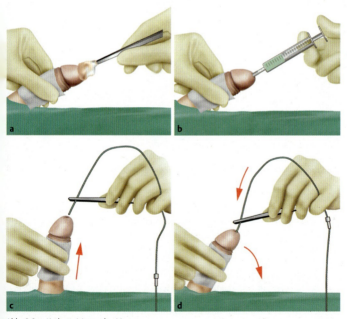

Abb. 8.8 • Katheterisieren des Mannes.
(aus Schewior-Popp S, Sitzmann F, Ullrich L. Thiemes Pflege. 12. Aufl. Stuttgart: Thieme; 2012)

Praktisches Vorgehen bei der Frau

▶ **Lagerung:** Rückenlage, Hüften und Knie leicht gebeugt nach außen fallen lassen und Fersen aneinanderlegen.
▶ **Desinfektion und steriles Abdecken:**
- Sterile Handschuhe anziehen.
- Arbeitsbereich steril abdecken.
- Der Rechtshänder spreizt mit der linken (dann unsterilen) Hand die großen und kleinen Schamlippen.
- Mit der rechten (sterilen) Hand wird mit mindestens drei getränkten Tupfern von ventral nach dorsal desinfiziert (Abb. 8.9 a).
- Der letzte Tupfer wird vor dem Vaginaleingang belassen.
▶ **Gleitmittel** von Hilfsperson auf die sterile Katheterspitze applizieren lassen.
▶ **Katheter einführen:**
- Katheter mit der rechten Hand spitzennah fassen und unter leicht drehenden Bewegungen in die Harnröhrenöffnung einführen (Abb. 8.9 b).
- Wenn Urin zurückfließt, Katheter noch etwas weiter vorschieben.
▶ **Blocken:**
- Ballon mit 5–10 ml Aqua dest. blocken und Katheter zurückziehen, bis er leicht federt. So wird getestet, ob der Katheter gegen ein unerwünschtes Herausrutschen gesichert ist.
- Urinauffangbeutel anschließen, evtl. zuvor Probe zur mikrobiologischen Untersuchung entnehmen.
▶ **Entfernung des Katheters:** Ballon vollständig entblocken, Katheter vorsichtig entfernen.

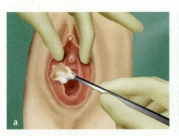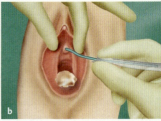

Abb. 8.9 • Katheterisieren der Frau.
(aus Schewior-Popp S, Sitzmann F, Ullrich L. Thiemes Pflege. 12. Aufl. Stuttgart: Thieme; 2012)

Tipps und Tricks

Gelingt die Anlage nicht, zunächst dünneren Katheter oder Katheter mit gebogener Spitze verwenden. Bei operierten Patienten ggf. Kollegen oder auch Pflegekräfte der Urologie hinzubitten.

WICHTIG

▶ Katheter **nie mit Gewalt** vorschieben.
▶ Bei Harnverhalt Urin **fraktioniert ablassen**, d.h. nicht mehr als 500 ml auf einmal, da ansonsten eine Entlastungsblutung der Harnblasenschleimhaut oder eine Synkope durch den Vagusreiz auftreten können.
▶ Transurethrale Blasenkatheters müssen **mindestens alle 2 Wochen gewechselt** werden. Ausnahme: Silikonkatheter können 3 Monate belassen werden.

8.4 Suprapubischer Blasenkatheter (SPK)

Allgemeines

▶ **Prinzip:**
- Direkter perkutaner Zugang zur Blase zum längerfristigen oder dauerhaften Ableiten des Harns und Entleeren der Harnblase.
- In der Regel wird sonografisch gestützt punktiert, während einer Abdominaloperation auch unter Sicht/Palpation.

▶ **Indikationen:**
- *Diagnostisch:* Mikrobiologische Untersuchung.
- *Therapeutisch:* längerfristig erforderliche Urinableitung bei neurologischen Erkrankungen, Inkontinenz, unmöglicher transurethraler Katheteranlage z. B. wegen Strikturen, Prostatahyperplasie.

▶ **Kontraindikationen:**
- Gerinnungsstörungen (Quick < 50, Thrombozyten < 50000/μl, PTT > 50 sec, INR > 1,5).
- Nicht ausreichende Blasenfüllung.
- Peritonealkarzinose, Blasenkarzinom.
- Massive intraabdominelle Verwachsungen.

▶ **Komplikationen:** Verletzung intraabdomineller Organe, Peritonitis.

▶ **Stellenwert:**
- Die Anlage suprapubischer Katheter wird üblicherweise von den Kollegen der Urologie übernommen. In der Chirurgie erfolgt der Eingriff häufig intraoperativ.

Das sollten Sie wissen/können
▶ Nutzen Sie die Gelegenheit, bei der Anlage eines suprapubischen Blasenkatheters zuzuschauen oder zu assistieren. Ist dies eine häufige Maßnahme in Ihrer Abteilung, können Sie sicher auch selbst tätig werden.
▶ Fragen Sie im OP, wenn eine größere Abdominaloperation auf dem Programm steht, ob Sie unter Palpation den SPK anlegen dürfen. Lassen Sie sich auch zeigen, wie ein SPK gewechselt oder nach Dislokation neu angelegt wird. Arbeiten Sie dabei steril!

Material und praktisches Vorgehen

▶ **Erforderliches Material:**
- Katheterset mit Punktionskanüle und Urinbeutel (z. B. Cystofix, Abb. 8.10).
- Sonografiegerät.
- Einmalrasierer.
- Sterile Handschuhe, steriles Abdecktuch, sterile Tupfer, sterile Kompressen.
- Mundschutz, Haube, steriler Kittel.
- Lokalanästhetikum (10 ml Lidocain 1 %), Hautdesinfektionsmittel.
- Blockerspritze, 5 ml Aqua dest. (Ballongröße beachten!).
- Ggf. Probengefäß für die mikrobiologische Untersuchung.

▶ **Aufklärung:**
- Erklärung des grundsätzlichen Ablaufs der Anlage eines suprapubischen Katheters (lokale Betäubung, Sonografie, Punktion), evtl. auch mit ergänzenden erklärenden Zeichnungen auf dem Aufklärungsbogen.
- Erläuterung möglicher Komplikationen.

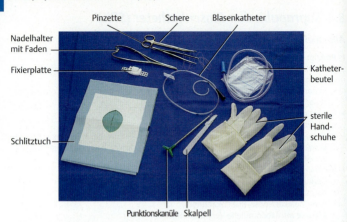

Abb. 8.10 • Materialien zur Anlage eines SPK.
(aus Schewior-Popp S, Sitzmann F, Ullrich L. Thiemes Pflege. 9. Aufl. Stuttgart: Thieme; 2000)

▶ **Lagerung:** Rückenlage

▶ **Vorbereitung:**

- Sonografische Darstellung einer *ausreichend gefüllten Blase. Cave:* Vorliegende Darmschlingen müssen sonografisch ausgeschlossen werden.
- Ist die Blase nicht ausreichend gefüllt, kann über einen evtl. liegenden transurethralen Blasenkatheter steril eine retrograde Füllung mit Kochsalzlösung erfolgen.
- Aufsuchen und Markierung der optimalen Punktionsstelle ca. 2 cm oberhalb der Symphyse in der Medianlinie.
- Sonogel abwischen, evtl. Rasur der Punktionsregion (Abb. 8.12 a).

▶ **Hautdesinfektion und Lokalanästhesie:**

- Gründliche Hautdesinfektion, sterile Handschuhe anziehen.
- Steriles Abdecken um die markierte Punktionsstelle.
- Nach Anlegen einer subkutanen Quaddel Einspritzen des Lokalanästhetikums unter Aspiration bis zur Blasenwand (Tiefe je nach Dicke der Bauchdecke 4–5 cm, Abb. 8.12 b).
- Bei Aspiration von Urin Kanüle zur Markierung belassen.

  ☐ *Hinweis:* Wenn Sie unsicher sind und ein steriler Überzug für den Schallkopf vorhanden ist, können Sie auch unter direkter sonografischer Kontrolle punktieren.

▶ **Punktion:**

- Ausreichend große Stichinzision direkt neben der Kanüle.
- Kanüle entfernen, Stechrichtung und -tiefe merken.
- Mit der Punktionskanüle (Stahlkanüle mit Katheter, die Spitze der Kanüle muss den Katheter überragen!) senkrechte Punktion der Blase bis Urin zurückfließt (Abb. 8.12 c).
- Katheter vorschieben. Bei fixiertem Katheter Stahlkanüle zurückziehen und durch seitliches Aufreissen entfernen.

▶ **Blocken:**

- Ballon mit 5–10 ml Aqua dest. blocken und Katheter zurückziehen, bis er leicht federt (Abb. 8.12 d).
- Urinauffangbeutel anschließen, evtl. zuvor Probe zur mikrobiologischen Untersuchung entnehmen.

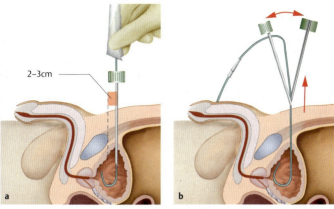

Abb. 8.11 • Schematische Darstellung der Anlage eines SPK.
(aus Schewior-Popp S, Sitzmann F, Ullrich L. Thiemes Pflege. 12. Aufl. Stuttgart: Thieme; 2012)

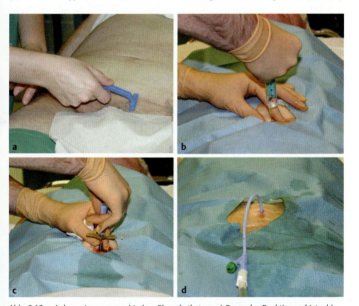

Abb. 8.12 • Anlage eines suprapubischen Blasenkatheters. a) Rasur des Punktionsgebiets. b) Tiefe Lokalanästhesie unter Aspiration. c) Punktion mit Stahlkanüle: Urin fließt zurück. d) Der Katheter wurde über die Punktionskanüle vorgeschoben, die Punktionskanüle entfernt.

▶ **Verband:** Steriler Verband mit trockener Schlitzkompresse. Darüber kommt die Fixierplatte, damit das unsterile Aussenteil des Katheterschlauchs nicht nach innen disloziert oder hineingeschoben wird. Der Verbandwechsel sollte innerhalb der ersten Woche täglich, dann alle 2–3 Tage durchgeführt werden.

8.5 Thoraxdrainage (TD)

Allgemeines

- ► **Prinzip:** Perkutan in den Pleuraraum eingeführter Drainageschlauch mit dem Ziel, Luft oder Flüssigkeit abzuleiten, um die Lunge wieder vollständig zu entfalten.
- ► **Indikationen:**
  - Spannungspneumothorax (Notfallindikation).
  - (Spontan-)Pneumothorax, Hämatothorax, Hämatopneumothorax.
  - Pleuraempyem (Spüldrainage).
  - Prophylaktisch bei penetrierenden Thoraxverletzungen /Rippenserienfrakturen.
  - Nach Thorakotomie und Thoraxeingriffen.

Hinweise
- ► Ein **Mantelpneumothorax** (Saum lateral < 1 cm, apikal < 4 cm) kann bei nicht intubierten Patienten mit stabilen Vitalparametern zunächst **engmaschig kontrolliert** werden und bedarf keiner sofortigen Drainagenanlage.
- ► Bei **beatmetem Patienten** muss **jeder Pneumothorax entlastet werden**, da durch den kontinuierlich positiven intrathorakalen Druck bei der Beatmung die Gefahr eines Spannungspneumothorax besteht.
- ► Zur Entlastung eines massiven, traumatischen, Hämatopneumothorax sind ggf. mehrere Thoraxdrainagen an verschiedenen Positionen notwendig.
- ► Ein lebensbedrohlicher **Spannungspneumothorax** sollte zunächst **durch eine großlumige Kanüle entlastet** werden. Im Verlauf wird dann steril eine Thoraxdrainage angelegt.

- ► **Kontraindikationen:**
  - Bei vitaler Indikation keine!
  - *Relativ:* Gerinnungsstörungen (Quick < 50 %, Thrombozyten < 50.000/µl, PTT > 50 sec., INR > 1,5), Adhäsionen, massive Pleuraschwielen, ausgeprägte Pleurakarzinose.
- ► **Komplikationen :**
  - Blutungen aus den Interkostalgefäßen oder der A. thoracica interna.
  - Verletzung der Nn. Intercostales oder des N. thoracicus longus.
  - Pneumothorax, Lungenverletzung.
  - Intrapulmonale oder subkutane Fehllage.
  - Verletzung des Herzens oder der Oberbauchorgane.
  - Infektionen.
  - Pleurodynie, Pleuraschwarten, Pleuraerguss, Atelektasen.
  - Die Komplikationsrate liegt bei korrekter Technik bei ca. 1 %.

Das sollten Sie wissen/können
- ► Je nach Spektrum der Abteilung ist die Anlage einer Thoraxdrainage eine häufige Maßnahme. Die Indikationen und der Ablauf dieser Maßnahme sowie mögliche Komplikationen sollten Ihnen bekannt sein.
- ► Sie sollten zumindest die Anlage einer Thoraxdrainage gesehen, am besten auch unter Anleitung selbst durchgeführt haben. Machen Sie sich mit der Funktionsweise eines Wasserschlosses und der Handhabung des verwendeten Kanistersystems vertraut.

> ▶ Sie sollten außerdem auf dem Röntgenbild einen Pneumothorax sicher erkennen können.

Material und praktisches Vorgehen

▶ **Erforderliches Material** (oft liegen vorgepackte sterile Sets bereit):
- Thoraxdrainage: Erhältlich in Größen von 18–36 Charrière. Meist werden Drainagen mit 24–28 Charrière verwendet. Die Größe richtet sich nach der jeweiligen Indikation. Bei kleinem Pneumothorax werden kleinere Lumina, bei einem Hämatothorax mit großen Koageln größere Lumina bevorzugt.
- Saugkanistersystem mit Wasserschloss und Sogvorrichtung (Abb. 8.14 b).
- Lokalanästhesie (ca. 20 ml Lidocain 1 %), Hautdesinfektionsmittel.
- Steriles Lochtuch zum Abdecken, sterile Handschuhe, sterile Tupfer.
- Mundschutz, steriler Kittel.
- Einmalskalpell, Kornzange.
- Stabile Schere oder Klemme.
- Nahtmaterial z. B. Vicryl 2-0, Nadelhalter.
- Verbandkompressen, Pflaster.

▶ **Aufklärung:** Je nach Situation Erklärung des grundsätzlichen Ablaufs der Thoraxdrainagenanlage und Erläuterung möglicher Komplikationen. Im Notfall ist keine Aufklärung möglich!

▶ **Lagerung:**
- Rückenlage mit leicht erhöhtem Oberkörper.
- Bei Bülau-Punktion ggf. leichte Seitenlage, abduzierter Arm, Hand hinter dem Kopf.

▶ **Vorbereitung:**
- Steriler Tisch mit den benötigten Materialen.
- Bei elektiven Eingriffen Bettwäsche durch Unterlegen von Tüchern vor Feuchtigkeit schützen.
- Bildgebung des Thorax bereitstellen.
- Ggf. Rasur des Punktionsgebiets.

▶ **Wahl der Zugangswegs:**
- *Monaldi-Position:* 2. ICR, ca. 2–3 cm lateral des Sternalrandes in der Medioclavikularlinie (MCL); häufig in der Notfallsituation.
- *Bülau-Position:* 4.–5. ICR in der vorderen bis mittleren Axillarlinie, bei Erguss oder Pneumothorax, "Standard".
- Abtasten und Zählen der Interkostalräume, evtl. Markierung mit dem Fingernagel.

Hinweise

> ▶ Die gewählte Position richtet sich danach, von wo aus sich die zu drainierende Luft oder Flüssigkeit ohne Abknicken der Drainage am besten erreichen lässt.
> ▶ Manche Notärzte bevorzugen am Unfallort die Monaldi-Position, da hier auch bei einer evtl. bestehenden Zwerchfellruptur genug Abstand zu nach thorakal dislozierten Oberbauchorganen eingehalten wird.

▶ **Hautdesinfektion und Lokalanästhesie:**
- Dreifache Hautdesinfektion und steriles Abdecken um die markierte Punktionsstelle.
- Unter Aspiration großzügige Infiltrationsanästhesie 1 ICR unter- oder oberhalb der markierten Punktionsstelle (spätere Tunnelung) am Oberrand der Rippe (Gefäßverlauf!).
- Aspiration von Luft oder Flüssigkeit zeigt die korrekte Position an.

▶ **Punktion und Drainageneinlage:**
- 2–4 cm große Hautinzision (Abb. 8.13 a), wenn nötig Blutstillung durch Kompression.

- Stumpfe Präparation des Subkutangewebes und der Interkostalmuskulatur über eine Strecke von 1–2 cm („Tunnelung") entlang des Oberrands der Rippe. Dies erfolgt mit Klemme, Schere (spreizen, nicht schneiden!) oder Finger bis durch die Pleura (Abb. 8.13 b und c).
- ▶ *Beachte:* Beim Durchstoßen der Pleura dient beim Spannungspneumothorax ein zischendes Entweichen von Luft als Erfolgskontrolle!
- Zirkuläres Austasten der Pleurahöhle mit dem Finger, Lösen von Adhäsionen, Lagekontrolle. Am besten den Finger als Leitstruktur im Situs belassen!
- Eventuell vorhandenen Trokar zurückziehen. Thoraxdrainage mit der Kornzange etwa 0,5 cm distal der Spitze fassen.
- Drainageschlauch etwa 16–20 cm vorsichtig in die gewünschte Richtung (Erguss häufig dorsal, Pneumothorax häufig ventral) vorschieben (Abb. 8.13 d). Der Finger kann dabei weiter als Leitstruktur dienen.
- Alle Löcher des Drainageschlauchs müssen intrathorakal liegen (Markierung beachten!).

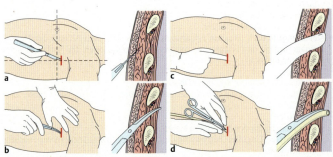

Abb. 8.13 • Anlage einer Thoraxdrainage. a) Nach ausreichend großer Stichinzision wird der Pleuraraum stumpf präpariert (b und c). Der Drainageschlauch wird anschließend mittels Kornzange eingeführt (d).
(nach Secchi A, Ziegenfuß T. Checkliste Notfallmedizin. 4. Aufl. Stuttgart: Thieme; 2009)

▶ **Punktionsende:**
- Anlage einer Tabaksbeutelnaht um die Inzision (diese dient nach Ziehen der Drainage gleichzeitig als Wundverschluss).
- Restfaden spiralförmig um die Drainage legen und am Ende knoten.
- Anschluss des Saugsystems, Sog in der Regel 20–25 cm H_2O.
- Steriler Verband (Abb. 8.14).
- Röntgenkontrolle (Thorax in Exspiration) zum Ausschluss eines Pneumothorax und zur Lagekontrolle der Drainage.

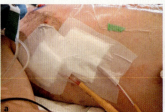
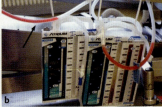

Abb. 8.14 • Zwei Thoraxdrainagen in situ (a). b) Saugkanistersystem mit Wasserschloss. Der Flüssigkeitsspiegel im Schlauch ist gut erkennbar (Pfeil).
(Fotos: Paavo Bläfield)

Hinweise

▶ Durch die Lagerung mit abduziertem Arm erweitern sich die Interkostalräume.
▶ Beim spontan atmenden Patienten muss das Ende der Thoraxdrainage während des Eingriffs so lange verschlossen sein, bis das Sogsystem angelegt ist, damit keine „unsterile" Luft angesaugt wird.
▶ Die Tunnelung beugt Infektionen vor und verhindert beim Ziehen der Drainage die Entstehung eines Pneumothorax.
▶ Das Austasten der Pleurahöhle mit dem Finger und das mit dem Finger geführte Vorschieben der Drainage gewährleistet die sichere intrathorakale Lage. Dazu muss die Minithorakotomie allerdings weit genug sein!

CAVE

▶ Der Bülau-Zugang darf **nie unterhalb des 5. ICR** liegen, da Milz oder Leber verletzt werden könnten.
▶ Als Grenze bietet sich die Mamillarlinie beim Mann an. Auch die Regel „Nicht tiefer als eine Handbreit unter der Axilla" hat Gültigkeit.
▶ Der Zugang sollte sicher in der **vorderen Axillarlinie** liegen, da ab der mittleren Axillarlinie nach dorsal Gefäße nicht nur am Unterrand der Rippe, sondern auch an deren Oberrand verlaufen.

„Fisteln" der Thoraxdrainage

▶ Beschreibt das **atemabhängige Pendeln der Flüssigkeit** im Schlauchsystem (Abb. 8.14 b) oder das atemabhängige „Blubbern" des Wasserschlosses.
▶ Es zeigt, dass bei jedem Atemzug Luft aus der Lunge in die Pleurahöhle entweicht und von dort durch den Sog der Drainage angesogen wird. Fisteln ist also ein Zeichen für ein **persistierendes Pleuraleck!**
▶ Eine fistelnde Thoraxdrainage darf man nicht abklemmen. Die aus der Lunge entweichende Luft könnte zu einem Spannungspneumothorax führen!

Entfernung der Thoraxdrainage

▶ **Indikation:**
• Radiologisch vollständige Entfaltung der Lunge, kein „Fisteln".
• Förderung von weniger als 200 ml Sekret/Tag (diese Menge entspricht dem durch das Fremdmaterial erzeugten Reizerguss).
• Keine Veränderung des klinischen und radiologischen Befundes während Abklemmen der Thoraxdrainage über 12–24 h.
▶ **Durchführung** (2 Personen):
• Bei Bedarf Schmerzmittelgabe oral oder i. v.
• Lokale Hautdesinfektion.
• Lösen des Haltefadens (Aufknoten oder Enden abschneiden).
• Während eines Valsalva-Pressmanövers (Patient presst bei zugehaltener Nase und geschlossenem Mund) zieht eine Person die Drainage heraus, während die andere die Haltefäden der Tabaksbeutelnaht zuzieht.
• Steriler Verband.
▶ **Weiteres Prozedere:**
• Nach 24 Stunden Röntgenkontrolle, bei Beschwerden sofort.
• Ggf. Einsenden der Drainagespitze zur mikrobiologischen Untersuchung.

WICHTIG

Thoraxdrainagen kann man zwar zur Lagekorrektur etwas zurückziehen, aber bei Dislokation **nicht wieder nach intrathorakal vorschieben** (Infektionsgefahr!). In diesem Fall muss die Drainage neu gelegt werden.

9 Injektionen

9.1 Intrakutane Injektion

Allgemeines

▸ **Prinzip:** Injektion eines Stoffes in die Haut, z. B. bei Allergietests, Tuberkulintests oder lokaler Quaddelung mit Lokalanästhetika zur Schmerztherapie.

▸ Da die applizierte Menge sehr gering ist (ca. 0,1–0,5 ml), sollten Feindosierungsspritzen (z. B. 1 ml) verwendet werden.

Material und praktisches Vorgehen

▸ **Erforderliches Material:**
  • Einmalhandschuhe (nicht steril), Tupfer/Kompressen, Desinfektionsspray.
  • Kanüle für die Punktion (sehr fein).
  • Feindosierungsspritze mit Medikament.
  • Abwurfbox.

▸ **Punktion:**
  • Patienten über das Vorhaben informieren.
  • Geeignete Punktionsstelle suchen. Wenn möglich, sollte ein mechanisch wenig beanspruchtes Areal zur Injektion genutzt werden, z. B. der Rücken bei Allergietests oder der Unterarm beim Tuberkulintest. Auch jede andere Stelle des Körpers, z. B. zur Analgesie vor schmerzhaften Punktionen (kutane Quaddel).
  • Einmalhandschuhe anziehen.
  • Punktionsstelle desinfizieren, ca. 30 Sekunden einwirken lassen und mit einer Kompresse einmalig trocken wischen.
  • Haut mit einer Hand an der Punktionsstelle spannen und Patienten auf den Schmerz vorbereiten (z. B. „Achtung, gleich gibt es einen Stich und es kann brennen!").
  • Die Haut *in einem sehr flachen Winkel* (ca. 15°, Abb. 9.1) punktieren.
  ⬲ *Cave:* Schieben Sie die Nadel nur 2–3 mm weit vor, damit Sie *nicht in die Subkutis* injizieren.
  • Bei einer Menge von 0,1–0,2 ml sollte eine weiße Hautquaddel mit deutlich vergrößertem Porenrelief sichtbar sein.

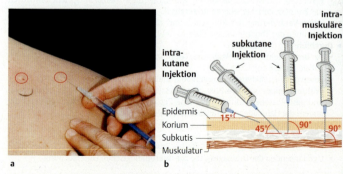

Abb. 9.1 • a) Intrakutane Injektion (Allergietest). Es entstehen die typischen weißen Hautquaddeln. b) Schema verschiedener Injektionstiefen.
(Teilabb. a) aus Moll I. Duale Reihe Dermatologie. 7. Aufl. Stuttgart: Thieme; 2010. b) aus Schewior-Popp S, Sitzmann F, Ullrich L. Thiemes Pflege. 12. Aufl. Stuttgart: Thieme; 2012)

- Wölbt sich die Haut lediglich vor, ohne dass sie weiß erscheint, liegt die Injektion subkutan und muss (an anderer Stelle) wiederholt werden.
- Nach Injektionsende Nadel sofort eigenhändig in geeigneten Abwurfbehälter entsorgen.

9.2 Subkutane Injektionen

Allgemeines
. . . .
▶ **Prinzip:** Injektion eines Medikaments, z. B. Heparin oder Insulin in das subkutane Fettgewebe, wird meist vom Pflegepersonal übernommen.

Material und praktisches Vorgehen
. . . .
▶ **Erforderliches Material:**
- Da die applizierte Menge bei Heparin oder Insulin sehr gering ist (0,05–0,1 ml), sollten Feindosierungsspritzen (Gesamtvolumen 1 ml, Unterteilung 0,01 ml) mit dünnen und kurzen Nadeln (30 G, 8 mm Länge) verwendet werden (Abb. 9.2 a).
- Für die Insulinapplikation gibt es auch fertige Pens, die über eine mehrfach verwendbare Kanüle verfügen (Abb. 9.2 b).
- Einmalhandschuhe (nicht steril), Tupfer/Kompressen. Desinfektionsspray.
- Feindosierungsspritze mit dünner Kanüle und Medikament.
- Abwurfbox. Evtl. Pflaster.

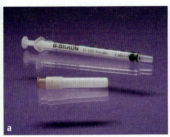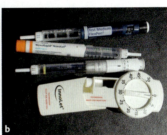

Abb. 9.2 • a) Insulinspritze U100 mit Kanüle. b) Verschiedene Insulinpens.
(Teilabb. a) Foto: Paavo Blåfield. b) aus Vieten M, Heckrath C. Medical Skills. 4. Aufl. Stuttgart: Thieme: 2004)

▶ **Punktion:**
- Patienten informieren und geeignete Punktionsstelle aussuchen (Abb. 9.3). Grundsätzlich eigenen sich alle Körperregionen mit ausgeprägtem Unterhautfettgewebe, wobei die Injektionsorte der ersten Wahl der Unterbauch und der laterale Oberschenkel sind. Um den Nabel herum sollte ein ca. 2 cm großes Areal ausgespart werden, da sich hier die Linea alba befindet.
- ▶ *Cave:* Punktieren Sie nicht in bestehende Hämatome, Ödeme, Wunden oder Narben. Auch entzündliche Hautveränderungen oder Regionen mit Lymphabflussstörungen sowie paretische Gliedmaßen sind ungeeignet.
- Einmalhandschuhe anziehen. Kanüle auf Spritze stecken.
- Punktionsstelle desinfizieren!
- ▶ *Beachte:* In medizinischen Einrichtungen sollte eine alkoholische Hautdesinfektion vor jeder subkutanen Injektion durchgeführt werden, auch wenn langjährige Erfahrungen bei subkutanen Injektionen durch den Patienten selbst keine Infektkomplikationen zeigen.

- Bilden Sie mit der linken Hand eine Hautfalte. Bereiten Sie den Patienten auf den stechenden Schmerz und einen möglichen Dehnungsschmerz bei Applikation eines größeren Volumens vor („Achtung, gleich gibt es einen Stich und es kann brennen!").
- Punktieren Sie die Haut zügig. Bei Kanülen bis 12 mm Länge wählen Sie einen Winkel von 90°, ansonsten einen Winkel von 45° (Abb. 9.4).
- Ziehen Sie nach erfolgter Injektion die Nadel zurück.
- Nadel sofort eigenhändig in geeigneten Abwurfbehälter entsorgen.
- Die Injektionsstelle kann mit einem Tupfer abgewischt, sollte aber nicht massiert werden (Gefahr der Hämatombildung).
- Sollte ein Blutstropfen an der Einstichstelle austreten, können Sie ein Pflaster aufkleben.

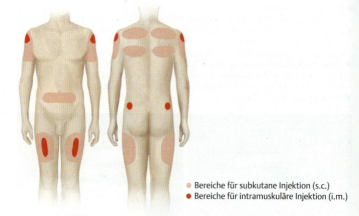

● Bereiche für subkutane Injektion (s.c.)
● Bereiche für intramuskuläre Injektion (i.m.)

Abb. 9.3 • Mögliche Injektionsbereiche für subkutane und intramuskuläre Injektionen.
(aus Schewior-Popp S, Sitzmann F, Ullrich L. Thiemes Pflege. 12. Aufl. Stuttgart: Thieme; 2012)

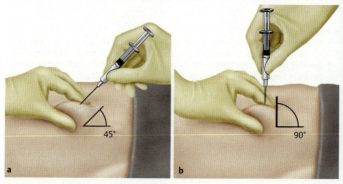

Abb. 9.4 • Technik der subkutanen Injektion.
(aus Schewior-Popp S, Sitzmann F, Ullrich L. Thiemes Pflege. 12. Aufl. Stuttgart: Thieme; 2012)

9.3 Lokalanästhesie

Allgemeines

- ▶ **Prinzip:** Eine Lokalanästhesie schaltet örtlich den Schmerz aus, ohne das Bewusstsein zu verändern.
- ▶ **Oberflächenanästhesien:** Beispiele: Xylocain®-Spray zur Schleimhautanästhesie bei Anlage einer Magensonde, EMLA®-Creme vor Venenpunktionen bei Kindern oder oberflächlichen Eingriffen an der Haut.
- ▶ **Infiltrationsanästhesien:** Ringartige, fächerförmige, subkutane Applikation eines Lokalanästhetikums unter Einbeziehung schmerzempfindlicher Strukturen wie z. B. der Pleura oder des Periosts.
- ▶ **Kontraindikationen:**
  - Allergie auf Lokalanästhetika.
  - Schwere Gerinnungsstörungen.
  - Infektionen im Infiltrationsgebiet.
- ▶ **Komplikationen:**
  - Allergische Reaktion bis zum anaphylaktischen Schock.
  - Bei großen Mengen oder versehentlicher intravasaler Injektion:
    - Zentralnervöse Nebenwirkungen: Unruhe, Krämpfe, Zittern, Schwindel, Übelkeit, Bewusstlosigkeit, Atemstillstand.
    - Kardiovaskuläre Nebenwirkungen: Bradykardien, Blutdruckabfall, Verlängerungen der AV-Überleitungszeit.

Das sollten Sie wissen/können:
Während Famulatur oder PJ werden Sie vor allem in der chirurgischen Ambulanz die Möglichkeit haben, Infiltrationsanästhesien selbstständig durchzuführen. Machen Sie sich klar, dass Sie dabei mit Medikamenten umgehen, die erhebliche Nebenwirkungen haben können.

Praktisches Vorgehen

- ▶ **Vorbereitung:**
  - Erklären Sie dem Patienten das Vorhaben und klären Sie ihn über mögliche Komplikationen auf. Fragen Sie den Patienten, ob eine Allergie auf Lokalanästhetika bekannt ist.
  - Das erforderliche Ausmaß der Hautdesinfektion ist abhängig vom geplanten Eingriff.
- ▶ **Punktion:**
  - Die **Infiltrationsanästhesie** erfolgt zunächst als kutane Hautquaddel, wobei der Patient auf einen stechenden und brennenden Schmerz hingewiesen werden sollte.
  - Anschließend sollten Sie **unter ständiger Aspiration** fächerförmig in die Tiefe infiltrieren (Abb. 9.5), bis Sie (je nach Eingriff) die besonders schmerzempfindlichen Strukturen wie das Periost erreicht haben.

▶ *Tipp:* Bei einer Punktion tiefer liegender Strukturen kann zuerst mit einer feinen kurzen Kanüle eine oberflächliche subkutane Infiltration mit Lokalanästhetikum vorgenommen werden, bevor man auf eine längere Kanüle für die tiefere Applikation wechselt. Hierdurch wird eine Hypalgesie des Stichkanals erreicht und die tiefere Infiltration weniger schmerzhaft.

• Die Einwirkzeit des meist verwendeten Lokalanästhetikums Lidocain (Xylocain®) beträgt 1–3 Minuten.

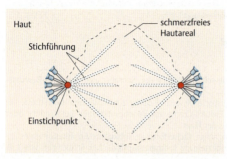

Abb. 9.5 • Spritztechnik bei der Infiltrationsanästhesie. (aus Schulte am Esch J et al. Duale Reihe Anästhesie. 4. Aufl. Stuttgart: Thieme; 2011)

WICHTIG

▶ Eine **ständige Aspiration** ist während der Infiltrationsanästhesie obligat. Erste Zeichen einer versehentlichen intravasalen Injektion oder einer Überdosierung sind eine periorale Taubheit und ein metallischer Geschmack (Notfall!).

▶ Bei Verletzungen sollte man nie vom Wundrand aus stechen, um keine Keime zu verschleppen.

10 Regionalanästhesie

10.1 Leitungsanästhesie nach Oberst

Allgemeines

▶ **Prinzip:** Eine Leitungsanästhesie nach Oberst schaltet den Schmerz distal der Injektionsstelle durch eine Blockade der Digitalnerven aus. Sie kann an Fingern und Zehen durchgeführt werden.

▶ **Kontraindikationen und Komplikationen** S. 203, Lokalanästhesie.

> **Das sollten Sie wissen/können:**
> Während Famulatur oder PJ werden Sie v. a. in der chirurgischen Ambulanz die Möglichkeit haben, eine Leitungsanästhesie nach Oberst zu sehen und möglicherweise auch selbst anzulegen.

Praktisches Vorgehen (Finger)

▶ **Vorbereitung:**
  • Erklären Sie dem Patienten das Vorhaben und klären Sie ihn über mögliche Komplikationen auf. Fragen Sie den Patienten ob eine Allergie auf Lokalanästhetika bekannt ist.
  • Sorgfältige Hautdesinfektion.

▶ **Punktion:**
  • Punktieren Sie dorsal auf Höhe der Metakarpophalangealgelenke jeweils rechts und links des Knochens (18-G-Kanüle, Abb. 10.1 a). Der Patient sollte auf einen stechenden und brennenden Schmerz hingewiesen werden.
  • Setzen Sie eine Hautquaddel und schieben Sie anschließend die Kanüle leicht abgewinkelt nach palmar vor (Abb. 10.1 b).
  • Injizieren Sie beim Zurückziehen der Kanüle 2 bis max. 5 ml Lokalanästhetikum (z. B. Lidocain 1 %).
  • Die Einwirkzeit von Lidocain (Xylocain®) beträgt 1–3 Minuten.

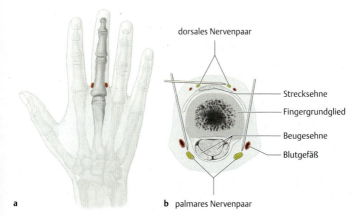

dorsales Nervenpaar

Strecksehne
Fingergrundglied
Beugesehne
Blutgefäß

a　　**b** palmares Nervenpaar

Abb. 10.1 • Leitungsanästhesie nach Oberst.
(aus Schünke M, Schulte E, Schumacher U. Prometheus LernAtlas der Anatomie. 3. Aufl. Stuttgart: Thieme; 2011. Zeichnung: Karl Wesker.)

> **CAVE**
> Bei der Oberst-Leitungsanästhesie sind **Vasokonstriktoren kontraindiziert,** da es sich um Endstromgebiete handelt und daher Finger oder Zehen nekrotisch werden könnten.

10.2 Spinalanästhesie

Allgemeines

▶ **Prinzip:** Bei der Spinalanästhesie wird ein Lokalanästhetikum in den Subarachnoidalraum eingebracht und führt dadurch rasch zu einer Betäubung aller motorischen und sensorischen Nervenfasern kaudal der Punktionsstelle.

▶ **Komplikationen:**
- Sympathikusblockade mit Vasodilatation, Blutdruckabfall, Übelkeit.
- Totale/hochthorakale Spinalanästhesie mit Atemnot durch motorische Blockade der Interkostalmuskulatur und Kreislaufdekompensation bis hin zum Herz-Kreislauf-Stillstand.
- Spinales oder epidurales Hämatom mit Lähmungen oder Cauda-equina-Syndrom.
- Lokale oder generalisierte Infektion bis zur Meningitis.
- Verletzungen der Dura mater mit Liquorleck und postpunktionellen Kopfschmerzen.
- Verletzung von Nerven oder Gefäßen.
- Allergische Reaktion.

▶ **Kontraindikationen:**
- Ablehnung durch den Patienten oder fehlende Einverständniserklärung.
- Schwere Gerinnungsstörung (Thrombozyten < 50.000/µl, INR > 1,5 bzw. Quick < 50 %, PTT > 50 sec).
- Infektionen an der Punktionsstelle.
- Allergie gegen Lokalanästhetika.
- Sepsis/Bakteriämie.
- Ausgeprägte Hypovolämie oder schwere Herzinsuffizienz.
- Aortenstenose oder schwerwiegender Herzfehler mit relevant verminderter Ejektionsfraktion.
- Hirndruckerhöhung oder unklare Hirndruckverhältnisse (z. B. bei Hirntumoren, Schädel-Hirn-Trauma).
- Schwere Deformitäten der Wirbelsäule (z. B. Morbus Bechterew, Skoliose) sind keine Kontraindikationen, machen die Spinalanästhesie aber oftmals unmöglich.
- Als relative Kontraindikation gelten neurologische Erkrankungen mit bereits bestehenden neurologischen Ausfällen. Aus forensischen Gründen ist es wichtig, die Ausgangsbefunde vor Spinalanästhesie gut zu dokumentieren.

Das sollten Sie wissen/können
> ▶ Die Spinalanästhesie ist ein standardmäßig durchgeführtes Regionalanästhesieverfahren, welches besonders bei Operationen in der Orthopädie, Gynäkologie und Urologie zur Anwendung kommt.
> ▶ Wenn Sie als Student in der Anästhesie tätig sind, haben Sie die Möglichkeit, bei vielen Spinalanästhesien zuzusehen und Punktionen unter Aufsicht evtl. auch selbst durchzuführen.

Anatomie

▶ Bei der Spinalanästhesie werden folgende Schichten durchstochen (vgl. Abb. 7.4 a).
  • Haut und subkutanes Fettgewebe.
  • Ligg. supraspinalia und Ligg. interspinalia.
  • Lig. flavum.
  • Epiduralraum (Cavum epidurale).
  • Dura mater.
  • Arachnoidea.

Erforderliches Material

▶ **Punktionsset** für die Spinalanästhesie (Abb. 10.2) mit:
  • Punktionsnadel (22–29 G, Länge 8–10 cm).
  • Führungskanüle (bei manchen Sets mit dünnen Spinalnadeln).
  • Kanülen und Spritzen für die Lokalanästhesie.
  • Abdecktüchern, sterilen Tupfern, Lochtuch.
▶ Lokalanästhetikum für die Haut (z. B. Mepivacain 1 % 5 ml).
▶ Lokalanästhetikum für die Spinalanästhesie (z. B. Bupivacain 0,5 % 5 ml).
▶ Desinfektionsspray.
▶ Sterile Handschuhe, Haube, Mundschutz.
▶ Pflaster, Abwurfbox.

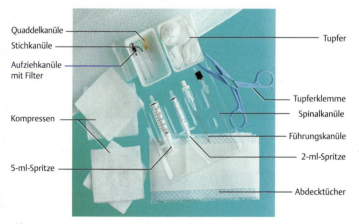

Abb. 10.2 • Komponenten eines Spinalsets.
(aus Schewior-Popp S, Sitzmann F, Ullrich L. Thiemes Pflege. 12. Aufl. Stuttgart: Thieme; 2012)

▶ Es gibt verschiedene Nadeltypen mit unterschiedlichem Schliff (z. B. Sprotte, Whitacre, Quincke, Abb. 10.3 a), welche die durchstochenen Strukturen möglichst wenig traumatisieren (Abb. 10.3 b). Zusätzlich wird, vor allem bei Verwendung dünner Nadeln, häufig eine Führungskanüle („Introducer") verwendet, um die relativ harten Strukturen des Bandapparates leichter durchdringen zu können.

> **WICHTIG**
> Je dünner die verwendeten Nadeln, desto geringer ist die Inzidenz postspinaler Kopfschmerzen.

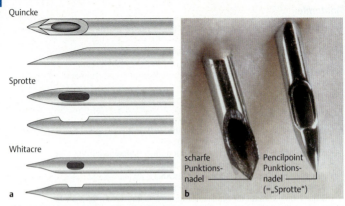

Abb. 10.3 • a) Verschiedene Spinalkanülenspitzen.
b) Die scharfe Nadel hinterlässt nach dem Zurückziehen einen Defekt in der Dura. Die
atraumatische Nadel drängt die Durafasern auseinander, schädigt sie aber nicht.
(Teilabb. a) aus Scherer RU et al. Anästhesiologie, ein handlungsorientiertes Lehrbuch. Stuttgart;
Thieme 2000. b) aus Schewior-Popp S, Sitzmann F, Ullrich L. Thiemes Pflege. 12. Aufl. Stuttgart:
Thieme; 2012)

Praktisches Vorgehen

▸ **Aufklärungsgespräch:** Der Patient muss über das Verfahren und die möglichen
Komplikationen aufgeklärt sein und (schriftlich) eingewilligt haben.
▸ *Wichtig:* Eine unterschriebene Einverständniserklärung muss vorhanden sein!
▸ **Kontrolle des Gerinnungsstatus** (erforderliche Werte S. 206).
▸ **Kreislaufsituation überprüfen und eine evtl. Hypovolämie ausgleichen:** Das Risiko
einer Hypotension im Rahmen der Sympathikolyse wird so vermindert.
▸ **Lagerung des Patienten:**
  • Wichtig ist die Anteflexion der Wirbelsäule, um die Zwischenwirbelräume zu
    vergrößern.
  • Der Patient soll am besten sitzen, die Schultern hängen lassen, das Kinn auf die
    Brust nehmen und einen Katzenbuckel machen (Abb. 7.4 b, S. 175).
  • Im Liegen soll der Patient die Knie maximal anziehen ("Embryoposition").

Praxistipps
  ▸ Die Anlage im Sitzen ist wesentlich einfacher als im Liegen, da man sich leichter
    eine räumliche Vorstellung machen kann. Außerdem kann die Anatomie im Lie-
    gen verschoben sein.
  ▸ Bitten Sie eine Hilfsperson, die Hände auf die Schultern des Patienten zu legen
    und diesen so in der gewünschten Position zu fixieren. Gleichzeitig hat der Pa-
    tient hierdurch einen Ansprechpartner. Da er Sie nicht sehen kann, sollten Sie
    Ihre Arbeitsschritte erklären. So fühlt sich der Patient "im Bilde" und Sie ver-
    meiden eine unnötige Anspannung.

▸ **Festlegung der Punktionsstelle:**
  • Tasten der Darmbeinkämme.
  • Auf Höhe der gedachten Verbindungslinie zwischen den Darmbeinkämmen und
    eine Etage darunter sind mögliche Punktionsstellen (L 3/L 4 oder L 4/L 5, Abb. 7.4).
  • Punktionsstelle mittels Fingernagel markieren (Patienten vorwarnen!).

▶ **Hautdesinfektion und Lokalanästhesie:**
- Sorgfältige dreimalige Sprüh- und Wischdesinfektion des Punktionsortes. Steriles Arbeiten hat oberste Priorität!
- ☐ *Beachte:* Vor der Punktion muss das Desinfektionsmittel getrocknet sein, um keine Desinfektionslösung in den Spinalraum zu verschleppen.
- Punktionsbereich mit sterilen Tüchern oder Lochtuch abkleben.
- Unter Aspiration Lokalanästhesie zunächst der Haut und dann auch der interspinösen Ligamente durchführen.

▶ **Punktion:**
- Führungskanüle streng median, leicht nach kranial gerichtet vorschieben, dabei mit Ring- und Kleinfinger am Körper des Patienten abstützen.
- Die Kanüle sollte vorsichtig durch den starken Widerstand der Ligg. interspinalia vorgeschoben werden.
- Bei Perforation der Dura mater tritt ein Widerstandsverlust ("klick") auf.
- ☐ *Cave:* Während des Einführens der Nadel kann es beim Kontakt mit einer Nervenfaser zu kurzzeitigen Parästhesien kommen. Sollten diese persistieren, muss die Nadel rasch entfernt werden, um eine dauerhafte Schädigung zu vermeiden.
- Wenn Liquor zu sehen ist, Nadel noch ca. 1 mm weiter vorschieben.
- ☐ *Beachte:* Bei sehr dünnen Spinalnadeln kann es sein, dass der austretende Liquor nur gerade eben am Konus zu sehen ist.
- Vorbereitete Spritze mit dem Lokalanästhetikum aufsetzen, ohne dass die Punktionsnadel verrutscht. Lokalanästhetikum injizieren, wobei die Menge von der gewünschten Ausdehnung der Betäubung abhängt.
- Nadel entfernen, steriles Pflaster aufkleben.
- Lagern Sie den Patienten je nach gewünschter Ausdehnung der Spinalanästhesie (s. u.).
- ☐ *Cave:* Ist **kein Liquor** sichtbar, sollte **das Lokalanästhetikum nicht injiziert werden,** da die intraspinale Lage der Nadel dann nicht sicher ist. Sollte Blut oder trübe Flüssigkeit heraustropfen, muss die Spinalanästhesie abgebrochen und ggf. auf einer anderen Höhe neu durchgeführt werden (erfahrenen Kollegen hinzuziehen).

CAVE

EKG, Blutdruck, Bewusstsein und Atmung des Patienten müssen bis zum gesicherten Wirkungseintritt der Spinalanästhesie, welcher innerhalb weniger Minuten erfolgt, regelmäßig kontrolliert werden. So kann eine ausgeprägte Sympathikolyse oder eine hochthorakale/totale Spinalanästhesie rasch erkannt und behandelt werden.

Steuerung und Prüfung der Anästhesieausdehnung

▶ Die Ausdehnung der Spinalanästhesie hängt von der *Art des Lokalanästhetikums*, der *Dosierung* und der *Injektionsgeschwindigkeit* ab.
▶ Bei *hyper- und hypobaren* Lokalanästhetika spielt außerdem die *Lagerung* des Patienten eine Rolle: Hyperbare Lösungen sinken bei Oberkörperhochlagerung nach kaudal, d. h. sie führen zu einer tiefen Blockade und umgekehrt.

10.3 Periduralanästhesie (PDA)

Allgemeines

▶ **Prinzip:** Die Periduralanästhesie ist ein regionales Anästhesieverfahren, bei dem durch Injektion eines Lokalanästhetikums in den Periduralraum isoliert einige Rückenmarksegmente betäubt werden.

▶ Hierbei kann man steuern, ob nur Schmerz- und sensible Fasern oder auch motorische Nervenfasern ausgeschaltet werden sollen. Die Wirkung tritt nach 20–30 Minuten, also später als bei der Spinalanästhesie, ein.

▶ Durch Einlage eines *Katheters* in den Periduralraum wird das Verfahren auch zur *intra- und postoperativen Schmerztherapie* und im Rahmen der sog. „Fast-Track-Chirurgie" verwendet. Hierbei erhalten Patienten zusätzlich zur Allgemeinnarkose eine Periduralanästhesie, was die postoperative Rekonvaleszenz beschleunigt.

▶ **Komplikationen:**
- Sympathikusblockade mit Vasodilatation, Blutdruckabfall, Übelkeit.
- Totale/hochthorakale Spinalanästhesie bei intraspinaler Katheterfehllage mit Atemnot durch motorische Blockade der Interkostalmuskulatur und Kreislaufdekompensation bis hin zum Herz-Kreislauf-Stillstand.
- Katheterfehllage oder -dislokation.
- Spinales oder epidurales Hämatom mit Lähmungen oder Cauda-equina-Syndrom.
- Lokale oder generalisierte Infektion bis zur Meningitis.
- Verletzungen der Dura mater mit Liquorleck und postpunktionellen Kopfschmerzen.
- Verletzung von Nerven oder Gefäßen.
- Allergische Reaktion.

▶ **Kontraindikationen** (siehe Spinalanästhesie S. 206).

> **Das sollten Sie wissen/können**
> ▶ Die Periduralanästhesie wird vor allem bei viszeralchirurgischen, orthopädischen, gynäkologischen und urologischen Operationen und in der Geburtshilfe angewendet.
> ▶ Die Anlage einer Periduralanästhesie ist normalerweise Ärzten vorbehalten. Als Student werden Sie dieses Verfahren wahrscheinlich nicht selbst durchführen können.

Anatomie

▶ Bei der Periduralanästhesie werden folgende Schichten durchstochen:
- Haut und subkutanes Fettgewebe.
- Ligg. supraspinalia und Ligg. interspinalia.
- Lig. flavum.

▶ Der Raum zwischen der Dura mater und dem Lig. flavum wird als Periduralraum oder Epiduralraum bezeichnet. In diesem befindet sich der in Fett- und Bindegewebe eingebettete Plexus venosus vertebralis (Abb. 10.4).

Erforderliches Material

▶ **Steriles Punktionsset** für Periduralkatheter (PDK, Abb. 10.6 a) mit:
- Tuohy- (s. u.) oder Epiphany-Nadel, Katheter mit Bakterien- und Partikelflachfilter.
- Kanülen und Spritzen für die lokale Betäubung.
- Abdecktücher, sterilen Kompressen, Lochtuch.
- Sterile 5-ml-Spritze mit Lokalanästhetikum für die Haut (z. B. Mepivacain 1 %).
- Desinfektionsspray.
- Sterile Handschuhe, Haube, Mundschutz, steriler Kittel (bei Katheterverfahren obligat).
- Pflaster, Abwurfbox.
- Bei geplanter Tunnelung peripher-venöser Zugang (18G, grüne Braunüle®), Fadenmesser oder Schere.

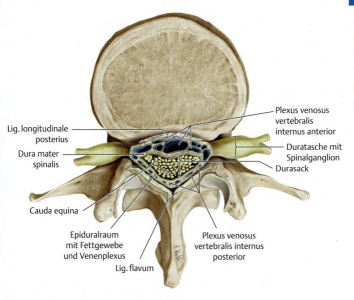

Abb. 10.4 • Querschnitt auf Höhe des 2. Lendenwirbels.
(aus Schünke M, Schulte E, Schumacher U. Prometheus LernAtlas der Anatomie. 3. Aufl. Stuttgart: Thieme; 2011. Zeichnung: Karl Wesker)

Labels in figure:
- Lig. longitudinale posterius
- Dura mater spinalis
- Cauda equina
- Epiduralraum mit Fettgewebe und Venenplexus
- Lig. flavum
- Plexus venosus vertebralis internus anterior
- Duratasche mit Spinalganglion
- Durasack
- Plexus venosus vertebralis internus posterior

▶ **Tuohy-Nadel** (17 oder 18 G, 8–10 cm Länge):
- Spezieller atraumatischer Schliff, welcher die Verletzungsgefahr der Dura mater verringern soll.
- Die Öffnung der Nadel zeigt nach oben, da der Katheter nach kranial eingeführt wird.
- Die Nadel weist eine cm-Skala auf, um die Einstichtiefe dokumentieren zu können.

Praktisches Vorgehen

▶ **Vorbereitung und Lagerung des Patienten** S. 206 (Spinalanästhesie).
▶ **Festlegung der Punktionsstelle:**
- Die Punktionsstelle hängt vom gewünschten Ort der Blockade ab. Anatomische Orientierungshilfen sind der Vertebra prominens (HWK 7) und die Verbindungslinie der beiden Darmbeinschaufeln (LWK 4/5).
- ◪ *Tipp:* Markieren Sie die Punktionsstelle durch leichtes Eindrücken des Fingernagels (Patienten vorwarnen!).
▶ **Hautdesinfektion und Lokalanästhesie:**
- Sorgfältige dreimalige Sprüh- und Wischdesinfektion des Punktionsortes. Steriles Arbeiten hat oberste Priorität!
- ◪ *Beachte:* Vor der Punktion muss das Desinfektionsmittel getrocknet sein.
- Punktionsbereich mit sterilen Tüchern oder Lochtuch abkleben.
- Unter Aspiration Lokalanästhesie zunächst der Haut und dann auch der interspinösen Ligamente durchführen.
▶ **Punktion/Katheteranlage:** Punktion mit der Tuohy-Nadel: Die Nadelöffnung zeigt nach oben, der Winkel ist abhängig von der Punktionshöhe und variiert zwischen 60° (thorakal) und 90° (lumbal, Abb. 10.5).

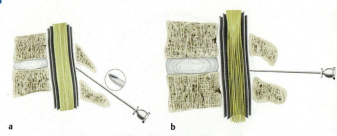

Abb. 10.5 • Punktionswinkel bei thorakaler (a) und lumbaler (b) PDA.
(aus Schulte am Esch J et al. Duale Reihe Anästhesie. 4. Aufl. Stuttgart: Thieme; 2011)

▶ Um den Periduralraum aufzufinden, stehen *2 Techniken* zur Verfügung:
▶ **„Loss-of-resistance"-Technik** (LOR):
   • Mandrin entfernen und die im Set enthaltene 10-ml-Spritze NaCl 0,9 % aufsetzen.
   • Nadel unter konstantem Druck auf den Stempel der Spritze weiter vorschieben.
   • Eine Injektion in den Bandapparat (Ligg. interspinalia) ist nicht möglich, daher lässt sich der Spritzenkolben zunächst nicht eindrücken.
   • Sobald die Nadelspitze in den Periduralraum vorgedrungen ist, lässt sich das NaCl leicht ins Fettgewebe injizieren (Abb. 10.6 b).
   • Nadel nicht weiter vorschieben, sondern einige Milliliter NaCl injizieren. Hierdurch wird die Wahrscheinlichkeit einer Verletzung der Dura reduziert, da der Periduralraum durch die Injektion erweitert wird. Außerdem lässt sich später der Katheter so leichter vorschieben.
▶ **Technik des hängenden Tropfens:**
   • Anstelle der aufgesetzten Spritze wird nach Entfernen des Mandrins ein Tropfen Kochsalzlösung an den Ansatz der Tuohy-Nadel gebracht (Abb. 10.6 c) und die Nadel dann vorgeschoben.
   • Bei Eintritt in den Periduralraum wird der Tropfen durch den im Periduralraum herrschenden Unterdruck an- bzw. eingesaugt.
▶ **Einführen des Katheters:**
   • Katheter zunächst ca. 5 cm weit in den Periduralraum einführen (Abb. 10.6 d).
   • Tuohy-Nadel entfernen.
   • Katheter ggf. zurückziehen, bis er etwa 3–5 cm weit im Periduralraum zu liegen kommt.
   ▷ *Cave:* Der Katheter darf niemals bei liegender Nadel zurückgezogen werden, da er sonst abgeschert werden könnte!
   • Treten beim Vorschieben des Katheters Muskelzuckungen oder Parästhesien auf, muss der Katheter entfernt und neu platziert werden.
▶ **Aspirationsversuch und Testdosis:**
   • Durch den Katheter darf sich **keine Flüssigkeit aspirieren** lassen, ansonsten liegt er falsch und muss anders platziert oder neu angelegt werden.
   • Applikation einer **Testdosis** von 2–3 ml Lokalanästhetikum zum Ausschluss einer intraspinalen Lage: Eine schnell eintretende motorische Blockade und ein Blutdruckabfall zeigen eine intraspinale Fehllage an.
   • Setzt man dem Lokalanästhetikum 0,1–0,2 ml Adrenalin 1 : 10.000 zu, zeigt ein innerhalb weniger Sekunden auftretender Herzfrequenzanstieg eine intravasale Fehllage an.
   ▷ *Cave:* Die Aspirationskontrolle und auch die Testdosis können eine *versehentliche intraspinale oder intravasale Fehllage nicht mit absoluter Sicherheit ausschließen.*

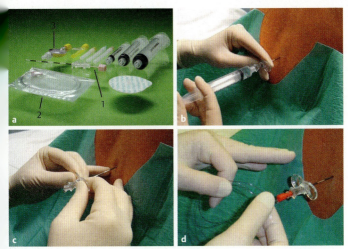

Abb. 10.6 • a) PDK-Set mit Tuohy-Nadel (1) und Katheter (2) mit Bakterienfilter (3). b) Loss-of-resistance Technik. c) Technik des hängenden Tropfens. d) Einführen des Katheters.

▶ **Medikamentenapplikation:**
- Prinzipiell können Lokalanästhetika und Opioide appliziert werden.
- Qualität und Ausdehnung der Blockade sind abhängig von der Art des Lokalanästhetikums, der Dosierung, der Injektionsgeschwindigkeit und der Lagerung des Patienten.
- Da das Medikament im Vergleich zur intraspinalen Applikation bei periduraler Gabe eine deutlich längere Diffusionsstrecke zu überwinden hat, setzt die Wirkung erst nach 20–30 Minuten ein.

▶ **Tunnelung des Katheters:**
- Ist eine längere Verweildauer des Periduralkatheters geplant (> 3–5 Tage), so kann durch eine Tunnelung die Strecke Haut/Periduralraum verlängert werden, was zu einer Lagestabilisierung und Verringerung der Infektionsgefahr führt.
- Hierfür wird die Haut an der Katheteraustrittsstelle mit dem peripher-venösen Zugang nach lateral subkutan unterminiert.

  ⬆ *Cave:* Achten Sie darauf, dass der Katheter hierdurch nicht beschädigt wird.
- Entfernen Sie den Mandrin der Venenverweilkanüle und schneiden Sie die Zuspritzmöglichkeit mit einem Fadenmesser oder einer Schere ab, sodass nur die Plastikröhre übrigbleibt.
- Führen Sie den Katheter durch die Plastikröhre und entfernen Sie die Plastikröhre.
- Decken Sie die Katheteraustrittsstelle mit einem sterilen Pflaster ab.

▶ **Liegedauer:** Ein PDK kann bis zu 14 Tage liegen. Bei Entzündungszeichen (Fieber, Rötung oder Eiter an der Einstichstelle) muss der Katheter entfernt werden.

11   Infusionen und Transfusionen

11.1 Periphere Venenverweilkanüle

Allgemeines

▸ Eine **periphere Venenverweilkanüle** (Braunüle®, Viggo®, umgangssprachlich auch „Zugang") dient der intravenösen, auch wiederholten Applikation von Medikamenten und Infusionen; zusätzlich besteht die Möglichkeit zur Blutentnahme.

▸ Sie besteht aus einer geschliffenen Stahlkanüle (Stahlmandrin) und einem umgebenden Kunststoffkatheter, welcher nach Entfernung der Stahlkanüle letztlich im Gefäß verbleibt. Zusätzlich ist oftmals noch eine Zuspritzmöglichkeit integriert.

> #### Das sollten Sie wissen/können
> Eine periphere Venenverweilkanüle zu legen ist eine **Routinemaßnahme in fast allen Fachbereichen,** insbesondere in der Notfallmedizin, Anästhesie und Intensivmedizin. Sie sollten diese Technik spätestens zum Ende des Praktischen Jahres sicher beherrschen.

▸ Peripher-venöse Zugänge werden von vielen Firmen in verschiedenen Ausführungen angeboten und sind in aller Regel farbig markiert (z. B. blau, rosa, grün, grau, orange, u. a.; Abb. 11.1).

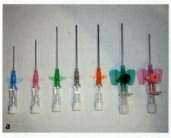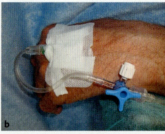

Abb. 11.1 ▪ a) Venöse Zugänge verschiedener Größen: Bei den beiden Zugängen im Bild rechts besteht eine direkte Zuspritzmöglichkeit (s. Pfeil), bei den anderen Zugängen nicht. Hier muss ein 3-Wege-Hahn angeschlossen werden (b).

▸ Die verschiedenen Farben zeigen die Größe und die Durchflussraten der verschiedenen Kanülen (Tab. 11.1) *Beachte:* Die Farbmarkierung ist nicht bei allen Herstellern einheitlich!

Tab. 11.1 ▪ **Größe und Flussgeschwindigkeit verschiedener periphervenöser Zugänge**

Farbe	Größe in Gauge	Außendurchmesser in mm	Durchfluss in ml/min
Blau	22 G	0,9	36
Rosa	20 G	1,1	61
Grün	18 G	1,3	96
Weiß	17 G	1,5	128
Grau	16 G	1,7	196
Orange oder braun	14 G	2,2	343

Üblich sind heutzutage peripher-venöse Zugänge mit speziellen Sicherungen, um Nadelstichverletzungen zu verhindern (Abb. 11.2 b). Hierbei klappt, sobald der Stahlmandrin aus dem Kunststoffkatheter herausgezogen wird, eine Metallfeder über die Nadelspitze, sodass eine Stichverletzung ausgeschlossen wird.

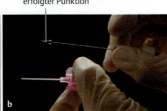

Sicherheitsverschluss nach
erfolgter Punktion

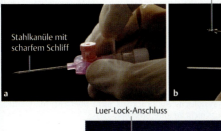

Stahlkanüle mit
scharfem Schliff

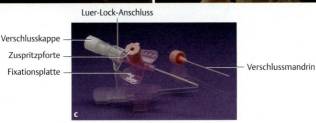

Luer-Lock-Anschluss

Verschlusskappe —

Zuspritzpforte —

Fixationsplatte —

— Verschlussmandrin

Abb. 11.2 • Sicherheitsvenenverweilkanüle mit Luer-Lock-Anschluss.
(Fotos: Paavo Blåfield)

Tipps für den Anfänger
- ► Lassen Sie sich das Vorgehen **ab der ersten Famulatur** so oft wie möglich zeigen!
- ► „Üben" Sie an Personen, die Verständnis für Ihre Lernsituation aufbringen, z. B. Studienkollegen, Kollegen aus dem ärztlichen Bereich, Pflegepersonal. Auch manche Patienten sind geduldig. Suchen Sie sich (gerade zu Beginn) solche Patienten aus und gehen Sie offen damit um, dass Sie noch lernen.
- ► Sie können außerdem während einer Famulatur in der Anästhesie fragen, ob Sie einen zweiten Zugang legen dürfen, wenn der Patient schon schläft.

Material und praktisches Vorgehen

► **Erforderliches Material:**
- Mehrere periphere Venenverweilkanülen (Fehlversuche einkalkulieren!). Die Größe richtet sich nach den Venenverhältnissen des Patienten und dem Verwendungszweck. In der Regel reicht für eine normale Infusionstherapie ein grüner 18G-Zugang aus.
- Desinfektionsspray, reichlich nicht sterile Tupfer.
- Nicht sterile Handschuhe.
- Stauschlauch oder Blutdruckmanschette.
- Pflasterstreifen zum Fixieren. In manchen Kliniken werden spezielle „Braunülen-Pflaster" mit Klarsichtfolienanteil verwendet.
- Infusion zum Anschließen oder Verschlussmandrin.
- Falls keine Infusion angehängt wird, Kochsalzlösung zum Durchspülen.
- Abwurfbox für Stahlkanüle.

▶ **Vorbereitung:**

- Erklären Sie dem Patienten, dass Sie einen venösen Zugang legen möchten, und bitten Sie ihn, sich zu legen oder zu setzen und den Arm gestreckt abzulegen.
- ❏ *Wichtig:* Gehen Sie ruhig vor. Setzen Sie sich.
- Lagern Sie den Arm möglichst tief, damit die Venen besser hervortreten.
- ❏ *Tipp:* Testen Sie vor der Punktion kurz, ob sich der Stahlmandrin der Venenverweilkanüle leicht zurückziehen lässt. Es ist schade, wenn Sie später die Vene erfolgreich punktiert haben und sich dann der Mandrin nicht bewegen lässt.

▶ **Stauung:**

- Legen Sie den Stauschlauch an und stauen Sie moderat. Wenn Sie den Stauschlauch festziehen, sollten Sie einen Finger zwischen Patientenarm und Verschluss des Stauschlauchs legen, um ein schmerzhaftes Einzwicken der Haut zu vermeiden.
- Fordern Sie den Patienten auf, die Hand mehrfach zu öffnen und zu schließen. Dies begünstigt die Venenfüllung. Auch leichtes Klopfen oder Reiben der Haut kann helfen.
- *Stauen Sie moderat.* Der systolische Blutdruck soll nicht überschritten werden, um den arteriellen Blutfluss nicht zu unterbrechen.

▶ **Auswahl der Punktionsstelle:**

- *Geläufige Punktionsorte* sind der Handrücken und der Unterarm (Abb. 3.6, S. 55). Die Ellenbeuge sollte nur in Ausnahmefällen gewählt werden, da die mechanische Beanspruchung durch die Beugung des Armes stark ist.
- *Palpieren* Sie die Venen. Wenn sie sich als prall-elastische Stränge tasten, lassen sind sie gut geeignet.
- *Ungeeignete Punktionsstellen* sind ein paretischer Arm oder der Arm nach axillärer Lymphknotenentfernung, z. B. bei Mamma-Karzinom.
- ❏ *Beachte:* Vor manchen Untersuchungen oder OPs wird der intravenöse Zugang auf einer bestimmten Seite am Patienten benötigt. Erkundigen Sie sich danach!

▶ **Punktion:**

- Einmalhandschuhe anziehen.
- *Desinfizieren* Sie die Punktionsstelle. Lassen Sie das Desinfektionsmittel ca. 30 Sekunden einwirken und wischen Sie die Stelle anschließend mit einem Tupfer trocken. Punktieren Sie nicht durch eine „Desinfektionsmittelpfütze", dies ist sehr schmerzhaft.
- Spannen Sie mit der linken Hand die Haut an der Punktionsstelle, damit die Venen fixiert werden und bereiten Sie den Patienten auf den Schmerz vor (z. B. „Achtung, gleich gibt es einen Stich an der Hand!").
- Fassen Sie die Nadel sicher. Üblicherweise liegt hierfür der Zeigefinger der rechten Hand am vorderen Anteil der Zuspritzmöglichkeit, der Daumen an der Verschlusskappe.
- Punktieren Sie nun zügig entlang des Gefäßverlaufs in einem Winkel von ca. 20° durch die Haut.
- Kippen Sie anschließend die Nadel etwas nach unten ab und schieben Sie sie innerhalb der Vene behutsam einige Millimeter vor, bis sich die Tropfkammer am Ende der Nadel mit Blut füllt. Da der innen liegende Stahlmandrin etwa 1–2 mm über den Plastikkatheter hinausragt, muss die Nadel auch nach Füllung der Tropfkammer noch 1–2 mm weiter geschoben werden.
- ❏ Ziehen Sie den Stahlmandrin etwa 5 mm in die Plastikkanüle zurück und schieben Sie den peripher-venösen Zugang vollständig ins Gefäß. *Beachte:* Bei korrekter Lage lässt sich die Kanüle schmerzfrei und ohne Widerstand vorschieben.

▶ **Punktionsende:**

- Fixieren Sie anschließend die Kanüle mit mehreren Pflasterstreifen, wobei Sie an der Punktionsstelle ein steriles Pflaster verwenden sollten. Zwischen Verschlusskappe und Haut kann man eine kleine Kompresse legen.

- Nach der Fixierung drücken Sie die Vene proximal ab und entfernen Sie den Stahlmandrin (Video auf www.thieme.de/cl-medical-skills). Entsorgen Sie ihn sofort eigenhändig in eine Abwurfbox.
- Der peripher-venösen Zugang sollte über den Luer-Lock-Anschluss mit Kochsalzlösung gespült werden oder es sollte eine Infusion angehängt werden. Dies verhindert, dass sich Blutkoagel im Zugang bilden. Außerdem prüft man so die Lage: Wird die Einstichstelle dick, liegt der peripher-venöse Zugang paravasal, also außerhalb des Gefäßes, und muss entfernt werden.
- Soll keine Infusion angeschlossen werden, können farbige Verschlussmandrins eingeführt werden (Abb. 11.2 c).
- Erklären Sie dem Patienten, dass nur noch ein Kunststoffschlauch in der Vene liegt, die Nadel ist entfernt.
- Bei sorgfältiger Desinfektion vor der Punktion und guter Pflege kann der peripher-venöse Zugang mehrere Tage belassen werden.

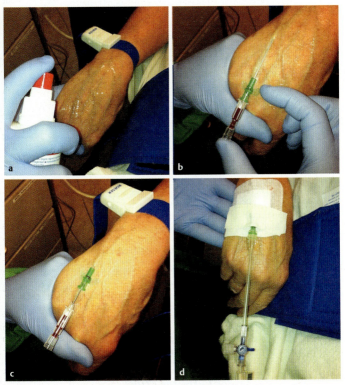

Abb. 11.3 • Legen eines peripher-venösen Zugangs.

Tipps und Tricks

▶ Gewöhnen Sie es sich im Laufe der Zeit an, den Stahlmandrin mit einer Hand zurückzuziehen und die Kanüle mit einer Hand vorzuschieben (Abb. 11.3 b). So können Sie mit der anderen Hand die Hautspannung kontinuierlich halten und verhindern, dass die Nadel disloziert.

▶ Ziehen Sie den Stahlmandrin nicht zu weit zurück, sondern nur etwa 5 mm. Ansonsten verliert die Plastikkanüle ihre Stabilität und lässt sich weniger leicht im Gefäß vorschieben.

▶ Möchten Sie nach erfolgter Punktion eine Infusion anschließen, achten Sie darauf, dass diese vor der Venenpunktion vorbereitet und die Infusionsleitung entlüftet wurde.

▶ Entsteht nach einem Punktionsversuch ein subkutanes Hämatom, belassen Sie den Zugang zunächst. So blutet es nicht aus der Punktionsstelle und Sie können am selben Arm einen weiteren Punktionsversuch unternehmen.

▶ Ist die Anlage eines venösen Zugangs an der beabsichtigten Stelle nicht möglich („Fehlpunktion"), unternehmen Sie an einer anderen Stelle einen zweiten Punktionsversuch. Haben Sie hier ebenfalls keinen Erfolg, verzichten Sie auf weitere Versuche und holen Sie sich einen erfahrenen Kollegen zur Unterstützung.

Mögliche Probleme

▶ **Die Tropfkammer der Kanüle füllt sich nicht mit Blut:** Die Nadel liegt noch nicht intravasal. Korrigieren Sie die Richtung und Tiefe der Nadelspitze entsprechend dem Venenverlauf. Geben Sie nicht vorzeitig auf, eine erfolgreiche Punktion ist immer noch möglich!

▶ **Die Kanüle lässt sich nicht oder nur schwer und schmerzhaft vorschieben:** Sie liegt extravasal oder in der Wand der Vene. Die Punktion muss abgebrochen werden. *Cave:* Schieben Sie niemals den spitzen Stahlmandrin wieder in die Plastikkanüle vor. Die Spitze der Plastikkanüle könnte abgeschert werden und in die Blutbahn abschwimmen!

▶ **Die Punktionsstelle wird dick:** Die Vene ist perforiert. Belassen Sie den Zugang und starten Sie an anderer Stelle einen erneuten Punktionsversuch. Die erste Kanüle muss am Ende der Punktion entfernt werden.

▶ **Hellrotes Blut pulsiert in die Tropfkammer oder aus dem Luer-Lock-Anschluss:** Versehentlich haben Sie eine Arterie punktiert. Bleiben Sie ruhig. Lösen Sie die Stauung, entfernen Sie die Kanüle und komprimieren Sie die Einstichstelle kräftig für etwa 5 Minuten.

▶ **Alternativen zur periphervenösen Verweilkanüle:**

• Bei entsprechender Erfahrung bietet sich die Punktion einer großen Vene (z. B. Vena jugularis externa) an. Außerdem kann als „Ultima Ratio" auch die Anlage eines zentralvenösen Katheters (ZVK, S. 218) durch einen erfahrenen Kollegen in Erwägung gezogen werden.

• Im Notfall (z. B. Reanimation) wird, falls die Anlage eines peripher-venösen Zugangs nicht gelingt, die Anlage eines intraossären Zugangs (S. 235) empfohlen.

11.2 Zentraler Venenkatheter (ZVK)

Allgemeines

▶ **Definition:** Ein zentraler Venenkatheter ist ein intravenöser Zugang, dessen Spitze in der V. cava superior liegt und bis kurz vor den rechten Vorhof geschoben wird. Er wird zumeist mittels Seldinger-Technik (s. u.) über die V. jugularis interna oder die V. subclavia angelegt.

▶ **Stellenwert:** Routineverfahren in der Anästhesie. Die Anlage eines ZVK ist *keine übliche Technik für einen Studenten.*

▶ **Indikationen:**
- *Langzeitinfusion,* insbesondere von venenreizenden Substanzen wie hochkonzentrierter Glukoslösung, Kalium oder einer Chemotherapie.
- *Bestimmung hämodynamischer Parameter* wie z. B. des Volumenstatus und des zentralvenösen Drucks (ZVD) in der Intensivmedizin.
- *Fehlender peripherer Venenzugang.*
- Es besteht außerdem die Möglichkeit zur Blutabnahme. Allerdings muss man das Lumen nach der Blutabnahme ausgiebig mit Kochsalzlösung spülen, damit es durch Blutkoagel nicht verstopft.

▶ **Komplikationen:**
- *V. jugularis interna:*
  - Verletzung der A. carotis communis (erhebliche Hämatombildung, Trachealeinengung, zerebrale Minderperfusion).
  - Luftembolie durch Sog in der V. jugularis interna.
  - Herzrhythmusstörungen.
- *V. subclavia:*
  - Pneumothorax/Hämatothorax.
  - Arterielle Gefäßverletzung/Fehlpunktion mit Hämatom.
  - Infusionshydrothorax bei intrapleuraler Lage des Katheters.
  - Herzrhythmusstörungen.

▶ **Kontraindikationen:**
- *Relativ:* Schwere Gerinnungsstörungen (Thrombozyten < 50.000/µl, INR > 1,5 bzw. Quick < 50 %, PTT > 50 sec).
- *V. jugularis interna:*
  - Ipsilaterale Karotisstenose, Z. n. Carotis-Patchplastik.
  - Erhöhter Hirndruck, da dann eine Kopftieflage kontraindiziert ist.
  - Ipsilateraler ventrikuloperitonealer Shunt.
- *V. subclavia:*
  - Kontralateraler Pneumothorax oder Thoraxeingriff.
  - Einseitige kontralaterale, schwere Lungenfunktionsstörung.
  - Relativ: Emphysemthorax, Frakturen des Schultergürtels.
  - Missglückte Punktion der kontralateralen Seite: Gefahr des beidseitigen Pneumothorax.

▶ **Begriffserklärung Seldinger-Technik:**
- Die Seldinger-Technik ist ein Verfahren, um Katheter in Arterien und Venen zu legen (Abb. 11.4).
- Hierbei wird das Gefäß zunächst mit einer relativ dünnkalibrigen Punktionskanüle punktiert, über die dann ein Draht in das Gefäß eingeführt wird.
- Die Punktionskanüle wird entfernt, der Draht aber belassen. Über diesen Draht können dann (evtl. nach kleiner Stichinzision) Dilatatoren eingeführt und wieder entfernt werden, um den Stichkanal zu erweitern.
- Schließlich wird der endgültige Katheter eingeführt und der Seldinger-Draht entfernt.
- Durch die Verwendung dünnkalibriger initialer Punktionskanülen erreicht die Seldinger-Technik eine geringere Traumatisierung und somit weniger Komplikationen als eine direkte Punktion mit einem dicken Katheter.

Material und praktisches Vorgehen

▶ **Erforderliches Material:**
- ZVK-Punktionsset (Abb. 11.5 a) mit:
  - Punktionskanüle (1).
  - Dilatator (2).
  - Steriler 5-ml-Spritze zum Aspirieren (3).
  - Zentralem Venenkatheter mit Längenmarkierung (4).

– Seldinger-Draht mit Längenmarkierung und flexibler Spitze (5).
– Stichskalpell (6).
– Verbindungskabel zur intraatrialen EKG-Ableitung (7).
- Bei wachen Patienten sterile 5-ml-Spritze mit Lokalanästhetikum (z. B. Mepivacain 1 %).
- Sterile Handschuhe. Desinfektionsspray.
- Sterile Kompressen, steriles Abdecktuch.
- Fadenmesser oder Schere.
- Faden (z. B. Prolene 3/0), Nadelhalter.
- Steriler Kittel, Haube und Mundschutz.
- Steriles Pflaster.

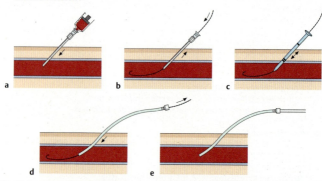

Abb. 11.4 • Prinzip der Seldinger-Technik. Nach Gefäßpunktion (a) wird über die Punktionskanüle der Führungsdraht eingebracht (b). Über diesen wird der Punktionskanal mit Dilatatoren geweitet (c), um den endgültigen Katheter einführen zu können (d). Abschließend wird der Führungsdraht entfernt (d und e).
(aus Schulte am Esch J et al. Duale Reihe Anästhesie. 4. Aufl. Stuttgart: Thieme; 2011)

Praktisches Vorgehen V. jugularis interna (rechts)

▶ Die Anlage auf der rechten Patientenseite ist für Rechtshänder technisch deutlich leichter und hier im Folgenden auch so beschrieben. Rechts mündet außerdem die V. jugularis nahezu gerade in die V. cava superior.
▶ **Vorbereitung:**
  - Der Patient muss über das Verfahren und die möglichen Komplikationen aufgeklärt sein und eine Einwilligungserklärung unterschrieben haben.
  - Kontrolle des Gerinnungsstatus, erforderliche Werte siehe s. o. (Kontraindikationen).
  - Man benötigt eine Assistenzperson, die das Material steril anreicht.
▶ **Lagerung des Patienten:**
  - Der Patient wird *in moderater Kopftieflage* gelagert, damit sich die Venen besser füllen und Luftembolien vermieden werden.
  - Der Patient soll den *Kopf leicht zur Gegenseite drehen* (die Vene „rutscht" unter dem M. sternocleidomastoideus hervor) und den rechten Arm ausgestreckt an die Seite legen.
▶ **Desinfektion und steril anziehen:**
  - OP-Haube und Mundschutz anziehen.
  - Hygienische Händedesinfektion durchführen.
  - Sterilen Kittel und sterile Handschuhe anziehen.
  - Punktionsareal zweimal großzügig mit Desinfektionsspray absprühen lassen. Punktionsgebiet jeweils mit einer sterilen Kompresse trocken wischen, nach dem dritten Absprühen vollständig trocknen lassen.

- Abkleben der Punktionsstelle.
- ZVK-Set öffnen lassen und Utensilien so auf das sterile Tuch legen, dass sie später gut zu erreichen sind. Katheter mit Kochsalzlösung durchspülen, um die Luft zu entfernen und die Durchgängigkeit zu prüfen.

▶ **Aufsuchen der Punktionsstelle und Lokalanästhesie:**
- Der Punktierende steht am Kopfende des Patienten.
- Mit mehreren Fingern der linken Hand die A. carotis und den Schildknorpel palpieren: Die Punktionsstelle sollte direkt lateral der A. carotis auf Höhe des Schildknorpels liegen.
- Lokalanästhetikum aufziehen und beim wachen Patienten eine oberflächliche Infiltrationsanästhesie mit 2–5 ml durchführen.
- Beim schlafenden Patienten muss eine adäquate Tiefe der Narkose bzw. Analgosedierung sichergestellt sein.

▶ **Punktion:**
- Die Finger der linken Hand wieder auf die rechte A. carotis legen und dort belassen. In einem Winkel von 30–45° direkt lateral der Finger einstechen. Die Punktion geschieht in Richtung der rechten Mamille (Abb. 11.5 b).
- Nadel *unter ständiger Aspiration* vorschieben.
- Kann in einer Tiefe von ca. 3–5 cm dunkelrotes Blut aspiriert werden, befindet sie sich in der V. jugularis interna. Möglicherweise wird im ersten Anlauf die V. jugularis durchstochen. Spritze dann langsam und unter ständiger Aspiration zurückziehen.
- Spritze entfernen und Punktionskanüle belassen. Langsam zurückfließendes Blut zeigt die sichere Lage in der Vene.
- ▶ *Cave:* Wird zu weit medial punktiert, besteht die Gefahr einer Punktion der A. carotis communis. Dies erkennt man an einer pulsierenden Blutung aus der Kanüle. Dann muss die Nadel entfernt und das Areal für 5 Minuten dosiert manuell komprimiert werden. Wird zu tief punktiert, kann ein Pneumothorax entstehen!

▶ **Einführen des Katheters in Seldinger-Technik:**
- Über die liegende Nadel vorsichtig den Führungsdraht vorschieben. Dies sollte ohne Widerstand möglich sein (Abb. 11.5 c).
- Bei einem Kontakt des Führungsdrahtes mit dem rechten Vorhof zeigen sich bei kontinuierlicher EKG-Überwachung Extrasystolen. Diese weisen auf die korrekte Lage des Führungsdrahtes hin, der daraufhin aber ein kleines Stück zurückgezogen werden sollte.
- Punktionskanüle bei liegendem Führungsdraht entfernen. Dabei ist es wichtig, *den Draht immer gut zu fixieren!*
- Dilatator auf den Draht auffädeln und Punktionsstelle erweitern, indem der Dilatator über den Draht ein Stück in das Gefäß vorgeschoben und wieder entfernt wird (Abb. 11.5 d).
- ZVK auf den Führungsdraht auffädeln und (bei normaler Patientengröße) 18–20 cm weit in das Gefäß vorschieben (Abb. 11.5 e).
- Führungsdraht entfernen und Katheter sorgfältig mit Kochsalzlösung spülen.

▶ **Punktionsende:**
- Nähen Sie den ZVK an und kleben Sie die Einstichstelle mit einem sterilen Pflaster ab.
- Anschließend ist (v. a. nach Anlage über die V. subclavia) ein Röntgen-Thorax (1 Ebene in Exspiration) zur Lagekontrolle und zum Ausschluss eines Pneumothorax erforderlich. *Merke:* Ein ZVK liegt dann ideal, wenn sich die Katheterspitze im Röntgenbild auf Höhe der Karina projiziert (Abb. 11.5 f).
- Bei manchen Kathetern kann die Lage auch mittels EKG-Ableitung kontrolliert werden. Ein Pneumothorax kann so allerdings nicht ausgeschlossen werden!

▶ **Liegedauer und Infektionen des ZVK:**
- Ein ZVK ist immer eine potenzielle Eintrittspforte für Erreger, sodass er nur so lange wie unbedingt nötig liegen sollte. Das höchste Infektionsrisiko besteht bei einer ZVK-Anlage in der V. femoralis.

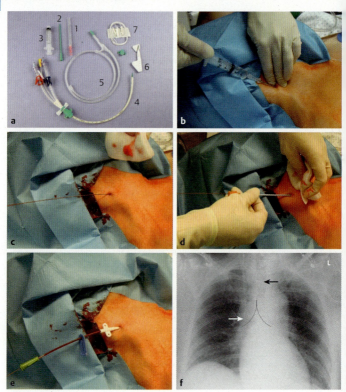

Abb. 11.5 • a) Material für die Anlage eines ZVK. b) Punktion der V. jugularis interna rechts. Über den liegenden Seldinger-Draht (c) wird der Dilatator eingeführt (d), um den Punktionskanal zu weiten. e) ZVK in der V. jugularis interna, der Draht wird anschließend entfernt. f) Röntgenkontrolle: Korrekte Lage des ZVK mit Projektion der Spitze (Pfeil) auf Höhe der Karina. Intubierter Patient (schwarzer Pfeil).
(Teilabb. a) Foto: Paavo Blåfield. f) nach Sattler E-M, Heller M. Notfallradiologie. Stuttgart: Thieme; 2011)

- Entwickelt der Patient in den Tagen nach der ZVK-Anlage Fieber, muss eine Kathetersepsis ausgeschlossen werden (S. 61, Blutkulturen).
- Bei Entzündungszeichen (Fieber, Rötung oder Eiter an der Einstichstelle) muss der ZVK entfernt werden.
- Manche Hersteller bieten mit Silber beschichtete ZVKs an, die seltener zu Katheterinfektionen führen sollen.
▶ **Alternative Punktionsverfahren:**
- In den letzten Jahren wird die ZVK-Anlage zunehmend unter Ultraschall-Kontrolle durchgeführt.
- Zentrale Venenkatheter können auch über die V. brachiocephalica, von peripher über die V. basilica oder V. cephalica sowie über die V. femoralis und die V. jugularis externa gelegt werden.
▷ *Merke:* Die Punktion der V. subclavia ist bei einer manifesten Hypovolämie leichter durchzuführen als die Anlage in die V. jugularis interna.

11.3 Port

Allgemeines

▶ **Definition:** Ein Port ist ein für einige Monate oder sogar Jahre unter der Haut fest implantierter zentralvenöser Zugang. Über ihn können eine parenterale Ernährung, Chemotherapien, Infusionen und Medikamente verabreicht werden. Zur Blutabnahme ist ein Port nur bedingt geeignet (S. 58).

▶ **Aufbau:**
• Portsysteme bestehen aus einer runden, 2–3 cm großen Portkammer und einem flexiblen Katheter (Abb. 11.6 a und Abb. 11.7).
• Die Portkammer hat einen Boden aus Titan und als Deckel eine Membran aus Silikon, über welche sie bis zu mehrere Tausend Mal punktiert werden kann.
• Der Portkatheter besteht aus Silikon oder Polyurethan. Er wird üblicherweise über die V. subclavia oder V. cephalica eingeführt, seine Spitze liegt in der oberen Hohlvene.

▶ **Implantation:**
• Portsysteme werden im Regelfall im OP implantiert.
• Die Portkammer wird meist infraklavikulär im Sulcus deltoideopectoralis subkutan auf dem M. pectoralis fixiert. Nach der Implantation kann der Port sofort benutzt werden.

▶ **Port-Punktionsnadel:**
• Zur Punktion des Ports muss eine spezielle Nadel („Huber-Nadel") verwendet werden (Abb. 11.6 b). Sie weist einen stanzarmen Schliff auf, um zu verhindern, dass Hautpartikel oder Partikel der Silikon-Membran ausgestanzt werden. Eine normale Injektionsnadel darf nicht verwendet werden, da der Port dann unbrauchbar werden kann.
• Es gibt Port-Nadeln in verschiedenen Längen (19–30 mm), welche abhängig von der Statur der Patienten verwendet werden.
▢ *Beachte:* Eine Portpunktionsnadel ist teuer (ca. 75 Euro/Stück).

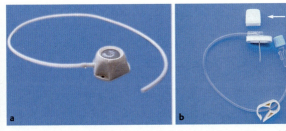

Abb. 11.6 • Port mit angeschlossenem Portkatheter (a). b) Port-Punktionsnadel (Pfeil: abgenommener Plastikclip).
(aus Neurath MF, Lohse A. Checkliste Anamnese. 3. Aufl. Stuttgart: Thieme; 2010)

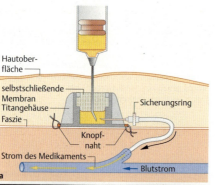

Hautoberfläche

selbstschließende Membran

Titangehäuse

Faszie

Sicherungsring

Knopfnaht

Strom des Medikaments

Blutstrom

a

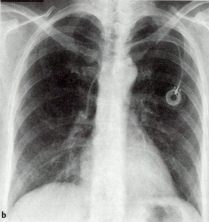

b

Abb. 11.7 • a) Subkutan implantierter Port während der Punktion mit einer "Huber-Nadel" (Abb. 11.6).
b) Röntgen-Thorax mit Subclavia-Port links. Die Spitze projiziert sich auf Höhe der Trachealbifurkation (Karina). (Teilabb. a) aus Kirschnick O. Pflegetechniken von A-Z. 4. Aufl. Stuttgart: Thieme; 2010. b) aus Lackner K-J, Krug K B. Fehlentscheidungen in der Radiologie. Stuttgart: Thieme; 2009)

▶ **Stellenwert:** Viele Tumorpatienten haben einen Port. Sie sollten also Routine im Umgang mit Ports erlangen, um auch gegenüber den meist gut informierten Patienten eine gewisse Souveränität ausstrahlen zu können.

Punktion eines Ports

▶ **Erforderliches Material:**
- Sterile Port-Punktionsnadel.
- 10 ml NaCl 0,9 % und 10-ml-Spritze, um die Portnadel durchzuspülen.
- 10-ml-Spritze zur Aspiration.
- Sterile oder nicht sterile Einmalhandschuhe (je nach Abteilung unterschiedlich gehandhabt!).
- Desinfektionsspray, sterile Kompressen.
- Steriles Pflaster.

▶ **Praktisches Vorgehen:**
- Informieren Sie den Patienten über das Vorhaben, auch wenn die Punktion eines Ports meist wenig schmerzhaft ist.
- Führen Sie eine hygienische Händedesinfektion durch und ziehen Sie die Einmalhandschuhe an.

- Sprühen Sie die Haut über dem Port mehrmals mit Desinfektionsspray ab (Abb. 11.8 a) und wischen Sie die Haut zwischendurch mit sterilen Kompressen trocken.
- Spülen Sie mit einigen ml NaCl 0,9 % die Portnadel durch, bis der Schlauch luftleer ist und lassen Sie die Spritze auf der Portnadel stecken.
- Fixieren Sie den Port mit Daumen und Zeigefinger der linken Hand unter der Haut (Abb. 11.8 b).
- Fassen Sie mit der rechten Hand die Portnadel und stechen Sie beherzt und möglichst mittig über dem Port senkrecht durch die Haut, bis Sie einen harten Widerstand (Boden der Portkammer) spüren. Der Griff der Portnadel sollte der Haut eng anliegen.
- Öffnen Sie die Klemme. Aspirieren Sie, wenn möglich, 5–10 ml Blut. Dadurch wird die Heparinblockung entfernt.
- Spülen Sie anschließend den Port mit 10 ml NaCl an (Abb. 11.8 c), sodass das Blut aus dem Schlauch der Portnadel entfernt wird. *Beachte:* Schwillt die Haut um den Port während der Injektion an, liegt die Portnadel wahrscheinlich neben dem Port und es bildet sich ein Extravasat. Die Portnadel muss entfernt werden.
- ▶ *Hinweis:* Die Injektion in einen Port muss weich und ohne Widerstand möglich sein. Bei erschwerter Injektion kann eine Katheterthrombosierung vorliegen. Informieren Sie den zuständigen Arzt und manipulieren Sie nicht selbst an dem System.
- Schließen Sie die Klemme und ziehen Sie die Spritze ab.
- Schließen Sie die Infusion an oder applizieren Sie die Medikamente.
- Entfernen Sie den kleinen weißen Plastikclip vom Griff der Portnadel. Kleben Sie ein steriles Pflaster auf die Portnadel, um eine Infektion zu verhindern. In manchen Kliniken gibt es spezielle durchsichtige Portpflaster (Abb. 11.8 d).
- Die Portnadel kann bis zu einer Woche belassen werden.

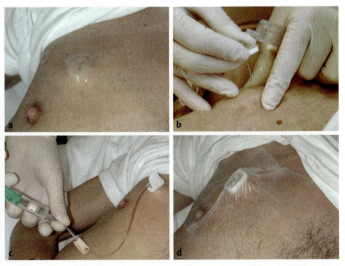

Abb. 11.8 • Nach der Desinfektion (a) wird der Port punktiert (b). Dabei Haut oberhalb des Ports straffen. c) Der Port wird mit NaCl angespült und anschließend mit einem sterilem Portpflaster abgedeckt (d).
(Teilabb. a), c), d) nach Vieten M, Heckrath C. Medical Skills. 4. Aufl. Stuttgart: Thieme: 2004. b) nach Schewior-Popp S, Sitzmann F, Ullrich L. Thiemes Pflege. 12. Aufl. Stuttgart: Thieme; 2012)

Heparinblock

▶ Hinsichtlich der Häufigkeit eines Heparinblocks gibt es **keine verbindliche Leitlinie.** Erkundigen Sie sich, welches Vorgehen in der jeweiligen Klinik üblich ist.

▶ Eine Lehrmeinung ist, dass ein Port nach Abschluss einer jeden Injektion/Infusion und bei Nichtgebrauch alle 2–3 Monate mit Heparin geblockt werden sollte. Andere Autoren favorisieren seltenere Heparingaben oder Blockungen nur mit NaCl, um das Risiko einer Heparin-induzierten-Thrombopenie zu verringern.

▶ Für einen Heparinblock verwendet man üblicherweise **3–5 ml NaCl 0,9 % mit 100 iE Heparin/ml NaCl** oder entsprechende Fertiglösungen.

Blutentnahme aus einem Port

▶ **Allgemeines:** Eine Blutabnahme ist über einen Port zwar möglich, sollte jedoch nur erfolgen, wenn eine Blutentnahme aus peripheren Venen nicht möglich ist. Man muss darauf achten, dass das Lumen nach der Abnahme ausgiebig mit Kochsalzlösung und nachfolgend Heparin gespült wird, damit keine Koagel im Katheter bleiben und ihn verstopfen.

▶ **Praktisches Vorgehen:**
- Punktieren Sie den Port mit der „Huber-Nadel" wie oben beschrieben.
- Aspirieren Sie 10 ml Blut und verwerfen Sie es.
- Füllen Sie die entsprechenden Monovetten® oder Probenröhrchen.
- Spülen Sie das Portsystem mit 20 ml NaCl 0,9 % und führen Sie, wenn keine Infusion angeschlossen wird, einen Heparinblock (siehe oben) durch.

Entfernung der Portnadel

▶ **Erforderliches Material:**
- Nicht sterile Handschuhe.
- Sterile Kompressen, Desinfektionsspray.
- Steriles Pflaster.

▶ **Praktisches Vorgehen:**
- Führen Sie eine hygienische Händedesinfektion durch und ziehen Sie Handschuhe an.
- Stoppen Sie evtl. laufende Infusionen und stöpseln Sie sie ab.
- Blocken Sie den Port mit Heparinlösung (siehe oben), um eine Thrombosierung im Katheter zu verhindern.
- Entfernen Sie das Pflaster und sprühen Sie den externen Anteil der Portnadel großzügig mit Desinfektionsspray ab.
- Fixieren Sie die Portkammer mit der linken Hand und ziehen Sie mit der rechten Hand die Portnadel vorsichtig heraus.
- Desinfizieren Sie die ehemalige Einstichstelle und kleben Sie ein steriles Pflaster auf.

WICHTIG

▶ **Hygiene** hat beim Umgang mit einem Port oberste Priorität. Sind die Einstichstelle oder der Portkatheter erst infiziert, muss der Port möglicherweise operativ entfernt werden.

▶ Für die Gabe eines **Röntgen-Kontrastmittels** ist ein Port **nicht zugelassen,** da die Kontrastmittel sehr klebrig sind und den Port verstopfen könnten. Außerdem wird bei Injektionen im CT ein hoher Druck erreicht (Injektionsgeschwindigkeit von bis zu 4 ml/sec), für den ein Port nicht ausgelegt ist.

▶ Beachten Sie, dass zum Anspülen eines Ports **keine Spritzen < 10 ml** verwenden dürfen, da der hohe Injektionsdruck bei kleineren Spritzen zu Rissen im Kathetersystem führen kann. Die Injektion sollte mit mäßigem Druck (etwa 10 ml in 60 Sekunden) erfolgen.

11.4 Infusionen

Allgemeines

▶ **Intravenöse Infusionen** dienen der kontrollierten Gabe von
  • Flüssigkeit bei Hypovolämie (z. B. NaCl-Lösung).
  • Plasmaexpandern zur Schocktherapie (z. B. HAES, Dextrane oder Gelatinelösung).
  • Medikamenten (z. B. Antibiotika, Chemotherapeutika).
  • Elektrolytlösungen.
  • Glukoselösung bei Hypoglykämie.
  • Mannitol oder hypertoner Kochsalzlösung zur Therapie erhöhten Hirndrucks.
  • Ernährungslösungen (parenterale Ernährung).

▶ **Das Vorbereiten und die Gabe von Infusionslösungen** zählen zu den **häufigsten Tätigkeiten in einem Krankenhaus.** Sie werden zwar häufig vom Pflegepersonal übernommen, sind aber andererseits eine grundlegende medizinische Tätigkeit.

▶ Es ist wichtig, die **Infusionsgeschwindigkeit abschätzen** zu können, da ansonsten die Gefahr besteht, dass unkontrolliert zu viel oder zu wenig Infusionslösung appliziert wird. Außerdem könnte eine Medikamentengabe zu schnell oder zu langsam erfolgen.

Hinweise

▶ Als Faustregel für die Infusionsgeschwindigkeit gilt: Etwa 20 Tropfen Infusionslösung entsprechen 1 ml. Bei einer Tropfrate von 1 Tropfen/Sekunde werden demnach pro Minute 3 ml, in der Stunde also 180 ml Infusionslösung verabreicht.

▶ Mit einem Tropfenzähler (Abb. 11.9) lässt sich die Infusionsgeschwindigkeit genau steuern. Alternativ kann auch ein Infusomat oder ein Perfusor genutzt werden (S. 229).

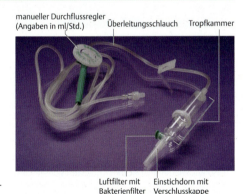

manueller Durchflussregler (Angaben in ml/Std.) Überleitungsschlauch Tropfkammer

Luftfilter mit Bakterienfilter Einstichdorn mit Verschlusskappe

Abb. 11.9 • Infusionsschlauch mit Tropfenzähler (manueller Durchflussregler). (Foto: Paavo Bläfield)

Anlegen einer Infusion

▶ Beim Vorbereiten einer Infusionslösung ist sauberes und möglichst aseptisches Arbeiten essenziell. Die Infusion sollte erst **unmittelbar vor der Applikation** vorbereitet werden, um eine Kontamination zu vermeiden!

▶ **Erforderliches Material** (Abb. 11.10 a):
  • Infusionslösung, Infusionsbesteck.
  • Einige unsterile Kompressen.
  • Einmalhandschuhe, Desinfektionsspray.

- Ggf. 3-Wege-Hahn.
- Ggf. Infusionshalterung bzw. Aufhängevorrichtung.
- Evtl. Filzstift (falls Medikamente zugesetzt werden).

▶ **Praktisches Vorgehen:**
- Einmalhandschuhe anziehen.
- Stellen Sie die Infusionsflasche auf eine feste Unterlage und halten Sie sie mit der linken Hand fest. Entfernen Sie die Schutzkappe von der Infusionsflasche. *Prüfen Sie das Verfallsdatum der Infusion!*
- Medikamente oder andere Zusätze können durch den Gummistopfen einer Infusionsflasche eingespritzt werden. *Wichtig:* Beschriftung der Flasche mit Patientennamen und Medikament nicht vergessen!
- Nehmen Sie das Infusionsbesteck aus der Verpackung und ziehen Sie die Schutzkappe vom Dorn ab. Drehen Sie das Stellrad zu.
- Stecken Sie den Dorn des Infusionsbestecks durch den Gummistopfen der Infusionslösung.
- Hängen Sie die Infusionsflasche auf und füllen Sie die Tropfenkammer des Infusionsbestecks bis etwa zur Hälfte mit der Infusionslösung, indem Sie die Kammer mehrmals vorsichtig zusammendrücken (Abb. 11.10 b).

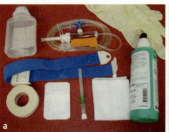 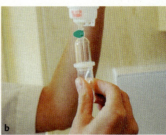

Abb. 11.10 • a) Erforderliches Material zur Vorbereitung einer Infusion.
b) Füllen der Tropfenkammer durch mehrmaliges Zusammendrücken.
(Teilabb. b) Foto: Paavo Bläfield)

▶ Bei Glasflaschen sollten Sie das kleine grüne Ventil oberhalb der Tropfenkammer öffnen, damit kein Unterdruck in der Flasche entsteht.
▶ Entfernen Sie die Schutzkappe vom Ende des Infusionsschlauchs.
▶ Entlüften Sie den gesamten Schlauch, indem Sie das Stellrad so lange aufgedreht lassen, bis Flüssigkeit aus dem Schlauchende läuft. *Beachte:* Das Leitungssystem muss bei der Vorbereitung immer entlüftet werden, da eine Luftembolie potenziell lebensbedrohlich ist.
▶ Schließen Sie den Infusionsschlauch an den vorhandenen Zugang an. Durch Drehen des Rädchens können Sie die richtige Infusionsgeschwindigkeit einstellen.
▶ Nach dem Anschließen der Infusion achten Sie darauf, ob der Arm des Patienten dick wird, und fragen Sie nach Schmerzen an der Infusionsstelle. Im Zweifelsfall sollte der Zugang mit NaCl angespült werden, um die korrekte Lage zu überprüfen. Es ist auch möglich, die Infusion kurz unterhalb des Körpers zu halten: Kommt es zu einem Rückfluss von Blut, liegt der Zugang richtig und die Infusion funktioniert. Dieser Test ist bei der Verwendung von Rückschlagventilen allerdings nicht durchführbar.
▶ Fixieren Sie den Schlauch des Infusionssystems mit einem Pflaster am Arm des Patienten.
▶ Dokumentieren Sie die Gabe der Infusion in der Patientenakte.
▶ Sobald die Flasche leer ist, muss das Drehrad verschlossen, das Infusionsbesteck abgestöpselt und der Venenzugang mit einem Mandrin verschlossen werden.

▶ Wenn Sie Infusionen mit **Chemotherapeutika** vorbereiten, sollten Sie immer **adäquate Schutzmaßnahmen** (Handschuhe, Schutzbrille, Mundschutz) ergreifen!
▶ **Hypertone** sowie **osmotisch wirksame Infusionen** (z. B. hochprozentige Glukoselösung), alkalische oder saure Infusionen (z. B. mit Medikamenten) und Chemotherapeutika können **Gewebenekrosen** verursachen, wenn sie versehentlich paravasal appliziert werden.

Mögliche Probleme

▶ **Infusion tropft nicht oder nur sehr langsam:** Stellrad geschlossen? Infusion nicht entlüftet? Venenverweilkanüle nicht durchläufig? Eine normale Schwerkraftinfusion sollte nach dem Anlegen kontinuierlich tropfend laufen. In Abhängigkeit vom Innendurchmesser der Venenverweilkanüle ist die maximale Durchflussrate allerdings begrenzt (Tab. 11.1). Manchmal kann es helfen, die Venenverweilkanüle ein kleines Stück zurückzuziehen und in dieser Position mit einem Pflaster zu befestigen oder die Kanüle mit NaCl durchzuspülen.
▶ **Schmerzen bei der Infusion:** Möglicherweise liegt eine Thrombophlebitis (Entzündung der Vene) oder ein Paravasat vor. In beiden Fällen sollte die Venenverweilkanüle entfernt und eine neue an anderer Stelle gelegt werden.
▶ **Zunehmende Schwellung an der Injektionsstelle** während der Infusion: Es liegt wahrscheinlich ein Paravasat vor. Die Infusion muss sofort gestoppt und die Venenverweilkanüle entfernt werden.
▶ Applikation von Luft (→ mögliche Luftembolie).

▶ **Besonderheiten bei Kindern:** Da Kinder ein geringes Körpergewicht haben, sollten nur geeignete Infusionslösungen in kleinen Flaschen verwendet werden, um eine Überinfusion zu vermeiden. Alternativ kann man eine Infusionstherapie – besonders bei Säuglingen – auch mittels Perfusor durchführen.

Druckinfusion

▶ In manchen Fällen, z. B. beim Volumenmangelschock, ist eine **rasche Infusion größerer Mengen Flüssigkeit** erforderlich. Dies kann mit einer **Druckinfusion** geschehen.
▶ Hierfür werden Infusionslösungen in Beuteln verwendet, die zur Druckinfusion zugelassen sind.
▶ Legen Sie eine Druckmanschette um den Infusionsbeutel und pumpen Sie diesen bis zu einem Maximaldruck von 300 mmHg auf (Abb. 11.11).
▶ Achten Sie strikt darauf, dass keine Luft appliziert werden kann, indem Sie beispielsweise die Infusionsleitung rechtzeitig schließen, wenn die Infusionsmenge eingelaufen ist.
▶ Glasflaschen sowie starre Kunststoffflaschen sind für eine Druckinfusion nicht geeignet, da sich zu viel Luft in der Flasche befindet.

Perfusor und Infusomat

▶ Über Perfusoren und Infusomaten kann man die Geschwindigkeit einer Infusionsgabe kontrollieren (Abb. 11.12).
▶ Für eine Infusionsgabe per Infusomat benötigen Sie ein spezielles Infusionsbesteck mit einem elastischen Schlauchstück.
▶ Für einen Perfusor benötigen Sie eine spezielle Perfusorspritze mit entsprechender Perfusorleitung.
▶ Alle Personen, die ein Medizinprodukt bedienen, müssen entsprechend dem Medizinproduktegesetz (MPG) zuvor eingewiesen werden!

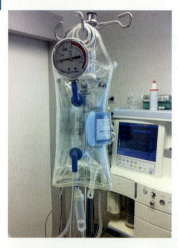

Abb. 11.11 • Druckinfusion.

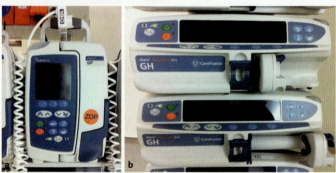

Abb. 11.12 • a) Elektrische Infusionspumpe (Infusomat). b) Elektrische Spritzenpumpe (Perfusor).

11.5 Transfusionstherapie

Allgemeines

▶ Bei einer Transfusion werden **Blutbestandteile eines Spenders auf einen Empfänger übertragen.** Dies können sein
- Erythrozytenkonzentrate (EK).
- Thrombozytenkonzentrate (TK).
- Fresh Frozen Plasma (FFP).
- Spezielle Gerinnungspräparate (PPSB, Antithrombin III).
- Humanalbumin.

▶ Eine Unterform ist die Eigenblutspende. Hierbei erhält der Patient sein zuvor selbst gespendetes Blut z. B. während einer planbaren Operation mit erwartungsgemäß großen Blutverlusten zurück transfundiert.

- ▶ Ein Erythrozytenkonzentrat erhöht den Hb um etwa 1 g/dl.
- ▶ Zwei Thrombozytenkonzentrate erhöhen die Thrombozytenzahl um etwa 10.000/µl.

▶ **Komplikationen:**
- Am häufigsten *nicht hämolytische Transfusionsreaktion:*
  - Verursacht durch antileukozytäre Antikörper.
  - Symptome: Fieber, Schüttelfrost, Übelkeit, Kopfschmerzen, Blutdruckabfall.
- *Hämolytische Transfusionsreaktion:*
  - Verursacht durch anti-erythrozytäre Antikörper, z. B. bei AB0-Unverträglichkeit.
  - Symptome: Schwerer Schock, Störungen der Mikrozirkulation, Gerinnungsstörungen, Kreislauf- und Organversagen.
- Transfusionsreaktion durch *bakterielle Kontamination* mit Schüttelfrost, Fieber, Schock.
- *Infektion* (selten): Hepatitis C 1 : 20.000, Hepatitis B 1 : 50.000, HIV 1 : 500.000.

▶ **Vor einer geplanten Transfusion** müssen Sie dem Patienten (Empfänger) Blut abnehmen für die
- *Bestimmung der Blutgruppe.*
- *Kreuzprobe* (Spendererythrozyten werden mit dem Serum des Empfängers vermischt).
- *Bestimmung des Rhesusfaktors.*
- *Durchführung eines Antikörpersuchtests.*

▶ Hierfür benötigen Sie ein Serum- und ein EDTA-Röhrchen.

▶ Die Blutgruppen- und Rhesusfaktorbestimmung, die Kreuzprobe und der Antikörpersuchtest werden im Labor durchgeführt.

▷ *Beachte:* Die **Kreuzprobe** und der **Antikörpersuchtest** müssen bei erneuter Transfusion **alle drei Tage wiederholt** werden.

▶ Der **Bedside-Test** dient der **letzten, unmittelbar vor der Transfusion am Patientenbett durchgeführten Identifikation der Blutgruppe eines Empfängers.** Die Blutgruppe des Empfängers wird dann mit der auf der Konserve aufgedruckten Spenderblutgruppe abgeglichen. Hierdurch sollen Verwechslungen von Patienten oder Blutkonserven ausgeschlossen werden.

▶ Die Blutgruppe und der Rhesusfaktor des Spender, welche auf dem Transfusionsbeutel aufgedruckt sind, werden vom Labor garantiert.

CAVE
95 % der tödlich verlaufenden Komplikationen in der Transfusionsmedizin sind auf Verwechslungen zurückzuführen. Die korrekte Zuordnung von Blutpräparaten zu Empfängern muss deshalb mit höchster Sorgfalt geschehen.

Durchführung des Bedside-Tests

▶ **Allgemeines:**
- Ein Bedside-Test ist immer erforderlich, wenn Blut- oder Blutbestandteile transfundiert werden. Er ist eine *ärztliche Aufgabe*, ebenso wie die Transfusion von Blut oder Blutbestandteilen. *Beachte:* Führen Sie einen Bedside-Test oder eine Transfusion als Student nur unter Aufsicht eines Arztes durch!
- Der Bedside-Test muss – wie der Name sagt – direkt am Patientenbett unmittelbar vor der Transfusion durchgeführt werden.
- Es gibt verschiedene Systeme für den Bedside-Test:
  - Bei Napf-Systemen muss das Blut mit einer Kanüle durch eine Folie gespritzt werden (Abb. 11.13 a).
  - Auf Testkarten wird Blut aufgebracht und verwischt (Abb. 11.13 b).

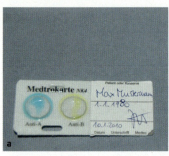 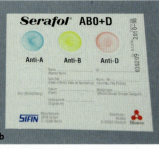

Abb. 11.13 • a) Napfsystem b) Testkarte für den Bedside-Test.

- Die meisten Bedside-Tests erlauben nur die Identifikation der Blutgruppe (AB0), mit manchen kann man auch den Rhesusfaktor (Anti-D) bestimmen (Abb. 11.13 b).

WICHTIG

▸ Von der Blutbank freigegebene und ordnungsgemäß beschriftete Konserven brauchen hinsichtlich der Blutgruppe nicht erneut vor der Transfusion mit einem „Bedside-Test" geprüft zu werden. Hier reicht aufgrund des Arzneimittelgesetzes der Aufdruck auf der Konserve.

▸ Bei Eigenblut ist ein „Bedside-Test" der Konserve immer erforderlich, da es z.T. nicht von einer Blutspendezentrale hergestellt wird.

▸ **Erforderliches Material:**
- 2-ml-Spritze und Kanüle.
- Stauschlauch, Desinfektionsmittel.
- Einmalhandschuhe, unsterile Tupfer.
- Bedside-Test-System.
- Blutkonserve.
- Kanülenabwurf, Pflaster.

▸ **Durchführung:**
- Fragen Sie den Patienten möglichst nach Name, Vorname und Geburtsdatum. Vergewissern Sie sich, dass es sich um den richtigen Patienten handelt, indem Sie die Patientenangaben mit Ihren Unterlagen abgleichen.
- Informieren Sie den Patienten über Ihr Vorhaben.
- Ziehen Sie Handschuhe an.
- Entnehmen Sie dem Patienten Blut mit einer 2-ml-Spritze. Monovetten® sind für einen Bedside-Test nicht geeignet.
- ❏ *Wichtig:* Achten Sie auf das Verfallsdatum der Testsysteme!
- Tragen Sie eine *kleine Menge Blut* auf die Felder der Testkarte auf oder spritzen Sie einen Tropfen Blut in jeden Napf. *Merke:* Ein Tropfen Blut pro Feld oder Napf reicht aus. Wird zu viel Blut aufgebracht, ist evtl. eine Koagulation nicht mehr möglich, weil die standardisierte Antikörpermenge nicht ausreicht.
- *Schwenken Sie das Testsystem,* um Blut und Testserum gut zu vermischen. Achten Sie darauf, dass der Inhalt der verschiedenen Felder nicht miteinander in Kontakt kommt.
- *Lassen Sie das Blut koagulieren*; dies kann manchmal einige Minuten dauern.
- Beschriften Sie die Testkarte mit Namen und Geburtsdatum des Empfängers, der ermittelten Blutgruppe und Ihrem Namen sowie dem Test-Datum. *Der Bedside-Test muss zwingend (zusätzlich) von einem approbierten Arzt unterschrieben sein.*
- Das Ergebnis des Bedside-Tests *muss in der Krankenakte dokumentiert werden* und der Bedside-Test wird in der Akte verwahrt.

Auswertung des Bedside-Tests

▶ Aus der Kombination koagulierter oder nichtkoagulierter Felder lässt sich die Blutgruppe ablesen (Abb. 11.14 und Abb. 11.15).
  • Ist kein Feld koaguliert, liegt Blutgruppe 0 vor.
  • Sind die Anti-A- und Anti-B-Felder koaguliert, handelt es sich um die Blutgruppe AB.
  • Ist nur das Anti-A- oder das Anti-B-Feld koaguliert, liegt Blutgruppe A bzw. B vor.

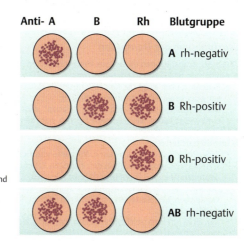

Abb. 11.14 • Prinzip der Blutgruppenbestimmung und des Rhesusfaktors.
(aus Schewior-Popp S, Sitzmann F, Ullrich L. Thiemes Pflege. 12. Aufl. Stuttgart: Thieme; 2012)

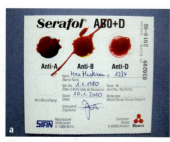
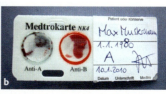

Abb. 11.15 • a) Testkarte mit getrockneten Antikörpern zum Bedside-Test für die AB0- und Rhesusfaktor-Bestimmung. Da auf keinem der Felder koaguliertes Blut vorhanden ist, handelt es sich um die Blutgruppe 0 negativ.
b) Bedside-Test im Napf-System mit flüssigen Antikörpern. Aufgrund der Koagulation von Blut mit „Anti-A" handelt es sich um die Blutgruppe A. Der Rhesusfaktor kann mit dieser Karte nicht bestimmt werden.

Mögliche Probleme

▶ Gründe für eine **ausbleibende Agglutination trotz Antikörpern:**
- Es wurde zu schnell abgelesen.
- Es wurde zu viel Blut pro Feld oder zu wenig Testserum appliziert.
- Das Testserum oder das Testsystem ist veraltet.
- Nach einer Massivtransfusion mit Blutgruppe 0 zirkulieren zu wenig eigene Empfänger-Erythrozyten.

▶ Gründe für eine **falsch positive Agglutination:**
- Es sind Kälteagglutinine vorhanden.
- Das Patientenblut ist zu alt.

Durchführung der Transfusion

❏ *Beachte:* Transfusionen dürfen nur von approbierten Ärzten durchgeführt werden!

▶ **Aufklärung und Einverständniserklärung:**
- Patienten über *mögliche Komplikationen* (S. 230) und die Risiken bei Unterlassung der geplanten Transfusion aufklären.
- Der bewusstseinsklare, urteilsfähige Patient *muss schriftlich in die Transfusion eingewilligt haben.* Vergewissern Sie sich, dass die unterschriebene Einverständniserklärung vorliegt!

▶ **Identitätssicherung:**
- Patienten möglichst nach Name, Vorname und Geburtsdatum fragen. Vergewissern Sie sich, dass es sich um den richtigen Patienten handelt, indem Sie die Patientenangaben mit Ihren Unterlagen abgleichen.
- Nummer auf der Konserve mit der Nummer auf dem Konservenbegleitschein vergleichen. Verfallsdatum der Konserve und Empfängernamen auf der Konserve prüfen.
- Konserve mit Handzeichen kennzeichnen, damit klar erkennbar ist, dass Sie diese geprüft haben.

▶ **Transfusion:**
- Einmalhandschuhe anziehen.
- *Bedside-Test* durchführen (S. 231).
- Das Erwärmen einer Blutkonserve ist bei Einzeltransfusionen nicht notwendig. Generell sollten alle Blutpräparate unmittelbar nach deren Eintreffen verwendet werden, um unnötige Lagerungszeiten zu vermeiden.
- Schutzhülle am unteren Teil der Blutkonserve öffnen und Konserve mit einem Transfusionsbesteck anstechen. Schlauch entlüften und Tropfkammer durch mehrmaliges Zusammendrücken etwa zur Hälfte mit Blut füllen.
- Transfusion an einen peripher- oder zentralvenösen Zugang anschließen. Die Transfusion sollte, außer im Notfall, langsam erfolgen (Dauer der Transfusion etwa 1–2 Stunden).
- Patienten während der ersten Minuten der Transfusion beobachten.
- Im weiteren Verlauf der Transfusion sollten Sie innerhalb der ersten halben Stunde alle 10 Minuten Puls und Blutdruck messen und den Patienten klinisch beurteilen.
- ❏ *Wichtig:* Sollte der Patient Beschwerden bekommen (Schüttelfrost, Kopfschmerzen, Übelkeit, Schocksymptome), Transfusion sofort stoppen und Arzt rufen bzw. (je nach Schwere der Symptome) Notfallteam rufen!

▶ **Dokumentation:**
- Konservennummer, Konservenart und -anzahl in der Krankenakte mit Datum, Uhrzeit und transfundierendem Arzt dokumentieren.
- Der Bedside-Test und die Dokumentation seiner Durchführung gehören ebenfalls in die Krankenakte.
- Die leere Blutkonserve und das Transfusionsbesteck müssen steril verschlossen für 24 Stunden gekühlt gelagert werden, um evtl. spätere Transfusionsreaktionen klären zu können.

11.6 Intraossärer Zugang

Allgemeines

▶ **Indikationen:**
- Über einen intraossären Zugang können im Notfall in den gut durchbluteten Markraum Medikamente oder Infusionslösungen verabreicht werden, wenn kein peripher-venöser Zugang geschaffen werden kann.
- Ein intraossärer Zugang wird häufiger bei Kindern angelegt, ist aber auch bei Erwachsenen möglich.
- Vom European Resuscitation Council (ERC) und der American Heart Association (AHA) wird die Anlage eines intraossären Zugangs im Notfall dann empfohlen, wenn der zweite Versuch zur Anlage eines peripher-venösen Zugangs scheiterte oder die Anlage länger als 90 Sekunden dauert.
- Im Rahmen der Reanimation ist der i.o.-Zugang eine primäre Alternative zur Anlage eines i.v.-Zugangs (AHA, ERC).
- Die Anlage eines intraossären Zugangs dauert bei trainierten Anwendern selten länger als 30 Sekunden.
- Geeignete Punktionsstellen sind in erster Linie die proximale Tibia, aber auch der Malleolus medialis, der proximale Humerus und der distale Femur.

▶ **Kontraindikationen:**
- Anzunehmende oder nachgewiesene Fraktur des zu punktierenden Knochens (Gefahr des Paravasats).
- Vorangegangene Punktionen am selben Knochen in den letzten 48 Stunden.
- Lokale Infektion.
- Osteogenesis imperfecta.

▶ **Komplikationen:**
- Fehlpunktion, Nadelbruch/-verbiegung.
- Extravasation, Schwellung. *Cave:* Gefahr des Kompartmentsyndroms!
- Osteomyelitis.

▶ **Stellenwert:**
- Ein intraossärer Zugang ist eine *„Ultima-Ratio"-Maßnahme* in der Anästhesie, Intensiv- und Notfallmedizin.
- Die Anlage eines intraossären Zugangs gehört *nicht* zu den erforderlichen Tätigkeiten im Rahmen der studentischen Ausbildung. Dennoch sollte das Verfahren theoretisch bekannt sein.

▶ **Verschiedene Punktions-Systeme:**
- Intraossäre Punktionsnadeln bestehen aus einer Stahlkanüle mit Introducernadel und einem Knauf, mit dem man vertikal Druck ausüben kann. Dieser wird später zusammen mit der Introducernadel entfernt.
- Intraossäre Zugänge (i.o.-Zugänge) werden von vielen Firmen in verschiedenen Ausführungen angeboten (Abb. 11.16 a). Neben Zugängen zur manuellen Insertion (Cook®-Nadel), sind auch automatische, vorgespannte Systeme (z. B. Bone Injection Gun, B.I.G.®) oder elektrische Systeme (EZ-IO®, Abb. 11.16 b) verfügbar.

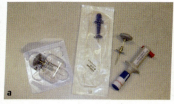
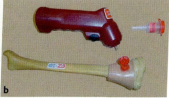

Abb. 11.16 • a) von links: Susmane-Raszynski-Nadel, Baxter-Nadel, Cook-Nadel, B.I.G.-System
b) EZ-IO®-System (Firma Vidacare, USA)

Außerdem gibt es Spezialnadeln (z. B. Susmane-Raszynski mit Gewinde) oder Nadeln zur Sternumpunktion (FAST 1).
- Die Insertionstiefe ist bei Kindern geringer als bei Erwachsenen, hängt aber auch von der Punktionsstelle (Tibia > Humerus > Radius) ab. Entscheidend sind der Abstand Haut/Knochen und die Dicke der Kompakta.

Anlage eines intraossären Zugangs an der Tibia (EZ-IO®-System)

▶ **Erforderliches Material:**
- Desinfektionsspray, sterile Tupfer/Kompressen.
- Sterile Einmalhandschuhe und steriles Lochtuch (sofern es die Dringlichkeit zulässt).
- Intraossärer Zugang.
- 5 ml-Spritze mit Kanüle für die Lokalanästhesie (z. B. Mepivacain 1 %).
- Pflaster.
- Infusion oder Verschlussstopfen und 10 ml Kochsalzlösung zum Durchspülen.

▶ **Vorbereitung:**
▷ *Wichtig:* Gehen Sie ruhig vor. Kontrollieren Sie, ob das erforderliche Material vollständig vorliegt und die Infusion vorbereitet und entlüftet ist.
- Den wachen Patienten über das geplante Vorgehen informieren.

▶ **Hautdesinfektion und Aufsuchen der Punktionsstelle:**
- Haut dreimal desinfizieren und mit den sterilen Kompressen trocken wischen.
- Sterile Handschuhe anziehen und steriles Lochtuch aufkleben.
- Punktionsstelle an der Tibia aufsuchen (Abb. 11.17):
  – Beim Erwachsenen wird zuerst die Tuberositas tibiae (A) getastet. 2 cm medial (B) und 1 cm proximal (C) davon wird punktiert.
  – Beim Kind punktiert man *2 cm distal* von B, um die Epiphysenfuge nicht zu verletzen.

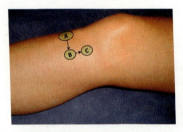

Abb. 11.17 • Auswahl der Punktionsstelle an der proximalen Tibia beim Erwachsenen.

▶ **Lokalanästhesie und Punktion:**
- Beim wachen Patienten lokale Infiltrationsanästhesie der Haut, der Subkutangewebes und des Periosts (S. 203).
- Mit einer Hand die Haut an der Punktionsstelle spannen und Patienten auf den Schmerz vorbereiten.
▷ *Beachte:* Die Extremität sollte gut fixiert und stabil gelagert werden.
- Punktionsnadel steril auf den Bohrer aufsetzen.
- Schutzkappe entfernen und Nadelspitze auf die Haut über der Punktionsstelle aufsetzen.
- Bohrer betätigen und ohne Druck zur Tibiavorderfläche streng senkrecht auf die Punktionsstelle halten. So wird die Nadel in Richtung Knochenmark durch die Kompakta des Knochens „hineingebohrt" (Abb. 11.18 b).
- Bei Erreichen des Markraums spürt man einen Druckverlust.
- Bohrer abziehen und Stahlmandrin abschrauben (Abb. 11.18 c).

- Die Nadel mit roter Anschlusskappe verbleibt im Kochen und muss nun sicher und steril fixiert werden.
- Zur Lagekontrolle Blut aspirieren und Zugang vor der Medikamentengabe mit 10 ml NaCl-Lösung spülen (Abb. 11.18 d).

▶ **Gabe von Medikamenten und Infusionen:**
- Nach der Lagekontrolle kann man die Infusion anschließen. *Cave:* Schwillt das Subkutangewebe bei der Applikation von Flüssigkeiten an, liegt die Nadel wahrscheinlich nicht korrekt.

▷ *Tipp:* Die Gabe von Medikamenten und Infusionen in einen intraossären Zugang ist mitunter schmerzhaft. Prophylaktisch können Sie beim Erwachsenen 5 ml Mepivacain 1 % (Scandicain®) intraossär verabreichen.

▶ **Liegedauer:** Bei sorgfältiger Desinfektion im Rahmen der Anlage und bei guter Pflege des Zugangs (keine Infektionszeichen an der Einstichstelle) kann ein intraossärer Zugang theoretisch mehrere Tage liegen. Normalerweise sollte der intraossäre Zugang aber innerhalb von ca. 12 Stunden entfernt werden, da die Inzidenz einer Osteomyelitis von der Liegedauer abhängt. Sie beträgt insgesamt etwa 1 %.

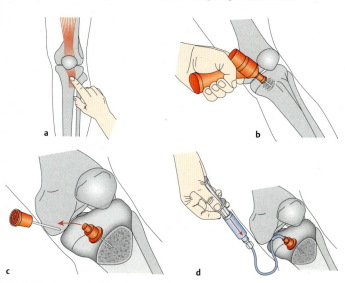

a   b   c   d

Abb. 11.18 • Schema der Anlage eines intraossären Zugangs in die proximale Tibia. (nach Largiadèr F, Saeger H-D, Keel M. Checkliste Chirurgie. 10. Aufl. Stuttgart: Thieme; 2012)

WICHTIG

Ein intraossärer Zugang stellt immer nur ein **überbrückendes Verfahren** dar, bis ein peripher- oder zentral-venöser Zugang geschaffen werden konnte.

12 Der Notfall

12.1 Verhalten im Notfall

Notfall auf der Station

▶ Auf allen Stationen sollte ein **separater Notfallkoffer** mit Material zur Beatmung, Reanimation oder zur Versorgung von Verletzungen sowie den wichtigsten Medikamenten und medizinischen Geräten vorhanden sein. Er sollte an einer gut sichtbaren, zugänglichen und zentralen Stelle aufbewahrt werden.

▶ Außerdem sollte entsprechend den internationalen Leitlinien zur Reanimation **auf jeder Station ein Defibrillator oder AED** verfügbar sein.

▶ Zur Versorgung von Notfällen sind im Krankenhaus meist **spezielle Notfallteams** (als MET [„Medical Emergency Team"], „Reanimationsteam", „Notfallteam", „Herzalarmteam" bezeichnet) verfügbar. Diese sind häufig auf der Intensivstation oder in der Anästhesie in die Routine integriert und werden im Bedarfsfall telefonisch oder über Funk alarmiert (Abb. 12.1).

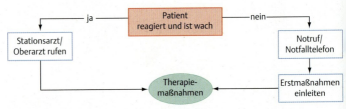

Abb. 12.1 • Allgemeines Schema zur Notfallversorgung in einem Krankenhaus.

Das sollten Sie wissen/können
Während der Versorgung von Notfällen können Sie nur selten praktisch üben. Es ist allerdings sehr wichtig, den Ablauf von Notfällen kennenzulernen – und das erreichen Sie auch durch Zuschauen.

WICHTIG
▶ Merken und notieren Sie sich unbedingt die interne Notfallnummer im Krankenhaus. Sie ist nicht immer einprägsam und kann von Bereich zu Bereich variieren!
▶ Wenn Sie einen Notfall auf Station antreffen, holen Sie sofort Hilfe! Machen Sie dabei klare Angaben (z. B. bewusstloser Patient Zimmer 17). Vergeuden Sie keine Zeit mit unkoordinierten Maßnahmen.
▶ Ergreifen Sie nur solche Hilfsmaßnahmen, die Sie auch sicher beherrschen. Dies gilt insbesondere im Krankenhaus, wo qualifizierte Hilfe schnell verfügbar ist.

Hinweise
▶ Informieren Sie sich, für welche Patienten auf der Station Absprachen hinsichtlich einer Reanimation bestehen. Es gibt immer wieder Patienten, die nicht reanimiert werden möchten oder sollen.
▶ Schauen Sie sich den Notfallkoffer Ihrer Station genau an und lassen Sie sich die Materialien erläutern. Nur so wissen Sie im Notfall, welche Utensilien sich wo befinden!

Wichtige Notfallschemata

▶ **ABCDE-Schema („ABC-Schema"):** Einfaches, leicht zu merkendes Schema zur Untersuchung, Behandlung und Therapie von Notfällen.
- **A („Airway"):** Atemwege freimachen, Kopf überstrecken („Esmarch-Handgriff", Abb. 12.2). Vorsicht bei möglichem HWS-Trauma!
- **B („Breathing"):**
  - *Sehen:* Thoraxexkursionen vorhanden?
  - *Hören:* Atemgeräusch vorhanden?
  - *Fühlen:* Atemstrom zu spüren? S. 254, Reanimation.
- **C („Circulation"):**
  - Zeichen von Kreislaufaktivität? (Atmung, Spontanbewegungen?). Karotispuls tastbar?
  - Bei Herz-Kreislauf-Stillstand 30 Thoraxkompressionen.
  - Anschließend 2 Beatmungen (Mund zu Mund oder Mund zu Nase), evtl. Maskenbeatmung (S. 240), supraglottische Atemwegshilfsmittel nutzen (S. 244), Intubation durchführen (S. 246).
- **D („Drugs"):** i. v.- oder i.o.-Zugang legen und erforderliche Medikamente applizieren.
- **E („Exposure" oder „Environment",** „Entblößung" und „Umgebung")
  - Muss der Patient gekühlt oder vor Auskühlung geschützt werden?
  - Beurteilung der Umgebung: Drogen/Waffen, Unfallkinetik, soziales Umfeld.
  - Entkleiden des Patienten, um evtl. Verletzungen beurteilen zu können.

▶ **Body-Check**
- Orientierende Untersuchung von Patienten mit Herz-Kreislauf-Aktivität, welche *nicht länger als etwa 30 Sekunden* dauern sollte.
- Wache Patienten werden nach Schmerzen gefragt.
- Der Patient wird von Kopf bis Fuß mit festen Griffen abgetastet, um evtl. Verletzungen zu erkennen.
- Die grobe Kraft der oberen Extremität wird durch beidseitigen Händedruck geprüft, um etwaige Lähmungen zu erkennen.
- Die Sensibilität wird durch vorsichtiges Kneifen der oberen und unteren Extremität geprüft.

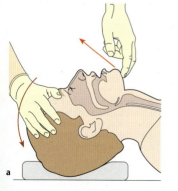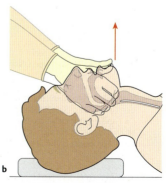

Abb. 12.2 • „Esmarch"-Handgriff. Überstrecken des Kopfes (a) und Anheben des Unterkiefers (b), um die Atemwege zu inspizieren und freizumachen.
(aus Secchi A, Ziegenfuß T. Checkliste Notfallmedizin. 4. Aufl. Stuttgart: Thieme; 2009)

▶ **Basismonitoring:** Bei jedem Notfallpatienten schnellstmöglich und ununterbrochen durchzuführen.
- EKG und Herzfrequenz.
- Blutdruck.
- Pulsoxymetrie und Pulsfrequenz.
- Ggf. Kapnometrie/Kapnografie bei beatmeten Patienten.

12.2 Maskenbeatmung

Allgemeines

▶ **Prinzip:** Die Maskenbeatmung dient der temporären Ventilation (Oxygenierung und CO_2-Eliminiation). Sie wird regelmäßig bei der Narkoseeinleitung, bei „Maskennarkosen" und in der Intensiv- oder Notfallmedizin durchgeführt.

▶ **Stellenwert der Tätigkeit:**
- Grundsätzlich sollte *jeder Arzt eine suffiziente Maskenbeatmung durchführen können.*
- Für das Atemwegsmanagement ist eine effektive Ventilation (z. B. mit Maskenbeatmung) weitaus wichtiger als ein evtl. Intubationsversuch mit entsprechenden Risiken und Komplikationen. So kann man im Notfall Oxygenierung und Ventilation durch die Maskenbeatmung gewährleisten, bis ein notfallmedizinisch erfahrener Kollege übernimmt.

▷ *Beachte:* Die Maskenbeatmung sieht zwar leicht aus, bereitet dem unerfahrenen Anwender aber oftmals große Probleme!

Material und praktisches Vorgehen

▶ **Erforderliches Material:**
- Beatmungsmaske Erwachsene:
  - Verschiedene Größen (meist Größe 3, 4, 5).
  - Verschiedene Maskentypen, Standard Silikon (Abb. 12.3 a).
  - Die Größenangaben sind herstellerspezifisch und variieren.
- Beatmungsmaske Kinder:
  - Verschiedene Größen (meist Größe 2 und 3 für Kinder, Größe 1 für Kleinkinder, Größe 0 für Säuglinge und Größe 00 für Frühgeborene), wobei auch hier die Größenangaben herstellerabhängig variieren können.
  - Unterschiedliche Formen, z. B. Randell-Baker Maske, Silikon-Rundmaske.

▷ *Beachte:* Für Kinder sollte man Masken mit möglichst kleinem Totraum (z. B. Randell-Baker Maske) wählen. Vorrangiges Ziel ist aber die gute Abdichtung der Maske!
- Beatmungsbeutel oder Narkosegerät.

▶ **Praktisches Vorgehen:**
- Der Beatmungsbeutel wird mit einem Verbindungsschlauch an eine Sauerstoffleitung angeschlossen, da die Maskenbeatmung immer mit Sauerstoff erfolgen sollte. So kann eine inspiratorische Sauerstoffkonzentration (FiO_2) von 80–90 % erreicht werden (100 % sind meist wegen einer geringen Leckage nicht möglich).

- Oft verlegt beim bewusstlosen Patienten die zurückgefallene Zunge die Atemwege. Daher muss zur Erleichterung der Maskenbeatmung zunächst der Esmarch-Handgriff (Abb. 12.2) angewendet werden. Dabei wird der Kopf leicht überstreckt.
- Künstliche Gebisse können belassen werden, wenn sie fest sitzen. Lockere Brücken sollten wegen der Aspirationsgefahr vor der Maskenbeatmung möglichst entfernt werden.
- Maske mit der linken (nicht dominanten) Hand zwischen Daumen und Zeigefinger halten („C-Griff") und fest auf Mund und Nase des Patienten aufsetzen.
- Ring-, Mittel- und Kleinfinger umgreifen den Unterkiefer und ziehen diesen nach vorne oben (Abb. 12.3 b).
- Mit der rechten (dominanten) Hand Beatmungsbeutel gefühlvoll komprimieren, bis sich der Brustkorb des Patienten sichtbar hebt. Es sollte dabei keine Luft seitlich der Maske entweichen.
- Die Insufflation der Luft sollte beim Erwachsenen etwa 1 Sekunde, die Ausatmung etwa 2 Sekunden dauern.
- ▶ *Beachte:* Der Beatmungsdruck sollte bei der Maskenbeatmung möglichst nicht größer als 20 cmH$_2$O sein, um eine Luftinsufflation in den Magen mit Gefahr eines Reflux und Aspiration zu verhindern. Daher kann an manche Beatmungsbeutel ein Druckbegrenzungsventil angeschlossen werden.
- ▶ *Merke:* Kann die Maske mit einer Hand nur unzureichend fixiert werden, sollte sie alternativ mit zwei Händen („Doppelter C-Griff") gehalten werden. In diesem Fall muss eine zweite Person oder ein Gerät beatmen.
- Pulsoxymetrie und Kapnografie sind obligates Monitoring. Ist ein Volumeter (z. B. am Narkosegerät) verfügbar, sollte es ebenfalls genutzt werden.

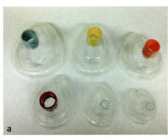 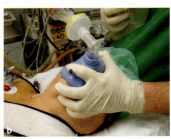

Abb. 12.3 • a) Beatmungsmasken in verschiedenen Größen. b) Der „C-Griff" in der direkten Aufsicht: Die Gesichtsmaske wird mit Daumen und Zeigefinger der nicht dominanten Hand auf dem Gesicht gehalten. Die restlichen Finger (Mittel-, Ring- und Kleinfinger) setzen am Unterkieferknochen an und ziehen den Unterkiefer nach vorne oben bei leichter Reklination des Kopfes.

Erschwerte Maskenbeatmung

- ▶ Eine **erschwerte Maskenbeatmung** findet sich häufig bei
  - Bartträgern und zahnlosen Patienten.
  - Patienten mit Tumoren im Hals-, Kopf-, Mund- und Rachenbereich.
  - Extrem adipösen Patienten.
- ▶ **Hilfsmittel/Alternativen:**
  - Ein vor Maskenbeatmung eingebrachter Oropharyngealtubus („Guedel-Tubus") oder Nasopharyngealtubus („Wendel-Tubus") kann die Maskenbeatmung erleichtern, indem er die Zunge vor dem Zurückfallen bewahrt und die Atemwege freihält (S. 244).
  - Alternativ Einbringen einer Larynxmaske oder eines Larynxtubus (S. 244), danach ggf. Intubation.

▶ **Ursachen einer insuffizienten Ventilation:**
- Inadäquate Lagerung (z. B. rotierter oder zu weit überstreckter Kopf) oder unzureichende Reklination des Kopfes.
- Falsche Maskengröße.
- Anatomische Besonderheiten (s. o.).
- Nicht ausreichend anästhesierter Patient, der sich gegen die Beatmung wehrt (geschlossene Stimmritze).

CAVE
Eine Maskenbeatmung bietet **keinen Aspirationsschutz,** sondern kann eine Aspiration sogar provozieren.

12.3 Pharyngealtuben

Oropharyngealtubus

▶ **Synonym** „Guedel-Tubus ".
▶ **Indikationen:** Als Hilfsmittel bei der Maskenbeatmung.
▶ **Aussehen:** Anatomisch geformt, aus Plastik (Abb. 12.4 a) in den Größen 3 und 4 für Erwachsene, 00 für Neugeborene.
▷ *Faustregel:* Die Länge des Guedel-Tubus entspricht in etwa dem Abstand Mundwinkel/Ohrläppchen.
▶ **Einführen des Guedel-Tubus:**
- In den geöffneten Mund mit der konkaven Seite nach oben (Abb. 12.5).
- Bei Erwachsenen nach etwa 5 cm Tubus um 180° drehen und weiter vorschieben. Die Gummiplatte muss mit der Lippe abschließen.

Nasopharyngealtubus

▶ **Synonym** „Wendl-Tubus".
▶ **Indikationen:** Freihalten der Atemwege beim bewusstseinsgestörten, spontan atmenden Patienten.
▶ **Aussehen:** Schlauch aus Kunststoff oder weichem Gummi in verschiedenen Größen (Abb. 12.4 b), beim Erwachsenen 30–34 Ch.; 1 Charrière = ⅓ mm Außendurchmesser).
▶ **Einführen des Wendl-Tubus:**
- Unter vorsichtigem Drehen und mit sanftem Druck in ein Nasenloch einführen und bis in den Rachen vorschieben (Abb. 12.6).
- Bei Hustenreiz Wendl-Tubus etwas zurückziehen, da er wahrscheinlich den Kehlkopfeingang berührt.

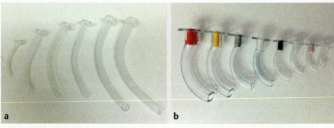

Abb. 12.4 • a) Nasopharyngealtuben (Wendl-Tuben) und b) Oropharyngealtuben (Guedel-Tuben) in verschiedenen Größen.

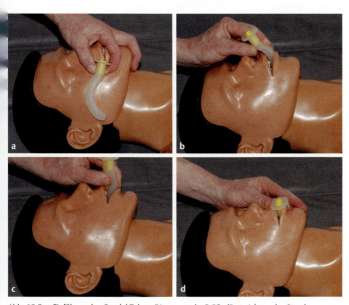

Abb. 12.5 • Einführen des Guedel-Tubus. Die passende Größe lässt sich an der Strecke Ohrläppchen/Mundwinkel abschätzen (a).
(mit freundlicher Genehmigung von Andreas Heimann-Heinevetter (www.pflegekurse.de))

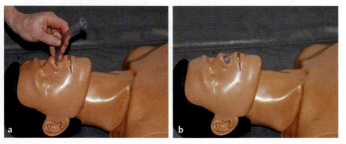

Abb. 12.6 • Einführen eines Wendl-Tubus.
(mit freundlicher Genehmigung von Andreas Heimann-Heinevetter (www.pflegekurse.de))

12.4 Supraglottische Atemwegshilfsmittel

Allgemeines

▶ **Supraglottische Atemwegshilfsmittel** dienen der Ventilation (Oxygenierung und CO_2-Elimination) und dem Schutz vor Aspiration. Der wichtigste Vertreter ist die klassische Larynxmaske.

▶ Sie stellen im Notfall („cannot ventilate, cannot intubate", unmögliche Intubation z. B. bei eingeklemmter Person) eine **wichtige Alternative zur endotrachealen Intubation** dar.

> **Das sollten Sie wissen/können**
>
> Sie sollten die Anwendungsbereiche supraglottischer Atemwegshilfsmittel kennen und möglichst auch Larynxmasken oder Larynxtuben selbstständig platziert haben.

Arten supraglottischer Atemwegshilfsmittel

▶ **Klassische Larynxmasken** zum Mehrfach- (z. B. LMA Classic®) oder Einmalgebrauch (z. B. LMA Unique® oder AMBU AuraOnce®). Larynxmasken sind in verschiedenen Größen erhältlich, meist für Neugeborene, Säuglinge, Kleinkinder, Kinder und Erwachsene. Heutzutage werden Einmalprodukte favorisiert (Abb. 12.7).

▶ **Spezielle Larynxmasken** zur blinden Intubation oder mit gastralem Lumen.

▶ **Larynxtuben** zum Mehrfach- oder Einfachgebrauch.

▶ **Combitubus**: Ösophagotrachealer Doppellumentubus mit 2 Beatmungslumina. Je nach Tubuslage in Ösophagus (95 %) oder in der Trachea (5 %) wird über das eine oder andere Lumen beatmet.

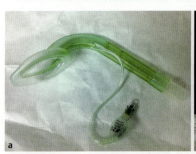 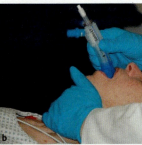

Abb. 12.7 • a) Larynxmaske (Einmalprodukt). b) Einführen eines Larynxtubus.

Larynxmaske

▶ Die **Larynxmaske („Kehlkopfmaske")** besteht aus einem anatomisch geformten Silikonkörper, der dem Larynxeingang von dorsal aufsitzt, und einem Schlauch zum Anschluss an das Beatmungsgerät oder den Beatmungsbeutel.

▶ Sie kann im Notfall und auch bei kürzeren elektiven Eingriffen sowohl bei Spontanatmung als auch mechanischer Beatmung verwendet werden.

▶ **Vorteile** der Larynxmaske:
- Platzierung auch im Notfall durch wenig Geübte möglich.
- Hilfsmittel (z. B. Laryngoskop) sind nicht erforderlich.
- Über spezielle supraglottische Atemwegshilfsmittel (z. B. LMA Fast-Trach®) ist eine (blinde) endotracheale Intubation möglich.

- Stimmbandschäden und postoperative Halsschmerzen sind seltener als bei der endotrachealen Intubation.
- Der Patient muss nicht relaxiert werden.

▶ **Nachteile und Kontraindikationen** der Larynxmaske:
- In Bezug auf den Aspirationsschutz ist die Larynxmaske der endotrachealen Intubation unterlegen. Das Risiko einer Aspiration ist aber wesentlich geringer als bei der Maskenbeatmung.
- Bei Aspirationsgefahr und abdominalen Operationen sollte eine Larynxmaske nicht verwendet werden.

▶ **Platzierung einer Larynxmaske**

☐ *Wichtig:* Die erforderlichen Utensilien für eine endotracheale Intubation müssen verfügbar sein für den Fall, dass die Platzierung misslingt.
- Ziehen Sie Einmalhandschuhe an!
- Prüfen Sie den Cuff auf Dichtigkeit, indem Sie ihn mit einer Spritze blocken. Lassen Sie die Luft danach vollständig ab.
- Die Narkoseeinleitung erfolgt mit einem Opioid und möglichst Propofol. Eine Muskelrelaxation ist zur Platzierung der Larynxmaske nicht erforderlich. Durchführung der Maskenbeatmung siehe S. 240.
- Stellen Sie sich hinter den Patienten. Kopf leicht reklinieren und den Mund mit der nicht dominanten Hand öffnen.
- Larynxmaske mit der dominanten Hand ähnlich wie einen Stift halten und mit der Öffnung zur Zunge hin vorsichtig einführen. Dabei sollte man mit dem Zeigefinger entlang des harten Gaumens etwas Druck nach oben ausüben, damit sich die Spitze der Maske nicht aufrollt.
- Ist ein federnder Widerstand spürbar, ist die gewünschte Insertionstiefe erreicht.
- Blocken Sie den Cuff der Larynxmaske mit Luft. Der Cuffdruck sollte im geblockten Zustand geringer als 60 hPa sein.

☐ *Merke:* Prüfen Sie den Cuffdruck mit einem Cuffdruckmesser!
- Nun kann das Beatmungsgerät angeschlossen werden. Der maximale Atemwegsdruck sollte dabei geringer als 20 hPa sein. Entweicht bei der Beatmung Luft seitlich der Maske, ist entweder der Beatmungsdruck zu hoch oder die Maske sitzt nicht richtig.

CAVE

Beim Einführen einer Larynxmaske sollten Sie eine **Rotationsbewegung vermeiden**, da ansonsten die **Uvula verletzt** werden könnte.

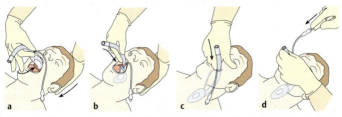

Abb. 12.8 • Platzierung einer Larynxmaske. Mit dem Mittelfinger der dominanten Hand wird der Mund des Patienten geöffnet. Nach Einführen der Maske (b und c) wird der Cuff geblockt (d). (nach Secchi A, Ziegenfuß T. Checkliste Notfallmedizin. 4. Aufl. Stuttgart: Thieme; 2009)

12.5 Intubation

Allgemeines

▶ Die endotracheale Intubation dient der Sicherung der Atemwege und dem Schutz vor Aspiration durch Platzierung eines Endotrachealtubus in der Luftröhre. Dies kann durch den Mund (orotracheal) oder durch die Nase (nasotracheal) geschehen.

▶ Über einen endotrachealen Tubus kann während einer Narkose kontrolliert oder assistiert beatmet werden.

▶ Im weiteren Verlauf wird die konventionelle Intubation beschrieben. Spezialverfahren wie die fiberoptische Intubation oder Ileus-Einleitung müssen Anästhesisten zwar beherrschen, sind aber kein obligater Bestandteil während des Studiums oder in der frühen Assistentenzeit.

▶ **Komplikationen:**
  • Beschädigung der Zähne durch das Laryngoskop.
  • Erbrechen und Aspiration während der Intubation. Laryngo- oder Bronchospasmus.
  • Verletzung der Stimmlippen, des Kehlkopfes, der Schleimhäute und der Lippen.
  • Fehlintubation in den Ösophagus mit Hypoxie.

> **Das sollten Sie wissen/können**
> Während Famulaturen und PJ sollten Sie unter Anleitung mehrere Intubationen durchgeführt haben. Sie sollten außerdem wissen, wie man bei einer „schwierigen Intubation" vorgeht.

Material für die Intubation

▶ **Erforderliches Material:**
  • Einmalhandschuhe.
  • Beatmungsbeutel mit passender Gesichtsmaske.
  • Guedel-Tubus (S. 242), um die Maskenbeatmung zu erleichtern und als Beißschutz nach Intubation.
  • Laryngoskop mit dem passenden Spatel. *Wichtig:* Prüfen Sie die Funktion und die Lichtquelle! Es gibt verschiedene Arten von Laryngoskopen und Spateln. Die gebräuchlichsten sind konventionelle Laryngoskope mit Macintosh- oder Miller/Foregger-Spatel (Abb. 12.9 a).
  • Endotracheal-Tubus (Abb. 12.9 b).
    – Größe: Bei Frauen häufig 7 mm, bei Männern 8 mm Innendurchmesser.
    – Form: Magill-Tubus mit Murphy-Auge (Standard), Woodbridge-Tubus (Spiraltubus), wenn die Gefahr einer Abknickung besteht. Daneben gibt es weitere Spezialformen.
  • Magill-Zange: Zum Einführen des Tubusendes in die Trachea bei nasotrachealer Intubation.
  • Führungsstab. Blockerspritze.
  • Funktionsfähiges Beatmungsgerät und funktionsfähige Absaugpumpe.
  • Medikamente zur Narkoseeinleitung (Tab. 12.1).
  • Pflasterstreifen oder Binde, um den Tubus zu fixieren.

Tab. 12.1 • **Mögliche Medikamente zur Narkoseeinleitung**

Opioide	Hypnotika	Muskelrelaxantien
Fentanyl	Propofol	Rocuronium
Sufentanil	Trapanal	Atracurium, Cisatracurium
		Mivacurium
		Succinylcholin

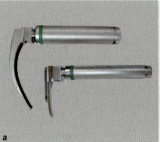
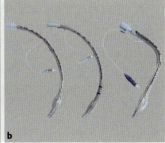

Abb. 12.9 • a) Laryngoskope mit Spatel nach Macintosh (oben) und Miller-Foregger (unten) mit verschiedenen Spateltypen.
b) Verschiedene Endotrachealtuben.
(nach Schulte am Esch J et al. Duale Reihe Anästhesie. 4. Aufl. Stuttgart: Thieme; 2011)

> **Hinweise**
> ▶ Für eine gewöhnliche Intubation können Sie einen **Führungsstab** verwenden, es ist aber nicht zwingend erforderlich.
> ▶ Die **Tubusgröße** ist bei Kindern von Alter, Größe und Gewicht abhängig. An der **Breite des Kleinfingernagels** kann man den erforderlichen Innendurchmesser abschätzen.
> ▶ Bei Kindern werden zum Schutz der Trachealschleimhaut vor Nekrosen Tuben mit geringem Cuff-Druck oder solche ohne Cuff verwendet.

Praktisches Vorgehen

▶ **Vorbereitung:**
- Prägen Sie sich die Notfallverfahren (Algorithmus bei Intubationsproblemen, Abb. 12.10) ein.
- Erläutern Sie dem Patienten das geplante Vorgehen. Achten Sie darauf, dass das erforderliche Monitoring (EKG, Blutdruck, Sauerstoffsättigung, Herzfrequenz) angeschlossen ist und adäquat funktioniert.
- Sichern Sie die Identität des Patienten, indem Sie ihn nach Vor-, Nachnamen und Geburtsdatum fragen.
- Prüfen Sie die erfolgte Aufklärung (S. 246) und (schriftliche!) Einwilligung des Patienten. Achten Sie außerdem darauf, ob bei der Prämedikationsvisite potenzielle Intubationsprobleme dokumentiert wurden bzw. zu erwarten sind.
- Legen Sie ggf. einen peripher-venösen Zugang.
- Entfernen Sie evtl. lockere Zahnprothesen.
- Die erforderliche Ausrüstung inkl. Notfallmaterial muss verfügbar sein.
- ▶ *Wichtig:* Gehen Sie mit Tubus und weiterem Material sorgsam um, besonders um eine unnötige Kontamination mit Keimen zu vermeiden.
- Prüfen Sie den Cuff des Tubus auf Dichtigkeit, indem Sie ihn einmal blocken und die Luft wieder herausziehen.
- Tropfen Sie etwas Gel auf den Tubus-Cuff, um ihn gleitfähig zu machen.

> **WICHTIG**
> ▶ Eine Intubation wird **niemals allein,** sondern grundsätzlich mit mindestens einer Pflegekraft und dem Anästhesisten durchgeführt.
> ▶ Prüfen Sie vor jeder Intubation die **Funktionsfähigkeit des gesamten Materials** (Beatmungsbeutel, Narkosegerät, Laryngoskop, Tubuscuff), um den Patienten nicht zu gefährden.

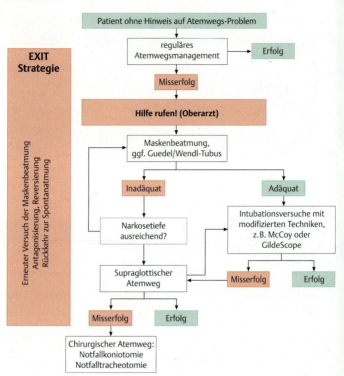

Abb. 12.10 • Algorithmus bei unerwarteten Intubationsproblemen (J. Hinkelbein, Universitätsklinikum Köln)

▶ **Einstellen mit dem Laryngoskop:**

- Vor der Narkoseeinleitung wird der Patient mit reinem Sauerstoff über die Maske präoxygeniert.
- Nach der Applikation des Opioids, des Hypnotikums und des Muskelrelaxans wird der Patient mit der Maske beatmet (S. 240).
- Lagern Sie den Kopf vorsichtig in der Neutralposition etwa 10 cm erhöht und überstrecken Sie ihn leicht.
- Nehmen Sie das Laryngoskop in die linke Hand.
- Anschließend öffnen Sie den Mund des Patienten mit der rechten Hand und halten Sie ihn mit dem sog. Kreuzgriff offen (Abb. 12.11). Der Mittelfinger drückt dabei gegen die obere, der Daumen gegen die untere Zahnreihe.
- Führen Sie den Spatel des Laryngoskops unter Sicht vorsichtig ein und drängen Sie dabei die Zunge nach links (Abb. 12.13).
- *Gebogener Spatel nach Macintosh:* Wenn Sie sich mit der Spitze des Laryngoskops oberhalb der Epiglottis befinden (sog. Vallecula, Plica glossoepiglottica), ziehen Sie den Griff *nach vorne oben* (Abb. 12.12 a). ***Wichtig:*** Nicht über die Schneidezähne "hebeln", d. h. den Griff nicht nach hinten ziehen, damit die Zähne keinen Schaden nehmen.
- *Gerader Spatel nach Miller/Foregger:* Die Epiglottis wird auf den Spatel mit aufgeladen. (Abb. 12.12 b).

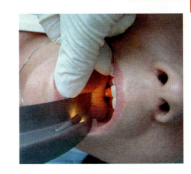

Abb. 12.11 • Mit dem Kreuzgriff wird der Mund geöffnet.

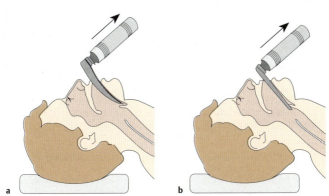

Abb. 12.12 • Laryngoskopie mit a) gebogenem Spatel nach Macintosh, b) geradem Spatel nach Miller (Epiglottis aufgeladen).

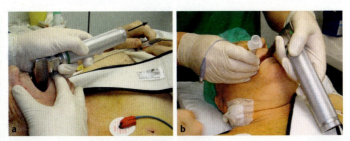

Abb. 12.13 • a) Laryngoskop mittig im Mund platzieren (der Pfeil gibt die Zugrichtung an). Die Zunge wird nach links verdrängt. b) Rechtshänder halten das Laryngoskop in der linken Hand. Mit der rechten Hand wird unter Sicht der Tubus vorgeschoben.

▶ **Intubation:**
- Wenn Sie Sicht auf die Stimmbänder haben (Abb. 12.14 a), Tubus am Laryngoskopspatel vorbei so tief in die Stimmritze einführen, bis der Cuff gerade ver-

schwindet (Abb. 12.14 b). Achten Sie auf die häufig vorhandene schwarze band-förmige Markierung. Unerfahrene platzieren den Tubus meist eher zu tief!

▶ *Tipp:* Wenn Sie keine Sicht auf die Stimmbänder haben, kann ein Helfer von au-ßen vorsichtig auf den Schildknorpel drücken (BURP = backward, upward and rightward pressure).

- Nach erfolgter Intubation Laryngoskop vorsichtig entfernen. Tubus dabei sicher halten.
- Lassen Sie von Ihrer Hilfsperson den Tubus blocken.

▶ **Prüfen der Tubuslage:**
- Schließen Sie den Tubus an den Beatmungsbeutel an und beatmen Sie mit dem Beutel.
- Auskultation des Epigastriums, um eine ösophageale Lage zu erkennen („Blub-bern im Magen").
- Auskultation des Thorax: Das Atemgeräusch sollte seitengleich gut hörbar sein.
- Inspektion: Der Thorax sollte sich seitengleich heben.
- Überprüfen des endexspiratorischen CO_2 mittels Kapnometrie/Kapnografie: Es *muss* eine CO_2-Kurve vorhanden sein! Diese schließt allerdings eine zu tiefe (ein-seitige) Intubation nicht aus.

▶ **Anschluss an das Beatmungsgerät:**
- Schließen Sie den Tubus an das Beatmungsgerät an. Halten Sie ihn dabei gut fest!
- Fixieren Sie den Tubus (z. B. mit Pflaster oder einer Binde). So verhindern Sie eine Dislokation.
- Prüfen Sie den Cuffdruck mit einem Manometer (Abb. 12.15). Er sollte 20 cm H_2O nicht überschreiten, um tracheale Schleimhautnekrosen zu vermeiden.
- Nach Beendigung aller Maßnahmen müssen Sie die Intubation sorgfältig doku-mentieren.

WICHTIG
- ▶ Ein gut oxygenierter Patient erleidet bei Apnoe meist erst nach mehr als **3 Mi-nuten** einen relevanten Sättigungsabfall. Also **keine Hektik!**
- ▶ Wenn Sie nicht sicher sind, ob der Tubus in der Trachea oder im Ösophagus liegt, ziehen Sie ihn heraus (**„When in doubt, take it out"**).
- ▶ Rufen Sie rasch Hilfe, wenn bei der Intubation Schwierigkeiten auftreten.

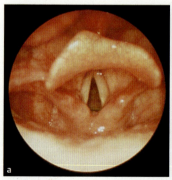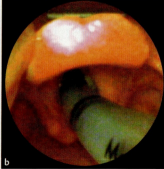

Abb. 12.14 • a) Laryngoskopischer Blick auf die Stimmritze.
b) Tubus in der Trachea. Der Cuff sollte hinter im Kehlkopfeingang verschwinden.
(Teilabb. a) aus Secchi A, Ziegenfuß T. Checkliste Notfallmedizin. 4. Aufl. Stuttgart: Thieme; 2009)

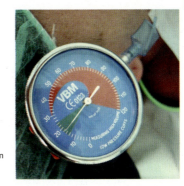

Abb. 12.15 • Prüfen des Cuffdrucks mit dem Manometer. Er sollte 20 cmH$_2$O nicht überschreiten.

▶ **Vorgehen bei schwieriger Intubation** (vgl. Abb. 12.10):
- Auf die korrekte Lagerung achten. *Beachte:* Der Patient benötigt im Zweifel nicht den Tubus, sondern den Sauerstoff. Die gute Oxygenierung des Patienten hat Vorrang. Zwischen den Intubationsversuchen daher Maskenbeatmung durchführen.
- Alternativmodalitäten in Erwägung ziehen: Maskenbeatmung, Larynxmaske, Intubationslarynxmaske mit „blinder Tubuspositionierung", fiberoptische Intubation, Videolaryngoskopie, Koniotomie/Notfalltracheotomie als Ultima Ratio.

12.6 Koniotomie

Allgemeines

▶ **Synonyme:** Notkoniotomie, „(oberer) Luftröhrenschnitt".
▶ **Prinzip:** Transkutaner Zugang zur Trachea zur überbrückenden notfallmäßigen Beatmung mit Durchtrennung des Lig. conicum zwischen Schild- und Ringknorpel. *Beachte:* Die Koniotomie darf nicht mit der Tracheotomie (Zugang meist zwischen 2. und 4. Trachealspange) verwechselt werden.
▶ **Indikationen:** Die Koniotomie ist ein Notfalleingriff, der durchgeführt wird, wenn die anderweitige Beatmung des Patienten nicht möglich ist und eine Hypoxie droht, z. B. bei
- „Cannot ventilate, cannot intubate"-Situation.
- Verlegung der Atemwege durch anaphylaktische Reaktion oder Quincke-Ödem.
- Polytrauma mit massiven Verletzungen in Gesicht und Rachen.

> *Das sollten Sie wissen/können*
> ▶ Machen Sie sich die anatomischen Verhältnisse der Punktionsstelle bei Koniotomie klar. Der Ablauf einer Koniotomie sollte Ihnen theoretisch bekannt sein.
> ▶ Da die Koniotomie nur im Notfall indiziert ist, kann die Technik normalerweise nicht am Patienten erlernt, sondern nur an Modellen geübt werden. Wenn solche Kurse an der Klinik stattfinden, nutzen Sie die Gelegenheit und nehmen Sie wenn möglich daran teil.

Material und praktisches Vorgehen

▶ **Allgemeines:**
- Eine Koniotomie kann *präparativ* mit Skalpell, Schere und Spreizer oder als *Punktionskoniotomie* mit verschiedenen Systemen (z. B. Melker®-Set, Quick-Trach®, Portex MiniTrach®-System, Abb. 12.17) durchgeführt werden.

- Der Eingriff sollte möglichst steril erfolgen. Im Notfall hat das Sicherstellen der Oxygenierung aber größere Bedeutung als die Sterilität.

▶ **Erforderliches Material** (Beispiel Quick-Trach®):
- Sterile Einmalhandschuhe in der richtigen Größe.
- Punktionsset.
- Sterile Kompressen, Desinfektionsspray.
- Steriles Abdecktuch/Lochtuch.
- Steriles Pflaster.

▶ **Praktisches Vorgehen:**
- Informieren Sie den wachen Patienten über die geplante Maßnahme und stellen Sie eine ausreichende Analgesie sicher. *Cave:* Eine respiratorische Insuffizienz sollte dabei verhindert werden!
- Punktionsstelle für die Koniotomie aufsuchen: Schildknorpel („Adamsapfel") und den darunterliegenden Ringknorpel tasten. Die Punktionsstelle liegt dazwischen (Ligamentum cricothyroideum, Abb. 12.16). Sie kann bei adipösen Patienten schwer tastbar sein und ist bei Männern leichter zu finden als bei Frauen.
- Kopf überstrecken, z. B. mit Kissen unter den Schultern.
- Punktionsstelle drei Mal großzügig desinfizieren und zwischendurch mit sterilen Kompressen trocken wischen. Punktionsstelle steril abdecken.
- Der Arzt steht hinter dem Patienten. Spritze auf Punktionskanüle stecken.
- Mit Punktionskanüle in einem Winkel von 45° nach schräg unten durch die Haut über der Punktionsstelle stechen und dabei die Kanülenflügel stabilisieren (Abb. 12.17).

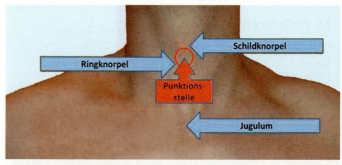

Abb. 12.16 • Punktionsstelle für die Koniotomie (roter Kreis) zwischen Schild- und Ringknorpel.

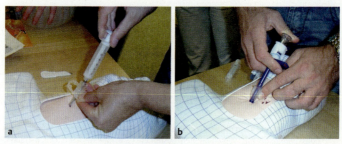

Abb. 12.17 • a) Koniotomie mit Punktionsbesteck (Quick-Trach®, VBM) an einem Modell. b) Punktionskoniotomie mit dem Portex Crico-Kit® (Fa. Smith Medical).

- Kanüle mit der aufgesetzten Spritze unter Aspiration weiter vorschieben, bis sich Luft aspirieren lässt. *Beachte:* Die Trachea liegt meist tiefer als erwartet!
- Spritze und Stahlmandrin festhalten, Kunststoffkanüle vorsichtig weiter vorschieben.
- ❏ *Cave:* Blutungen durch Verletzungen der Schilddrüse sind nicht selten!
- Spritze und Stahlkanüle entfernen und Kunststoffkanüle mit Pflaster oder Bändchen fixieren.
- Die Oxygenierung kann nun über den Konnektor an der Plastikkanüle mit hohem Sauerstofffluss oder einem Beatmungsbeutel erfolgen. Um die CO_2-Elimination sicherzustellen, muss jedoch ein definitiver Atemweg (plastische Tracheotomie mit Trachealkanüle) geschaffen werden.
- ❏ *Merke:* Die adäquate Oxygenierung muss mit allen zur Verfügung stehenden Mitteln (Auskultation, Pulsoxymetrie, Kapnometrie) geprüft werden.

12.7 Reanimation Erwachsene

Allgemeines

▶ **Synonym:** CPR = „cardiopulmonary resuscitation".
▶ Eine Reanimation dient der zeitweisen Sicherstellung und möglichst definitiven Wiederherstellung eines adäquaten Spontankreislaufs mit suffizienter Oxygenierung und CO_2-Elimination bei/nach einem Herz-Kreislauf-Stillstand.
▶ Ein nicht therapierter Herz-Kreislauf-Stillstand führt unweigerlich innerhalb weniger Minuten zum Tod! Die Zeit vom Eintritt des Herz-Kreislauf-Stillstands bis zum Beginn irreversibler Organschäden beträgt bei Normothermie 3–5 Minuten, bei Hypothermie 45 Minuten und länger.
▶ Ein Atemstillstand führt innerhalb von 3–10 Minuten zu einem Herz-Kreislauf-Stillstand.
▶ Die Reanimationsmaßnahmen folgen allgemein anerkannten und international gültigen Leitlinien der Fachgesellschaften (z. B. European Resuscitation Council, ERC). Für die Reanimation von Kindern existieren spezielle Leitlinien (S. 256).

> *Das sollten Sie wissen/können*
> ▶ Sie sollten die aktuellen Leitlinien zur Reanimation kennen und selbstständig alle Basismaßnahmen durchführen können. Auch die erweiterten Maßnahmen sollten Sie (zumindest theoretisch) parat haben.
> ▶ Da sich die Leitlinien ständig ändern ist ein regelmäßiges Reanimationstraining insbesondere für jeden im Krankenhaus arbeitenden essenziell.

▶ Man unterscheidet **Basismaßnahmen** (BLS, „Basic Life Support"), die von Laien ohne Hilfsmittel durchgeführt werden sollen, von den **erweiterten Maßnahmen** zur Reanimation (ALS, „Advanced Life Support"). Diese beinhalten die medikamentöse/ elektrische Therapie des Herz-Kreislauf-Stillstandes sowie die Sicherung des Atemweges mit Hilfsmitteln (z. B. Endotrachealtubus/Larynxmaske).
▶ **Ausnahme:** Die Defibrillation mit einem **automatischen externen Defibrillator (AED)** zählt zu den Maßnahmen, die Laien – auch ohne medizinische Vorbildung – durchführen können und sollen (Abb. 12.18).
▶ An eine erfolgreiche Reanimation schließen sich weitere Therapien an (z. B. eine therapeutische Hypothermie).

> **WICHTIG**
> Bei Vorliegen von sicheren Todeszeichen und mit dem Leben nicht vereinbaren Verletzungen ist eine Reanimation nicht indiziert.

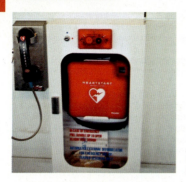

Abb. 12.18 • Automatischer externer Defibrillator.
(Foto: Dörte Jensen)

Basismaßnahmen Erwachsene

▶ Die **Basismaßnahmen** (BLS) bilden die Grundlage einer jeden Reanimation und sollen auch von medizinischen Laien beherrscht werden. Sie werden nach folgendem Algorithmus durchgeführt (Abb. 12.19). *Beachte:* Die Sicherheit aller Beteiligten hat oberste Priorität! Schließen Sie vor Einleiten von Hilfsmaßnahmen eine Eigengefährdung aus (z. B. auf Eisenbahnschienen oder an Autobahnen).

▶ **Regelhaft durchgeführte Ersthelfermaßnahmen** verbessern den Ausgang einer Reanimation nach Herz-Kreislauf-Stillstand sowohl bei Erwachsenen als auch bei Kindern signifikant!

▶ Die **Telefonnummern der Rettungsleitstelle sind regional teils noch unterschiedlich.** Prägen Sie sich diese Nummer und die Nummer für Notfälle im Krankenhaus ("Herzalarm") gut ein.

▶ Europaweit gilt nahezu einheitlich die Nummer **112 als Notrufnummer!**

Praxistipps

▶ **Prüfen der Atmung:** Mit dem eigenen Kopf über den Kopf des Patienten beugen und in Richtung der Füße schauen. So kann man evtl. ein Atemgeräusch hören, Thoraxexkursionen sehen und den warmen Atemstrom des Patienten an der eigenen Wange fühlen.

▶ **Herzdruckmassage:** Druckpunkt Mitte des Sternums auf Höhe der Mamillen, Frequenz 100–120/Minute Tiefe 5–6 cm. Verhältnis Kompression : Dekompression 1 : 1, nach jeder Kompression ist der Brustkorb vollständig zu entlasten. Durchgestreckte Arme.

CAVE

▶ Die Empfehlung, initial zwei Mal zu beatmen und den Puls zu tasten, ist seit 2005 verlassen.

▶ Auch eine "offene Herzmassage" wird heute nicht mehr empfohlen, da sie gegenüber mechanischen Thoraxkompressionen keinen Vorteil aufweist.

▶ Auch bei Verwendung eines automatischen Defibrillators hat die **möglichst kontinuierliche Thoraxkompression** höchste Priorität. Sie soll auch während des Ladens des Defibrillators höchstens 5 Sekunden unterbrochen werden.

Erweiterte Maßnahmen Erwachsene

▶ Der Ablauf der erweiterten Maßnahmen zur Reanimation ist aus dem Algorithmus Abb. 12.19 ersichtlich.

Advanced Life Support

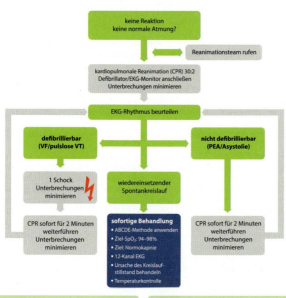

Abb. 12.19 • Algorithmus für den Advanced Live Support. (aus: Soar, J., Nolan, J., Böttiger, B. et al., Erweiterte Reanimationsmaßnahmen für Erwachsene ("adult advanced life support"), Notfall Rettungsmed (2015) 18:770. © German Resuscitation Council (GRC) und Austrian Resucitation Council (ARC) 2015).

▶ **EKG:** Entscheidung, ob Rhythmus defibrillierbar oder nicht defibrillierbar.
- Liegt ein *Kammerflimmern* (ventrikuläre Fibrillation, VF) oder eine *pulsose ventrikuläre Tachykardie* (VT) vor, wird einmalig mit Maximalenergie defibrilliert und dann weitere 2 Minuten mit 30 : 2 reanimiert. Danach evtl. weitere einmalige Defibrillation.
- Liegt eine *Asystolie* oder *pulsose elektrische Aktivität* (PEA) vor, wird weitere 2 Minuten mit 30 : 2 reanimiert. Eine Defibrillation ist dann nicht möglich.
- Ändert sich der Rhythmus nach einer Defibrillation, soll zuerst weitere zwei Minuten reanimiert und danach erst der Puls getastet werden.
- Prüfen Sie regelmäßig die Elektrodenposition und den Elektrodenkontakt.

▶ **i. v.-Zugang:** Vor Sicherung des Atemweges wird ein intravenöser Zugang, alternativ intraossärer (i.o.) Zugang geschaffen. Die endotracheale Medikamentenapplikation (e.t.) wird nicht mehr empfohlen.

▶ **Sicherung des Atemwegs:**
- Maskenbeatmung kann bis zum Erreichen eines Spontankreislaufs fortgesetzt werden. Keine prolongierten Intubationsversuche, um die Thoraxkompression nicht zu unterbrechen. Ggf. Larynxmaske in Erwägung ziehen, insbesondere bei wenig erfahrenen Helfern.
- Nach Sichern der Atemwege Thoraxkompression ohne Unterbrechung durchführen.

▶ **Medikamente:**
- Bei Asystolie oder pulsloser elektrischer Aktivität 1 Ampulle Adrenalin mit 1 mg (Suprarenin®) i. v. zu Beginn der Reanimation und dann alle 3–5 Minuten.
- Bei Kammerflimmern ab der dritten erfolglosen Defibrillation 1 Ampulle Adrenalin i. v. (dann alle 3–5 Minuten) und einmalig 300 mg Amiodaron (Cordarex®; 2 Ampullen).
- Abhängig von der Dauer der Reanimation evtl. Pufferung mit Natriumbikarbonat.
- Andere Medikamente (z. B. Magnesium, Glukose) je nach Einzelfallentscheidung.

▶ **Ausschluss reversibler Ursachen:**
- **4Hs:** Hypoxie, Hypovolämie, Hypo-/Hyperkaliämie, Hypothermie.
- **4 HITS:** Herzbeuteltamponade, Intoxikation, Thrombembolie (Lungenembolie und Herzinfarkt), Spannungspneumothorax.

▶ **Abbruch der Reanimation:**
- Der Abbruch der Reanimationsmaßnahmen ist eine ärztliche Entscheidung und sollte im Konsens getroffen werden. Hinweise geben beispielsweise weite und lichtstarre Pupillen.
- Es gibt keine festgelegte Mindest- oder Maximaldauer einer Reanimation. Sind jedoch sichere Todeszeichen vorhanden, wird die Reanimation abgebrochen.

12.8 Reanimation Kinder

Allgemeines

▶ Eine Reanimation von Kindern ist selten, erfordert aber vom Helfer ein Höchstmaß an Leistung und stellt für alle Beteiligten eine maximale Ausnahmesituation dar. Die psychologische Belastung aller Beteiligten darf dabei nicht außer Acht gelassen werden.

Das sollten Sie wissen/können

▶ Sie sollten die aktuellen Leitlinien zur Reanimation von Kindern kennen und sich die Unterschiede zur Reanimation von Erwachsenen klarmachen.
▶ Sie sollten alle Basismaßnahmen an einem Reanimationsphantom sicher beherrschen und die erweiterten Maßnahmen für Kinder kennen.

Basismaßnahmen Kinder

▶ Die **Basismaßnahmen** (PLS: „pediatric life support ") werden in Form eines Algorithmus durchgeführt (Abb. 12.21). Man unterscheidet hierbei die **Ein-Helfer-Methode** (Verhältnis Kompression zu Beatmung 30 : 2) von der **Zwei-Helfer-Methode** (Verhältnis 15 : 2), Frequenz 100–120/Minute.

▷ *Beachte:* Das Verhältnis Herzdruckmassage : Beatmung beträgt beim Neugeborenen 3 : 1, Kompressionsfrequenz 120/Minute.

▶ Die Thoraxkompression sollte bei Säuglingen mit „Zwei-Finger-Methode" oder „Daumen-Methode" durchgeführt werden (Abb. 12.20). Der ideale Druckpunkt liegt im unteren Drittel des Sternums. Bei Kindern bis zur Pubertät wird mit einer Hand komprimiert. Die Frequenz beträgt wie bei Erwachsenen 100–120/Minute.

▶ Ist ein AED verfügbar, sollte dieser (auch von Laien) bei Kindern > 1 Jahr eingesetzt werden. Die Handhabung entspricht der bei Erwachsenen. In Übereinstimmung mit den Erwachsenenleitlinien wird bei Kindern ebenfalls eine Ein-Schock-Strategie mit einer Energiedosis von 4 J/kgKG (mono- oder biphasisch) empfohlen.

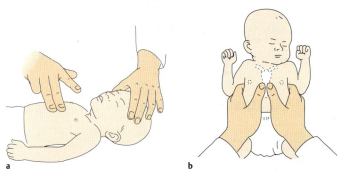

a **b**

Abb. 12.20 • Extrathorakale Herzdruckmassage beim Säugling. a) 2-Finger-Kompression. b) Thoraxumfassende 2-Daumentechnik.
(aus Gortner L, Meyer S, Sitzmann FC. Duale Reihe Pädiatrie. 4. Aufl. Stuttgart: Thieme; 2012)

WICHTIG

▶ Bei Kindern ist ein Herz-Kreislauf-Stillstand in der Mehrzahl der Fälle **durch einen Atemstillstand bedingt.** Daher wird initial 5 Mal beatmet (im Gegensatz zur Reanimation bei Erwachsenen).
▶ Bei Kindern und Säuglingen sollte nach den initalen Beatmungen vor Beginn der Thoraxkompression die Kreislauffunktion beurteilt werden (zentralen Puls tasten, nach Lebenszeichen suchen). Dies sollte allerdings nicht länger als 10 Sekunden dauern!

Erweiterte Maßnahmen Kinder

▶ Der Ablauf der erweiterten Maßnahmen zur Reanimation bei Kindern ist aus dem Algorithmus ersichtlich.

Paediatric Advanced Life Support

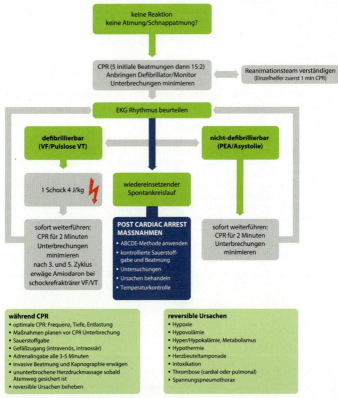

Abb. 12.21 • Algorithmus für den Advanced Live Support. (aus: Maconochie, I., Bingham, R., Eich, C. et al., Lebensrettende Maßnahmen bei Kindern ("pediatric life support"), Notfall Rettungsmed (2015) 18:932. © German Resuscitation Council (GRC) und Austrian Resucitation Council (ARC) 2015).

- ▶ Peripher-venöse Zugänge sind bei Kindern im Notfall oft schwierig zu legen. Gelingt dies innerhalb von 90 Sekunden nicht, sollte ein **intraossärer Zugang** geschaffen werden.
- ▶ Die Intubation eines Kindes ist unter einer laufenden Reanimation äußerst komplikationsträchtig und sollte nur von sehr erfahrenen Helfern durchgeführt werden. Andernfalls muss der Atemweg alternativ gesichert werden (Larynxmaske, Maskenbeatmung).

▶ **Medikamente:**
- Bei Asystolie/PEA wird sofort alle 3–5 Minuten Adrenalin (Suprarenin®) in einer Dosierung von 0,01 mg/kg i. v. oder i.o. appliziert.

- Bei VF/VT soll **nach der dritten erfolglosen Defibrillation** mit der Applikation von Adrenalin (Suprarenin®) begonnen und einmalig 3 mg/kg Amiodaron (Cordarex®) intravenös appliziert werden.

12.9 Schockraum

Allgemeines

▶ Der Schockraum ist ein speziell eingerichteter Raum in der Notaufnahme eines Krankenhauses, in den kritisch-kranke und schwer verletzte Patienten aufgenommen und primär versorgt werden (Abb. 12.22).

▶ Die Gegebenheiten für eine initiale Diagnostik und evtl. erforderliche OPs sind vorhanden.

▶ Die Schockraumversorgung ist meist interdisziplinär organisiert, d. h. es arbeiten Ärzte (Facharztstandard) und Pflegekräfte verschiedener Abteilungen koordiniert zusammen.

- Die Leitung des Teams unterliegt i. d. R. einem Anästhesisten oder Unfallchirurgen.
- Außerdem sind (so weit erforderlich) Allgemeinchirurgen, Kinderchirurgen, Pädiater, Internisten, Neurochirurgen und Radiologen an der Patientenversorgung beteiligt.

▶ Im Schockraum ist rasches und koordiniertes Handeln unerlässlich. Daher ist das Vorgehen meist standardisiert und folgt etablierten Konzepten (z. B. ATLS, ETC oder S 3-Leitlinie zur Polytraumaversorgung).

▶ In Abhängigkeit von der Erkrankung bzw. Verletzung des Patienten sollte die Aufenthaltsdauer im Schockraum bis zur evtl. OP auf wenige Minuten begrenzt sein (Einhaltung der sog. „golden hour of shock").

▶ Die Alarmierung der an der Schockraumversorgung beteiligten Mitarbeiter erfolgt meist über Funk oder Telefon (spezieller Polytrauma-Funk).

▶ Bevor der Patient im Krankenhaus eintrifft, muss die Anwesenheit aller Beteiligten sichergestellt sein. Voraussetzung sind die rechtzeitige Anmeldung durch den Notarzt und eine eindeutige, gut strukturierte Zuständigkeitsregelung innerhalb des Krankenhauses.

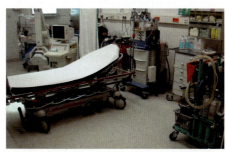

Abb. 12.22 • Schockraum in einem Klinikum der Maximalversorgung. Am Kopfende der Trage stehen Narkose- und Beatmungsgerät mit erforderlichen Medikamenten. Auf der rechten (Patienten-)Seite Ultraschall- und Röntgengerät. Rechts im Bild ein Notfallbeatmungsgerät.

WICHTIG

▶ Der Schockraum ist in der Regel hinsichtlich des Strahlenschutzes ein **Kontrollbereich**, da hier regelmäßig Röntgenuntersuchungen des Patienten erfolgen. Dementsprechend müssen Sie auf einen **adäquaten Strahlenschutz** achten.

▶ Im Schockraum sollten alle Beteiligten aus hygienischen Gründen zum Schutz vor Blut und anderen Flüssigkeiten generell eine **Plastikschürze** tragen.

- ▶ Die Abläufe und das grundsätzliche Vorgehen bei der Behandlung von Notfallpatienten im Schockraum sollten Sie kennen.
- ▶ Sie sollten gering-invasive Maßnahmen, (z. B. Dauerkatheter, Magensonde oder intravenösen Zugang legen) sicher beherrschen, bevor Sie diese in der Akutsituation anwenden können.
- ❏ *Tipp:* Fragen Sie bereits vor der Ankunft des Patienten, ob Sie bestimmte Tätigkeiten übernehmen können.

Untersuchungs- und Therapieschemata

Als Erstes wird der Zustand des Patienten (möglichst direkt beim Eintreffen im Krankenhaus) hinsichtlich der Erkrankungs- und Verletzungsschwere beurteilt und kategorisiert.
- ▶ **Manchester Triage System (MTS):** In Deutschland geläufigster Score zur **Ersteinschätzung der Dringlichkeit der Behandlung** (5-stufiges Konzept mit Farbcodierung) anhand der Symptome des Patienten (Tab. 12.2).

Tab. 12.2 • Ersteinschätzung der Dringlichkeit nach MTS

Gruppe	Bezeichnung	Farbe	Bedeutung	max. Wartezeit
1	**sofort**	rot	Sofortige Behandlung bei Lebensgefahr notwendig.	0 Minuten
2	**sehr dringend**	orange	Ernsthaft verletzte oder kranke Patienten, deren Leben aber nicht in unmittelbarer Gefahr ist.	10 Minuten
3	**dringend**	gelb	Patienten mit ernsthaftem gesundheitlichem Problem in offensichtlich stabiler Verfassung.	30 Minuten
4	**mormal**	grün	Standardfälle ohne akute Gefährdung.	90 Minuten
5	**nicht dringend**	blau	Keine Notfälle.	120 Minuten

- ▶ Das Basismonitoring, bestehend aus EKG, Blutdruckmessung und Pulsoxymetrie (plus Kapnometrie bei beatmeten Patienten), ist Standard und wird meist direkt bei der Ankunft des Patienten von der Pflegekraft angeschlossen.
- ▶ Vor und während der Umlagerung des Patienten erfolgt eine kurze, zielgerichtete und prägnante Übergabe des begleitenden Notarztes (Anamnese/Unfallhergang? Symptome? Bereits erfolgte Therapiemaßnahmen? Aktueller Zustand?).

WICHTIG
- ▶ Achten Sie beim Arbeiten am Patienten und bei der Umlagerung immer auf eine mögliche Diskonnektion von Kabeln und Infusionsleitungen!
- ▶ Klare Anweisungen und Aussagen sind im Schockraum obligat!

- ▶ Typischerweise stehen Anästhesist und Neurochirurg am Kopf, Allgemeinchirurg und Unfallchirurg am Thorax/Abdomen des Patienten.
- ▶ Nach der Umlagerung wird die Versorgung nach einem definierten Konzept (z. B. **Advanced Trauma Life Support = ATLS**) durchgeführt: Ziel ist es, die bedrohlichsten Verletzungen und Störungen der Vitalfunktionen zu erfassen und sofort zu behandeln (**„treat first what kills first"**), was nach dem **ABCDE-Schema** (Tab. 12.3) geschieht.

Tab. 12.3 • **ABCDE-Schema in der Notfallmedizin**

	Beurteilung nach ABCDE	Sofortmaßnahmen
A	Ansprechbarkeit (Bewusstseinszustand?)	Pupillenreaktion prüfen, bei unklarem Koma Blutzucker messen und an Intoxikationen denken
	Atemwege sichern	Atemwege freilegen und freihalten
	An HWS-Verletzung denken	HWS-Kragen
B	Belüftung (Atemfrequenz? Atemtyp? Atemgeräusch? Atemgeruch? Zyanose?)	Sauerstoffgabe, evtl. Beatmung, Thoraxdrainage
C	Circulation (Prüfen der Herz-Kreislauf-Situation: Puls vorhanden? Frequenz/ Rhythmik? Blutdruck? Hautfarbe?)	Evtl. Reanimation, peripher- und zentralvenöse Zugänge, Volumengabe
D	Disability (Verletzungen Thorax/Abdomen/Becken oder Extremitäten?)	Palpation von Abdomen, Becken und Extremitäten, Schmerztherapie, Fixation von Frakturen
E	Exposition (völliges Entkleiden, Inspektion, Verletzungszeichen? Hinweise für Intoxikationen?) Environment (Hypothermie verhindern)	Prüfen der Körpertemperatur

> **Hinweis**
> Im Bedarfs- und Ausnahmefall kann im Schockraum auch eine unaufschiebbare Notfall-OP (z. B. Laparotomie bei rupturiertem Bauchaortenaneurysma) durchgeführt werden.

▶ Ein transurethraler Dauerkatheter wird meist vom Pflegepersonal gelegt (*Cave:* Bei Beckenverletzungen mit Schädigung der Harnröhre kontraindiziert. Warnhinweis: Blutabgang aus der Urethra).
▶ Auch eine Blutabnahme (z. B. BGA, Elektrolyte, Blutbild, Blutzucker, Kreuzblut und Gerinnung) sollte zeitnah erfolgen.
▶ Neben der Primärdiagnostik im Schockraum muss in der Regel auch eine Computertomografie durchgeführt werden.
▶ Anschließend erfolgt – sofern indiziert – entsprechend den erhobenen Befunden die (sofortige) operative Therapie.

> **WICHTIG**
> Die gesamte Dauer zur Untersuchung/Therapie im Schockraum sollte möglichst kurz sein und nicht mehr als ca. 10 Minuten betragen („golden hour of shock").

13 Intensivmedizinische Überwachung

13.1 Grundlagen der Patientenüberwachung

Allgemeines

▶ **Definition:**
- Der Begriff Patientenüberwachung (Monitoring, lat.: monere = mahnen) beschreibt die möglichst kontinuierliche Überwachung der Vitalparameter von Patienten im OP und auf der Intensiv- oder Wachstation, bei Transporten oder Untersuchungen.
- Das Monitoring hilft dabei, Therapieentscheidungen zu treffen und deren Effektivität zu überprüfen.
- Das Monitoring gliedert sich in ein *allgemeines (Basis-)Monitoring* und ein *erweitertes (spezielles) Monitoring.*

▶ **Basismonitoring:** Die Grundüberwachung ist bei jedem intensivmedizinischen Patienten indiziert. Sie wird als Standard betrachtet und darf nicht unterschritten werden.
- *EKG:* Herzfrequenz und -rhythmus.
- *Pulsoxymetrie* zur Bestimmung der peripheren Sauerstoffsättigung (SpO_2) und Pulsfrequenz.
- *Nichtinvasive Blutdruckmessung (NIBP).*

▶ **Erweitertes Monitoring:** Bei speziellen Fragestellungen oder wenn eine genauere Kontrolle einiger Parameter notwendig ist kann das Basismonitoring um folgende Komponenten ergänzt werden:
- *Arterielle (invasive) Blutdruckmessung* bei kardiovaskulären Risikopatienten, Katecholamintherapie, Schockzuständen mit nichtinvasiv nicht messbaren Blutdruckwerten.
- *Kapnometrie* bei beatmeten Patienten: Messung des CO_2-Gehaltes der Ausatemluft zur Kontrolle der Beatmung und der korrekten Tubuslage.
- *Zentraler Venendruck (ZVD):* Information über den Füllungszustand des venösen Systems und damit über den Volumenstatus des Patienten (allerdings wenig aussagekräftig).
- *Pulmonalarterieller Druck (PAP)* z. B. bei pulmonaler Hypertonie, Rechtsherzversagen, Lungenembolie zur Beurteilung des Gesamtquerschnittes der perfundierten Lungengefäße oder alternativ *PiCCO* (z. B. Bestimmung des extravaskulären Lungenwassers, Cardiac Output, S. 270).
- *Blutgasanalyse.*
- Messung der *Körpertemperatur.*
- *Urinausscheidung, Flüssigkeitsbilanz.*
- *Neuromuskuläres Monitoring (NMM)* zur Einschätzung des Relaxationsgrades während einer Operation.
- *Hirndruckmessung* (Intracranial pressure, ICP): Epidurale, subdurale oder intraventrikuläre Messung des Hirndrucks bei neurologischen oder neurochirurgischen Intensivpatienten.

Das sollten Sie wissen/können

Sie sollten wissen, was man unter Basis- und erweitertem Monitoring versteht. Vergegenwärtigen Sie sich, welche Kurve auf dem Überwachungsmonitor welche Messung repräsentiert, und machen Sie sich sinnvolle Alarmgrenzen klar.

Material und praktisches Vorgehen

▶ **Moderne Überwachungsmonitore** (Abb. 13.1 a) können die Funktionen vieler Einzelkomponenten übernehmen.

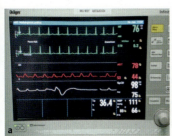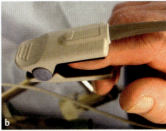

Abb. 13.1 • a) Monitor mit Anzeigen für EKG, invasive Blutdruckmessung, Pulsoxymetrie, NBP und Temperatur. b) Anbringen des Pulsoxymetriesensors am Finger.

▶ Überwachungsgeräte gibt es als stationäre oder batteriebetriebene tragbare Geräte. *Wichtig:* Achten Sie bei batteriebetriebenen Geräten auf einen **ausreichenden Ladezustand.** Für längere Transporte evtl. Ersatzakku/-batterien mitführen!

▶ **EKG:**
- *Benötigtes Material:* Kabel für 3- oder 12-Kanal-Ableitung, Klebeelektroden, Frequenzfilter für den OP, um Störungen durch die Elektro-Koagulation zu vermeiden.
- *Durchführung:* Bringen Sie die Klebeelektroden an (S. 124).
- Überprüfen Sie die Ableitungen. Eventuell müssen einige Elektroden anders positioniert werden, um ein stabiles Signal zu erhalten.

▶ **Pulsoxymetrie:**
- *Prinzip:* Die Pulsoxymetrie ist eine kontinuierliche nicht invasive Bestimmung der partiellen Sauerstoffsättigung im arteriellen Blut. Grundlage sind die unterschiedlichen Absorptionsmaxima von oxygeniertem und desoxygeniertem Hämoglobin im roten und infraroten Wellenlängenbereich.
- *Benötigtes Material:* SpO_2-Sensor (Clip oder Klebesensor).
- *Durchführung:* Der Sensor sollte vorzugsweise am Finger (Abb. 13.1 b), alternativ am Zeh oder am Ohrläppchen angebracht werden. Eine gute Durchblutung des Areals ist wichtig, denn nur so kann ein verlässlicher Wert gemessen werden.
- *Mögliche Fehlerquellen:*
  - CO-Hb im Rahmen einer Kohlenmonoxidvergiftung verhält sich pulsoxymetrisch wie oxygenierter Sauerstoff und kann daher bei älteren Geräten zu falsch hohen Werten führen. Das Gleiche gilt für Methämoglobin und Sulfhämoglobin.
  - Im Sättigungsbereich < 80 % sind Pulsoxymetriewerte ungenau. Im Sättigungsbereich > 80 % stimmen die Werte gut mit in vitro ermittelten Werten überein (meist ±2 %).
  - Bewegungsartefakte, eine Katecholamintherapie und Schockzustände können die Signalqualität vermindern.
  - Dunkle Nagellacke, Infrarotbeleuchtung (Wärmelampe) oder Nagelveränderungen (z. B. Pilzinfektionen) verfälschen die Messwerte ebenfalls.

Hinweise

▶ Bei der Pulsoxymetrie wird nur die **relative Sauerstoffsättigung des Hämoglobins** und nicht der absolute Sauerstoffgehalt des Blutes bestimmt. Das heißt, dass bei einer Anämie trotz guter Sättigung eine schlechte Sauerstoffversorgung des Gewebes vorliegen kann.

▶ Die peripher gemessene Sauerstoffsättigung „hinkt" der zentral vorherrschenden „nach". Es dauert also einige Sekunden, bis die tatsächlich vorhandene Sättigung angezeigt wird.

▶ **Nicht invasive Blutdruckmessung (NIBP):**
- *Benötigtes Material:* Blutdruckmanschette, Stethoskop bei manueller Messung.
  Beachte: Es existieren verschiedene Manschettengrößen; die Breite der Manschette sollte ca. 35–45 % des Oberarmumfangs betragen. Zu kleine Manschetten ergeben zu hohe Messwerte (S. 109).
- *Durchführung:* Bei der manuellen Messung wird die Manschette unter Palpation des Radialis-Pulses aufgepumpt, bis der Radialis-Puls verschwindet. Bei über der A. brachialis aufgelegtem Stethoskop können die Korotkoff-Geräusche während des langsamen Ablassens des Manschettendrucks auskultiert werden. Hierdurch können systolischer und diastolischer Wert ermittelt werden.
- ➡ *Tipp:* Falls die Auskultation nicht möglich ist (laute Umgebung, Notfallsituation), kann der systolische Wert palpatorisch (Wiedereinsetzen des Radialis-Pulses) ermittelt werden. Die Bestimmung der Diastole ist ohne Auskultation jedoch nicht möglich.
- Bei der automatischen Messung wird der Blutdruck oszillometrisch bestimmt: Es können feste Messintervalle festgelegt werden, um eine automatische regelmäßige Überwachung zu gewährleisten.

▶ **Kapnometrie/Kapnografie:**
- *Prinzip:* Unter Kapnometrie versteht man die Messung des endtidalen (d. h. am Ende der Exspiration in der Ausatemluft vorhandenen) CO_2. Die Kapnografie liefert zusätzlich eine Kurve des CO_2-Verlaufs während der Inspiration und Exspiration. Das Messverfahren basiert auf einer Absorption von Infrarotstrahlung durch CO_2 in Gasproben der Ausatemluft und ist Standard bei beatmeten Patienten.
- Das Kapnometer muss über eine CO_2- Leitung mit dem Beatmungssystem verbunden werden. Dies geschieht entweder über Luer-Lock-Adapter am Beatmungsfilter oder durch direktes Einsetzen am Y-Stück zwischen Beatmungsschlauch und Filter/Beatmungsmaske.

▶ **Temperatur**
- *Benötigtes Material:* Temperatursonde (Abb. 13.2 a), meistens als Teilkomponente eines kompletten Monitoring-Systems.
- *Durchführung:* Die Temperatursonde wird beim beatmeten Patienten oropharyngeal platziert. Bei Kindern wird gelegentlich die rektale Messung bevorzugt. Eine weitere Möglichkeit zur Bestimmung der Körperkerntemperatur bieten Blasenkatheter mit entsprechendem Anschluss.

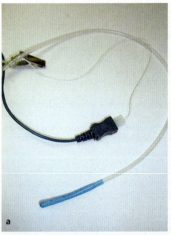
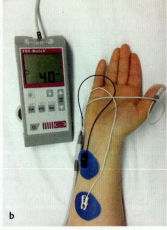

Abb. 13.2 • a) Temperatursonde b) Relaxometer.

Arterielle Blutdruckmessung:
- *Benötigtes Material:* Druckdom, Arteriensystem (S. 266).
- *Durchführung und Indikationen* siehe S. 267.

Zentraler Venendruck:
- *Definition:* Der Zentrale Venendruck (ZVD) bezeichnet den Druck in der V. cava superior am Übergang zum rechten Vorhof.
- *Benötigtes Material und Durchführung* siehe S. 266.

Pulmonalarterieller Druck:
- Dieses Messverfahren wird seit Einführung anderer Überwachungstechniken (z. B. PiCCO, S. 270) in den meisten Kliniken nicht mehr regelhaft eingesetzt.
- *Anlage:* Der Pulmonaliskatheter wird über den gleichen Zugangsweg wie ein ZVK angelegt (V. jugularis interna oder V. subclavia), endet jedoch nicht vor dem rechten Vorhof sondern verläuft durch den rechten Vorhof und Ventrikel bis in einen Seitenast der Pulmonalarterie. Die Anlage eines Pulmonaliskatheters ist technisch anspruchsvoll und daher erfahrenen Intensivmedizinern vorbehalten.
- *Indikation:* Ein Pulmonaliskatheter ist z. B. bei pulmonaler Hypertonie, Rechtsherzversagen, Lungenembolie zur Beurteilung des Gesamtquerschnittes der perfundierten Lungengefäße indiziert. Außerdem kann eine Vielzahl kreislaufrelevanter Parameter gemessen und berechnet werden, u. a. der zentrale Venendruck, der pulmonal-kapilläre Verschlussdruck, der Druck im linken Vorhof und im linken Ventrikel sowie das Herzzeitvolumen (Messung durch die Thermodilutionsmethode, S.270).

PiCCO: Benötigtes Material und Durchführung S. 270.

Neuromuskuläres Monitoring:
- *Prinzip:* Objektive Messmethode des Relaxierungsgrads eines Patienten durch Einbringen eines elektrischen Impulses und Aufzeichnung der Reizantwort (Muskelzucken).
- *Benötigtes Material:* Klebeelektroden, Plastikschiene zur Vorspannung des Daumens, Relaxometer (Abb. 13.2 b).
- *Durchführung:* Die Elektroden werden zur Erregung des M. adductor pollicis etwa 3 und 10 cm proximal des Handgelenks im Verlauf des N. ulnaris auf der Arminnenseite platziert.
- Bei der *„Train of four"* - *Messung* werden vom Gerät vier standardisierte Einzelreize abgegeben. Bei zwei oder weniger Reizantworten (Zuckungen des Daumens) liegt eine ausreichende chirurgische Relaxation vor. Werden hingegen alle vier Reize in gleicher Stärke beantwortet, kann von einem Ende der neuromuskulären Relaxation ausgegangen werden kann, was die Grundlage für eine Extubation darstellt (TOF-Ratio > 90 %).
- Die TOF-Ratio bezeichnet das Verhältnis der Stärke des vierten (letzten) Reizes im Vergleich zum ersten Reiz.

> **WICHTIG**
> - Bedenken Sie, dass Sie das Monitoring in gewissen Situationen nicht immer sofort verändern und anpassen können (sterile Abdeckung, räumliche Enge im OP oder bei Untersuchungen). Überlegen Sie daher vor Beginn eines Transports oder einer Intervention, welche Überwachungsparameter am wichtigsten sind, und stellen Sie ein stabiles Signal sicher.
> - **Jedes Gerät zur Patientenüberwachung ist nur so gut wie sein Benutzer.** Achten Sie darauf, dass die Alarmgrenzen korrekt und sinnvoll eingestellt sind. Zu häufige Alarme desensibilisieren den Benutzer, während zu weite Alarmgrenzen erst sehr spät auf eine potenziell bedrohliche Situation hinweisen!
> - **Behandeln Sie immer den Patienten, nicht den Monitor!** Prüfen Sie kritisch, ob die Messwerte zu dem klinischen Bild des Patienten passen, damit Sie nicht aufgrund von Artefakten und Messfehlern therapieren.

Intensivmedizinische Überwachung

13.2 ZVD-Messung

Allgemeines

▶ **Bedeutung:** Anhand des zentralvenösen Drucks erhofft man sich Rückschlüsse auf den Volumenstatus des Patienten. Wenngleich einige Untersuchungen gezeigt haben, dass der zentralvenöse Druck kein verlässlicher Parameter hierfür ist, wird er im klinischen Alltag trotzdem noch häufig verwendet.

Praktisches Vorgehen

▶ **Kontinuierliche Messung mittels Druckdom:**
- Voraussetzung ist ein zentralvenöser Katheter (S. 218) oder Pulmonaliskatheter (s. o.).
- Die kontinuierliche ZVD-Messung mittels Druckdom ist vergleichbar mit der intraarteriellen Blutdruckmessung (S. 267).
- Sie benötigen ein Schlauchsystem zum Anschluss des ZVK/Pulmonaliskatheters an den Druckdom, einen flexiblen Beutel mit NaCl 0,9 % und einen Druckbeutel (Abb. 13.3).
- Platzieren Sie den flexiblen Beutel mit der Spülflüssigkeit im Druckbeutel und pumpen Sie diesen auf.
- Konnektieren Sie den Druckbeutel mit dem Schlauchsystem. Achten Sie darauf, dass das Schlauchsystem vor Anschluss des ZVKs *vollständig entlüftet* ist.
- Schließen Sie das Schlauchsystem an einen (möglichst distalen) Schenkel des ZVKs an. Achten Sie darauf, dass über diesen Schenkel *keine kontinuierliche Medikamentengabe* erfolgt, die nicht unterbrochen werden darf (z. B. Katecholamine).
- Die Messung des ZVD erfolgt am *flach liegenden Patienten*. Der Druckdom muss auf Höhe des rechten Vorhofs positioniert werden, d. h. auf Höhe des vorderen $^2/_5$ des sagittalen Thoraxdurchmessers.
- Führen Sie einen *Nullabgleich* durch. Hierfür wird der 3-Wege-Hahn am Druckdom so positioniert, dass das Schlauchsystem mit der Umgebung verbunden ist.
- Verstellen Sie den 3-Wege-Hahn nun so, dass das Schlauchsystem mit dem Katheter verbunden ist. Auf dem Monitor erscheint jetzt der ZVD-Wert mit Messkurve.

▶ **Einzelmessung mit Manometer oder Flüssigkeitssäule** (im Alltag nur noch selten durchgeführt).

Befundinterpretation

▶ Der Normwert des ZVDs beträgt 1–9 mmHg oder 2–12 cmH$_2$O.

❏ *Beachte:* Die Aussagekraft des ZVD ist sowohl als Einzelwert als auch als kontinuierliche Messung sehr eingeschränkt und fehleranfällig!

▶ **Ursachen für erniedrigten/sinkenden ZVD:** Akute oder chronische Hypovolämie, Schock.

▶ **Ursachen für erhöhten/steigenden ZVD:**
- *Plötzlich:* Lungenembolie, Perikarderguss, Spannungspneumothorax.
- *Langsam, kontinuierlich:* Hypervolämie, Rechtsherzinsuffizienz, pulmonale Hypertonie, Lungenödem, Beatmung mit erhöhtem endexspiratorischem Druck (PEEP).

> **Hinweise**
> ▶ Voraussetzung für die Abschätzung des Volumenstatus ist eine **ausreichende linksventrikuläre Funktion** (Ejektionsfraktion > 40 %).
> ▶ Fehlerhafte Messwerte resultieren außerdem bei fehlender Entlüftung des Systems, Platzierung des Druckdoms auf falscher Höhe und bei abgeknickten Messleitungen.
> ▶ Wenn die Katheterspitze der Gefäßwand anliegt, führt dies zu hochnormalen Messwerten.

13.3 Arterielle Blutdruckmessung

Allgemeines

▶ **Vorteile und Indikationen:**
- Kontinuierliche „Online"-Überwachung von Patienten mit instabiler Hämodynamik oder Katecholamintherapie.
- Zusätzlich können anhand der Kurvenform Rückschlüsse auf den Flüssigkeitshaushalt des Patienten geschlossen werden. Atemabhängige Schwankungen des systolischen Blutdrucks sprechen für eine Hypovolämie.
- Arterielle Blutproben für Blutgasanalysen, z.B. zur Überprüfung der Oxygenierung und CO_2-Elimination bei Beatmung oder im Rahmen der Diagnostik akuter Krankheitsbilder, des Säure-Basen-Status, aber auch des Hb-Wertes sind jederzeit verfügbar.
- Auch Blut zur weiteren Diagnostik ohne Notwendigkeit einer venösen Punktion steht jederzeit zur Verfügung.

▶ **Messprinzip:**
- Ein arterieller Katheter ist über einen luftleeren, mit Kochsalzlösung gefüllten dünnen Schlauch mit einem Druckwandler verbunden. Die durch den arteriellen Puls verursachten, ankommenden Druckwellen werden im Druckaufnehmer über eine Membran in elektrische Impulse umgewandelt und über einen Verstärker als Kurve auf dem Monitor aufgezeichnet (Abb. 13.3 a).
- Der Druckaufnehmer ist mit einem unter Druck stehenden Spülsystem verbunden, um das System offen zu halten.

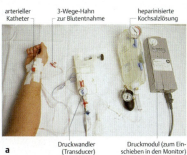
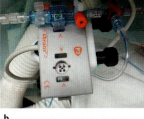

arterieller Katheter — 3-Wege-Hahn zur Blutentnahme — heparinisierte Kochsalzlösung

Druckwandler (Transducer) — Druckmodul (zum Einschieben in den Monitor)

a   b

Abb. 13.3 • a) Aufbau der Messkette zur arteriellen Blutdruckmessung.
b) Moderner Druckwandler in Haltevorrichtung
(Teilabb. a) aus Schewior-Popp S, Sitzmann F, Ullrich L. Thiemes Pflege. 12. Aufl. Stuttgart: Thieme; 2012)

Praktisches Vorgehen

▶ **Erforderliches Material:**
- *Seldinger-Set* für die arterielle Punktion mit Kanüle in passender Länge und Größe (ca. 20 G für Punktion der A. radialis, ca. 18 G für Punktionen der A. femoralis, Abb. 13.4 a).
- *Druckbeutel* mit 0,9%-NaCl-Lösung.
- *Schlauchsystem* für arterielle Druckmessung.
- Bei wachen Patienten sterile *5-ml-Spritze mit Lokalanästhetikum* (z.B. Mepivacain 1%).
- Desinfektionsspray.
- Steriles Lochtuch, sterile Handschuhe, sterile Kompressen.

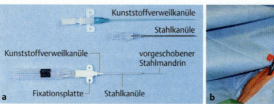
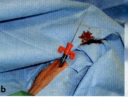

Abb. 13.4 • a) Komponenten eines arteriellen Katheters. b) A. radialis mit Kanüle und Seldinger-Draht.
(Teilabb. a) aus Kirschnick O. Pflegetechniken von A-Z. 4. Aufl. Stuttgart: Thieme; 2010)

- • Fadenmesser oder Schere, Faden (z. B. Prolene 3/0), Nadelhalter.
- • Unterlage und Lagerungshilfe (Handtuchrolle).
- • Pflaster, Abwurfbox.
▶ **Allen-Test** S. 62.
▶ **Anlage des arteriellen Katheters (Video auf www.thieme.de/cl-medical-skills):**
- • Punktion der A. radialis (S. 63).
- • Nadel etwas absenken und um einige Millimeter vorschieben, damit sie sicher im Gefäß liegt.
- • Über die liegende Kanüle wird der Führungsdraht vorsichtig vorgeschoben. Dabei sollte kein Widerstand auftreten.
- • Nadel bei liegendem Führungsdraht entfernen. Die arterielle Plastikkanüle kann nun über den Führungsdraht weiter vorgeschoben werden (Abb. 13.4 b).
- • Führungsdraht entfernen.
- • Arteriellen Zugang annähen und steril verbinden. Dabei ist es wichtig, den Zugang *unmissverständlich als arteriell zu kennzeichnen* (Abb. 13.5 a).

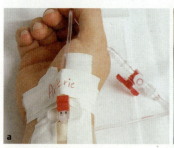
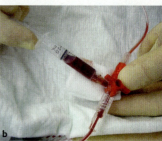

Abb. 13.5 • a) Eindeutig gekennzeichneter arterieller Zugang.
b) Arterielle Blutentnahme über einen liegenden Katheter.
(aus Schewior-Popp S, Sitzmann F, Ullrich L. Thiemes Pflege. 12. Aufl. Stuttgart: Thieme; 2012)

▶ **Arterielle Blutdruckmessung:**
- • Flexiblen Beutel mit der Spülflüssigkeit im Druckbeutel platzieren und auf etwa 300 mmHg aufpumpen.
- • Druckbeutel mit dem Schlauchsystem konnektieren und das Schlauchsystem mit der Arterie verbinden. *Wichtig:* Achten Sie darauf, dass das Schlauchsystem vor Anschluss der Arterie vollständig entlüftet ist.
- • Druckdom auf Herzhöhe (vordere $2/5$ des sagittalen Thoraxdurchmessers) platzieren.

- *Nullabgleich* durchführen. Hierfür wird der 3-Wege-Hahn am Druckdom so positioniert, dass das Schlauchsystem mit der Umgebung verbunden ist.
- Die Messung des arteriellen Blutdrucks erfolgt am liegenden Patienten.
- Durch Verstellen des 3-Wege-Hahns wird das Schlauchsystem mit dem Katheter verbunden: Auf dem Monitor erscheint jetzt der arterielle Blutdruckwert mit Messkurve.
- Die Kurvenform erlaubt Rückschlüsse auf den Flüssigkeitshaushalt des Patienten. Eine undulierende Blutdruckkurve spricht für eine Hypovolämie.

▶ **Blutentnahme aus arteriellem Katheter** (Abb. 13.5 b, Video auf www.thieme.de/cl-medical-skills) z. B. für eine BGA:
- Ziehen Sie Handschuhe an. Entfernen Sie den roten Verschlussstopfen vom freien Ende des 3-Wege-Hahns.
- Setzen Sie eine 2-ml-Spritze auf und legen Sie einen Tupfer unter den 3-Wege-Hahn, da die Kontaminationsgefahr sehr hoch ist.
- Stellen Sie den 3-Wege-Hahn in Flussrichtung der Spritze und aspirieren Sie 2 ml Blut, was später verworfen werden kann.
- Stellen Sie den 3-Wege-Hahn schräg, sodass weder Blut entweicht noch Spülflüssigkeit nachläuft.
- Entnehmen Sie das Blut für die Diagnostik.
- Stellen Sie anschließend den 3-Wege-Hahn wieder in Messrichtung. Viele Systeme müssen nach Beendigung der Blutentnahme mit der Kochsalzlösung aus dem Druckbeutel freigespült werden.

Mögliche Fehlerquellen und Komplikationen

▶ **Fehlmessungen sind möglich bei:**
- Lagerungsänderungen der Hand mit Kompression des Katheters.
- Fehlender Systementlüftung.
- Platzierung des Druckdoms auf falscher Höhe.
- Abknicken der Messleitungen.

▷ *Cave:* Besonders bei instabilen Patienten besteht die Gefahr, dass man sich auf eine schlecht messende Arterie verlässt. Es ist hilfreich, im Zweifelsfall regelmäßig am anderen Arm nicht invasiv den Blutdruck zu messen, um den Gesamtüberblick nicht zu verlieren.

▶ **Komplikationen:**
- Blutung, Hämatom oder Infektion an der Punktionsstelle.
- Aneurysmabildung.
- Thrombosen.
- Nervenschädigungen.

WICHTIG

▶ **Die Liegedauer einer arteriellen Kanüle ist variabel.** Grundsätzlich gilt „so lange wie nötig". Ein routinemäßiger Wechsel ist nicht üblich. Bei Entzündungszeichen (Fieber, Rötung oder Eiter an der Einstichstelle) muss die Arterie entfernt werden und ggf. an anderer Stelle neu angelegt werden.

▶ Sollte es trotz aller Vorsichtsmaßnahmen (3-Wege-Hahn, eindeutige Kennzeichnung des arteriellen Zugangs) zu einer **versehentlichen intraarteriellen Injektion** gekommen sein, müssen Sie dies sofort dem zuständigen Kollegen mitteilen. **Kanüle unbedingt belassen,** um hierüber dann NaCl, Heparin und ein Lokalanästhetikum geben zu können.

13.4 PiCCO

Allgemeines

▶ **Indikationen:**
- Die PiCCO-Messung (engl. Pulse Contour Cardiac Output, Pulskontur-Herzzeitvolumen) ist eine Methode zur kontinuierlichen invasiven Überwachung hämodynamischer Parameter auf der Intensivstation.
- Sie wird vor allem bei Patienten im kardiogenen oder septischen Schock, bei Polytrauma, Verbrennung oder ARDS sowie nach großen chirurgischen Eingriffen durchgeführt.

▶ **Messprinzip:**
- Die Messung basiert auf der Thermodilutionsmethode (Abb. 13.6). Hierfür werden über einen ZVK ca. 10–15 ml NaCl 0,9 % schnell injiziert. Die gekühlte Flüssigkeit durchläuft das rechte Herz, die Lunge und das linke Herz und erreicht danach das arterielle System.
- Eine spezielle Kanüle, meist in der A. axillaris oder der A. femoralis, misst mit einem Thermosensor dann die Temperatur des ankommenden Blutes.
- Auf einem speziellen Monitor wird anhand der ermittelten Temperatur eine Thermodilutionskurve aufgezeichnet. Diese ist abhängig vom Herzzeitvolumen und von den intra- und extravasalen Flüssigkeitsvolumina.
- Nach einer initialen Kalibrierung können dann verschiedene volumetrische Parameter gemessen werden. Die Anlage eines (komplikationsträchtigeren) Pulmonaliskatheters ist dafür nicht mehr erforderlich.

▶ **Kontraindikationen:** Arterielle Gefäßprothesen, Gerinnungsstörungen.

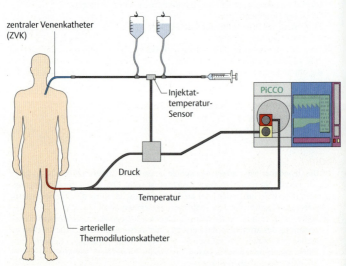

Abb. 13.6 • Aufbau und Messprinzip des PiCCO.
(aus Schulte am Esch J et al. Duale Reihe Anästhesie. 4. Aufl. Stuttgart: Thieme; 2011)

Interpretation der wichtigsten Parameter

▶ Das **Herzzeitvolumen** (**HZV;** engl. cardiac output) ist *das Blutvolumen, das innerhalb einer Minute vom Herzen befördert wird,* und somit ein Maß für die kardiale Pumpfunktion. Bezieht man das Herzzeitvolumen auf die Körperoberfläche, erhält man den **Cardiac Index (CI).**

▶ Das **gesamte enddiastolische Volumen (GEDV)** ist ein klinischer Parameter, der *Rückschlüsse auf die Vorlast des Herzens* zulässt (z. B. zur Beurteilung des Volumenstatus). Das GEDV errechnet sich aus der Summe der enddiastolischen Blutvolumina aller vier Herzkammern.

▶ Das **intrathorakale Blutvolumen (ITBV)** dient der *Einschätzung des Volumenstatus.* Das ITBV entspricht dem gesamten enddiastolischen Blutvolumen (GEDV) zuzüglich des Blutes, das sich in der Lungenstrombahn **(PBV, pulmonales Blutvolumen)** befindet.

▶ Der **systemische Gefäßwiderstand (SVR)** ist ein Maß für den Strömungswiderstand, welchen die Blutgefäße induzieren, und ermöglicht *Rückschlüsse auf die Nachlast des Herzens.* Der **systemische Gefäßwiderstandsindex** (SVRI bzw. TPRI) berücksichtigt zusätzlich die Körperoberfläche, was zu einer besseren Vergleichbarkeit der Werte verschiedener Patienten führt.

▶ Das **extravaskuläre Lungenwasser (EVLW)** ist ein Indikator für das interstitiell in der Lunge vorhandene Wasser und bei einem Lungenödem erhöht.

Mögliche Fehlerquellen

▶ Luftblasen im Schlauchsystem.
▶ Zu geringe Menge oder zu hohe Temperatur der Indikatorflüssigkeit.
▶ Herzrhythmusstörungen führen zu einem falschen HZV.
▶ Schwere Klappeninsuffizienzen führen zu falschen Vorlastvolumina.
▶ Intrakardiale Shunts führen zu einer Rezirkulation der Indikatorflüssigkeit.

14 Chirurgische Stationen: Besonderheiten und spezielle Arbeitstechniken

14.1 Patientenaufnahme in der Chirurgie

Anamnese in der Allgemein- und Viszeralchirurgie

▶ **Immer:** Begrüßung des Patienten und Vorstellung mit Namen und Funktion.
▶ **Orientierung:** Ist der Patient zu Person, Ort, Situation und Zeit orientiert?
▶ **Eröffnungsfrage:** Was führt Sie zu uns?
▶ **Aktuelle Beschwerden:**
  • *Wo* tut es weh?
    – Strahlt der Schmerz aus?
    – War der Schmerz die ganze Zeit an der gleichen Stelle oder ist er gewandert?
  • *Seit wann* besteht der Schmerz? Kam der Schmerz plötzlich oder allmählich?
  • In welcher *Situation* trat der Schmerz das erste Mal auf? Gibt es aus Sicht des Patienten einen Auslöser/eine Erklärung dafür?
  • *Wie* fühlt sich der Schmerz an?
    – Brennend, stechend, krampfartig?
    – Wie stark ist der Schmerz auf einer Skala von 1–10?
    – Ist der Schmerz die ganze Zeit gleich stark oder tritt er wellenförmig auf?
    – Tritt er bei bestimmten Bewegungen/Tätigkeiten/Körperhaltungen auf?
    – Hindert Sie der Schmerz am Schlafen oder schmerzt es nur tagsüber?
  • Ist dies *das erste Ereignis* dieser Art?
    – Erfolgte wegen der gleichen Schmerzen schon früher eine Behandlung?
    – Konnte damals eine Diagnose gestellt werden?
▶ **Vorerkrankungen:**
  • Hatten (oder haben) Sie schon einmal
    – Probleme mit dem Herzen (Herz-Kreislauf-System)?
    – Probleme mit der Lunge? Atemnot? Wenn ja, in welcher Situation?
    – Probleme mit den Nieren?
    – Erkrankungen an Magen oder Darm?
    – Einen Schlaganfall?
  • Gab (oder gibt) es bei Ihnen schon einmal Auffälligkeiten mit der Blutgerinnung?
  • Haben Sie Diabetes („Zucker") oder gab es schon einmal Probleme mit dem Blutzucker?
  • Haben oder hatten Sie eine bösartige Erkrankung?
▶ **Voroperationen:**
  • Auch hier wieder die Organsysteme einzeln abfragen!
  • Zudem: Gab es bei früheren Operationen Probleme mit der Narkose, der Blutgerinnung oder der Wundheilung?
  • Haben Sie schon einmal Blutkonserven erhalten? Haben Sie diese gut vertragen?

WICHTIG

▶ Patienten sind oft aufgeregt, wenn Sie in der Notaufnahme landen. Deshalb bei der Frage nach Vorerkrankungen, nach der Medikamenteneinnahme und Vor-OPs **alle Organsysteme einzeln nennen und abfragen**. Es fällt dann dem Patienten leichter, sich zu erinnern.
▶ Eine ausführliche Befragung zu Vorerkrankungen und Vor-OPs sollte auch dann erhoben werden, wenn die Patienten Arztbriefe zu zurückliegenden Behandlungen mitbringen. Denn wer weiß, wie viel Mühe sich der Vorgänger bei der Erfassung der Vorgeschichte gegeben hat.

▶ **Insbesondere bei Bauchschmerzen auch fragen nach:**
  - *Stuhlgang:*
    – Wann war der letzte Stuhlgang? Mit welcher Konsistenz (fest, breiig, flüssig)?
    – Konsistenz in den letzten Wochen/Monaten? Wechselnd fest und flüssig (sog. *paradoxe Stühle* können Hinweis auf kolorektales Malignom sein)?
    – Schon einmal Blut im Stuhl bemerkt? Wann zuletzt? Wie viel? Hell- oder dunkelrot?
  - *Wasserlassen:* Brennen beim Wasserlassen? Häufiger Wasserlassen als sonst? Begleitend Unterbauchkrämpfe?

▶ **Bei allen weiblichen Patienten mit Bauchschmerzen: Gynäkologische Anamnese!**
  - Gynäkologische Vorerkrankungen/Vor-OPs?
  - Wann war der letzte Besuch beim Frauenarzt? War da alles in Ordnung?
  - Sind die aktuellen Schmerzen ähnlich wie Menstruationsbeschwerden?
  - Besteht die Möglichkeit einer Schwangerschaft? → Auch bei Teenagern fragen und im Zweifel das β-HCG im Labor bestimmen lassen!

▶ **Medikamente:**
  - Nehmen Sie Medikamente, die das Blut verdünnen? *Tipp:* Fragen Sie gezielt nach Marcumar und ASS. Manchmal wissen Patienten zwar den Namen des Medikaments, wissen aber nicht, warum sie es nehmen.
  - Nehmen Sie Medikamente zur Kontrolle des Blutzuckers?
  - Gezielt nach *Metformin* fragen → Muss präoperativ pausiert werden!
  - Medikamente für den Magen? → Ggf. verstärkte Stress-Ulkus-Prophylaxe notwendig.

▶ **Alkohol-, Nikotin-, Drogenkonsum:**
  - Alkohol, Drogen: Wichtig zur Verlässlichkeit einer neurologischen Beurteilung bei z. B. SHT (S. 319).
  - Nikotin: Wichtig bei Gefäßpatienten.

▶ **Allergien:** Sind bei Ihnen Allergien bekannt, v. a. gegen Medikamente oder Kontrastmittel, Jod oder Latex?

▶ **Letzte Nahrungsaufnahme:**
  - Vor wie viel Stunden haben Sie das letzte Mal gegessen?
  - Vor wie viel Stunden das letzte Mal getrunken? Was wurde getrunken?
  - ▷ *Beachte:*
    – Für Elektiveingriffe: Abstand feste Nahrung → OP sollte > 6 h sein, Abstand klare Flüssigkeiten wie Wasser oder Tee → OP sollte > 2 h sein.
    – Bei einem Notfall ist aber jeder Patient operabel!

> **WICHTIG**
> Informieren Sie den Patienten darüber, dass er ab sofort nichts mehr essen oder trinken darf (auch kein Kaugummi, nicht rauchen), bis geklärt ist, ob eine zeitnahe OP notwendig ist.

▶ **Weitere Aspekte der allgemeinen Anamnese:** Siehe S. 22.

Anamnese in der Unfallchirurgie

▶ **Bewusstseinslage, Orientierung**: Ist der Patient wach? Orientiert zu Person, Ort, Situation und Zeit?

▶ **Art des Unfalls:**
  - Verkehrsunfall:
    – PKW, LKW: Fahrer/Beifahrer, vorne/hinten gesessen, angeschnallt? Aufprall frontal/seitlich? Airbags aufgegangen? (Kann Hinweis auf Geschwindigkeit > 30 km/h beim Aufprall sein).
    – Motorrad, Fahrrad: Helm getragen?
    – Aufprall mit geschätzt welcher Geschwindigkeit? Hochrasanztrauma?
    – Fußgänger? Unfallgegner PKW/Motorrad usw.?
  - Sturz? Aus welcher Höhe?
  - Arbeitsunfall?

- **Zeitpunkt** des Unfalls?
- **Bewusstlosigkeit:** Wenn ja, wie lange bestand diese?
- **Offene Verletzungen:** Tetanus-Impfstatus?
- **Weitere Punkte:** Siehe allgemeinchirurgische Anamnese (S. 272.

Klinische Untersuchung in der Allgemein- und Viszeralchirurgie

- **Allgemeine Aspekte der klinischen Untersuchung:** S. 24.
- **Inspektion:**
  - Wie krank wirkt der Patient insgesamt?
  - Narben von bisherigen Operationen sichtbar?
  - Blaue Flecken? → Möglicher Hinweis auf eine Gerinnungsstörung.
  - Marmorierung am Stamm? → Möglicher Hinweis für Zentralisation (Schock).
  - Beinödeme? → Möglicher Hinweis auf Herzinsuffizienz.
  - Nabelbruch? Narbenbrüche? Rektusdiastase? Leistenbruch?
- **Auskultation:**
  - Lunge, Herz (S. 28).
  - Gefäßchirurgie: Strömungsgeräusche über den Karotiden?
  - Abdomen: Darmgeräusche vorhanden? → Lebhaft? Spärlich? Hochgestellt/metallisch (→ bei mechanischem Ileus)? „Totenstille" (→ bei paralytischem Ileus, S. 30)?
- **Palpation:**
  - Gefäßchirurgie: Pulse an den unteren Extremitäten tastbar? A. iliaca, A. poplitea, A. dorsalis pedis, A. tibialis posterior?
  - Palpation des Abdomens: Klopfschmerz? Druckschmerz? Loslassschmerz? Abwehrspannung? Resistenzen tastbar?
  - Untersuchung Appendizitis siehe Abb. 14.1.
  - Gallenblase: Murphy-Zeichen positiv? → Patient ausatmen lassen → mit den Händen unter dem rechten Rippenbogen drücken → Patient soll einatmen → unterer Leberrand stößt gegen die tastenden Finger → Schmerzen = positives **Murphy-Zeichen** → Hinweis für Cholezystitis.
  - Vergrößerte Lymphknoten?

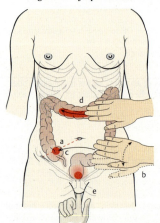

Abb. 14.1 • Druckpunkte bei V. a. Appendizitis.
(aus Henne-Bruns D. Duale Reihe Chirurgie. 4. Aufl. Stuttgart: Thieme; 2012)

- **Rektale Untersuchung** (siehe Abb. 14.2):
  - Bei allen Patienten mit Bauchschmerzen oder rektalem Blutabgang indiziert!
  - ▷ *Hinweis:* Nur **mit ausdrücklicher Einwilligung** des Patienten und **besonders der Patientin!** Männliche Ärzte/Studenten sollten Patientinnen nur in Gegenwart einer Kollegin (z. B. Krankenschwester) untersuchen!

- *Durchführung:*
  - Patient liegt in Seitenlage mit angezogenen Knien.
  - Doppelte Handschuhe anziehen, den Zeigefinger mit Gleitcreme, z. B. Vaseline, bestreichen.
  - Den Patienten bitten, leicht zu pressen wie beim Stuhlgang.
  - Spreizen des Anus und Inspektion.
  - Palpation: Den Zeigefinger unter leichter Drehung einführen. Auf Spinktertonus, Schmerzen, Stenosen, Verhärtungen, Ulzerationen achten.
  - Normalbefund: Weiche verschiebliche Darmschleimhaut, elastische Prostata unter verschieblicher Schleimhaut.
  - Nach Rückzug des Fingers: Unbedingt den Finger betrachten: Blut am Fingerling? Teerstuhl?
- Bei Kindern: Durchführung nur durch geübte Untersucher. Mit dem kleinen Finger palpieren!

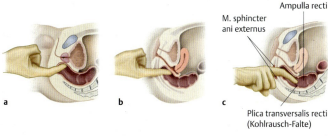

Abb. 14.2 • Rektale Untersuchung
(aus Füeßl HS, Middeke M. Duale Reihe Anamnese und Klinische Untersuchung. 4. Aufl. Stuttgart: Thieme; 2010)

▶ **Bei V. a. Leistenhernie** (siehe Abb. 14.3):
- Untersuchung im Stehen durchführen! Häufig sind die Hernien erst durch die Schwerkraft sicht- und tastbar.
- Patient während der Palpation husten lassen, u. U. kann dann ein Hustenanprall am tastenden Finger gespürt werden.
▶ Spezielle Aspekte siehe auch Kap. 14.9, S. 300 und Kap. 14.11, S. 307.

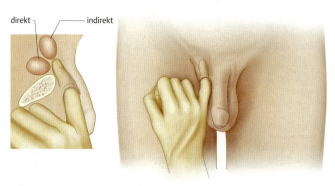

Abb. 14.3 • Untersuchung bei V. a. Leistenbruch
(aus Füeßl HS, Middeke M. Duale Reihe Anamnese und Klinische Untersuchung. 4. Aufl. Stuttgart: Thieme; 2010)

Chirurgische Stationen: Besonderheiten und spezielle Arbeitstechniken

Klinische Untersuchung in der Unfallchirurgie

▶ **Inspektion:** Offene Verletzungen? Fehlstellungen? Schwellungen? Prellmarken? Blutungen aus Körperöffnungen?
▶ **Bewusstseinslage** (s. S. 273).
▶ **Pupillen:** Seitengleich? Prompt lichtreagibel?
▶ **Bewegungsapparat:**
  • Bewegungseinschränkung im Seitenvergleich? Prüfung nach der Neutral-Null-Methode, S. 32.
  • Extremitäten: Belastung möglich?
  • Stabilität Thorax und Becken beidhändig prüfen.
  • Gelenkergüsse? Ödeme?
▶ **DMS:** Distal der Verletzung/Fraktur im Seitenvergleich prüfen und dokumentieren!
  • **D**urchblutung: Hautfarbe, Hauttemperatur, Pulsstatus.
  • **M**otorik: Aktive und passive Bewegung möglich? Schmerzhaft? Aktive Bewegung gegen Widerstand möglich?
  • **S**ensibilität: Mit den Fingern über die Haut streichen → Fühlt sich das für den Patienten seitengleich an? Taubheit? Kribbeln?
▶ **Reflexstatus** (S. 34)?

Allgemeine Maßnahmen in der Notaufnahme

▶ **Messung der Vitalparameter:** Wird in der Regel vom Pflegepersonal durchgeführt, S. 262.
▶ **Schmerzmittelgabe:**
  • Venösen Zugang legen (S. 215).
  • Stark schmerzgeplagte Patienten sollten nach Rücksprache mit dem Arzt und nach Abklärung evtl. Allergien zügig mit einem Schmerzmittel versorgt werden. Eine parenterale Gabe ist dabei vorzuziehen: Schnellere Wirkung, Patient bleibt nüchtern falls OP notwendig wird.
  ▷ *Beachte:* Grundsätzlich gibt es hier unterschiedliche Vorgehensweisen z. B. in der Bauchchirurgie: Manche Ärzte geben bei starken Schmerzen bereits vor der klinischen Untersuchung Schmerzmittel, damit der Patient nicht unnötig leiden muss – sie sind der Ansicht, dass eine mögliche Verschleierung der Symptome vernachlässigbar sei. Andere Ärzte verabreichen Schmerzmittel prinzipiell erst nach der klinischen Untersuchung.
  • Bei Erwachsenen z. B. Kurzinfusion mit:
    – Bei mittleren Schmerzen: z. B. 1 g Paracetamol (Perfalgan®) oder 1 g Metamizol (Novalgin®) i. v.
    – Bei starken Schmerzen: z. B. 7,5 – 15 mg (½ – 1 Amp.) Piritramid (Dipidolor®) langsam i. v.
    ▷ *Cave Gallenkolik:* z. B. 50 mg Pethidin (Dolantin®) i. v. (Dipidolor ist wegen spasmogener Wirkung kontraindiziert!).
    – Bei Krämpfen: Butylscopolamin (Buscopan®) 20 – 40 mg i. v. als Kurzinfusion, ggf. in Kombination mit den o. g. Schmerzmitteln.
▶ **Flüssigkeit:**
  • Die meisten Menschen trinken eher wenig, wenn sie Schmerzen haben, deshalb ist eine Flüssigkeitsgabe i. d. R. sinnvoll. Beispiel: Beginn mit 500 ml NaCl oder Ringer-Lactat i. v., bei Erbrechen auch mehr.
  ▷ *Merke:* Den Patienten informieren, dass er ab sofort nüchtern bleiben soll!
▶ **Evtl. Magensonde** (S. 182).

14.2 Diagnostik in der Notaufnahme

Laboruntersuchung Allgemeinchirurgie

▶ **Basiswerte:**
- Kleines Blutbild (besonders auf Leukozyten, Thrombozyten und Hb achten!).
- Serum: Elektrolyte, Kreatinin, Harnstoff, ggf. Glukose, weitere Werte je nach Symptomatik (s. Tab. 14.1).
- Blutgerinnung: Quick, INR, PTT.

▶ **Durchführung Blutabnahme:** s. S. 53.

▶ **Wenn OP absehbar ist:** Blutgruppenbestimmung, bei dringlichen größeren Eingriffen bereits jetzt Blutkonserven-Bestellung.

▶ **Wenn CT mit Kontrastmittel** nötig: **TSH** mit Stufendiagnostik (→ wenn TSH verändert ist, folgt automatisch die Bestimmung von T_3 und T_4), plus Kreatinin und Harnstoff, falls noch nicht erfolgt.

▶ **Bei Kindern ohne Vorerkrankungen** mit abdominellen Beschwerden reicht i. d. R.: Kleines Blutbild, CRP, Urinuntersuchung.

Tab. 14.1 • **Zusätzliche Laboruntersuchungen abhängig vom klinischen Bild (Auswahl)**

Verdachtsdiagnose/ Symptomatik	Laboranforderung (zusätzlich zu den Basiswerten s. o.)
V. a. Appendizitis, Divertikulitis, Cholezystitis (und alle anderen Erkrankungen mit V. a. entzündlichen Prozess)	CRP
V. a. Cholezystitis, Cholezystolithiasis, Pankreatitis	Bilirubin direkt + indirekt GOT, GPT, γ-GT, AP Pankreas-Amylase, Lipase
Bauchschmerzen bei älteren Patienten	Lactat (Hinweis auf mesenteriale Ischämie, muss sofort nach Abnahme gekühlt werden!)
Bauchschmerzen bei Frauen im gebärfähigen Alter	β-HCG (bei Urintest Ergebnis sofort verfügbar)
Unterbauchschmerzen	Urinuntersuchung (z. A. Harnwegsinfekt, Blut im Urin)

Sonografie des Abdomens

▶ **Indiziert bei allen abdominellen Beschwerden**, also z. B. bei:
- V. a. Appendizitis → verdickte Appendix (S. 149)?
- V. a. Cholezystolithiasis oder Choledocholithiasis → Gallensteine in Gallenblase oder Gallenwegen (S. Tab. 5.8)?
- V. a. Hohlorganperforation/intraabdominale Entzündung → freie Flüssigkeit im Abdomen (s. Abb. 14.4)?
- Z. n. abdominellem Trauma → freie Flüssigkeit im Abdomen (Blutung)?
- V. a. Harnverhalt → maximal gefüllte Harnblase?

▶ Je nach Abteilung wird zusätzlich ein internistisches oder radiologisches Konsil für eine ausführlichere sonografische Beurteilung angefordert.

> **WICHTIG**
> ▶ **Jeder Chirurg** muss eine Sonografie auf freie Flüssigkeit im Abdomen beherrschen!
> ▶ Die Untersuchungsregionen zum Ausschluss freier Flüssigkeit sind:
> - **Morrison-Pouch** = Recessus hepatorenalis: Zwischen Leber und rechter Niere.
> - **Recessus splenorenalis:** Zwischen Milz und linker Niere.
> - **Douglas Raum:** Hinter der Blase.

Chirurgische Stationen: Besonderheiten und spezielle Arbeitstechniken

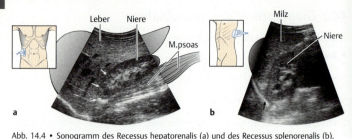

Abb. 14.4 • Sonogramm des Recessus hepatorenalis (a) und des Recessus splenorenalis (b). Beidseits ist keine freie Flüssigkeit erkennbar (kleine Pfeile); diese würde als schwarzer Saum sichtbar.

(nach Delorme S, Debus J, Jenderka K-V. Duale Reihe Sonografie. Thieme: Stuttgart; 2012)

Radiologische Diagnostik

▶ **Bei V. a. Fraktur:** Röntgen in 2 Ebenen, bei Unklarheiten ggf. CT.
▶ **Kopfverletzungen mit neurologischen Auffälligkeiten:** Schädel-CT zum Ausschluss einer intrakraniellen Blutung.
▶ **Bei Bauchschmerzen** (wenn Sonografie ohne wegweisenden Befund): Röntgen-Abdomen wenn möglich im Stehen, sonst in Linksseitenlage. Hinweis: Patienten 10 min vorher auf die linke Seite legen lassen; so sammelt sich freie Luft im Abdomen unter dem Zwerchfell und ist besser sichtbar.
▶ **Je nach Symptomatik:** Erweiterte Diagnostik mittels CT oder MRT.
▶ **Röntgen-Thorax präoperativ:** s. u.

Konsiliarische Vorstellung

▶ Beim V. a. auf eine Erkrankung aus einem anderen Fachgebiet sollte eine konsiliarische Vorstellung des Patienten erfolgen.
  • **Urologie:**
    – Bauchschmerzen mit Brennen beim Wasserlassen → V. a. Harnwegsinfekt.
    – Klopfschmerzhaftes Nierenbecken → V. a. Nierenbeckenentzündung.
    – Bauchschmerzen mit Unfähigkeit zum Wasserlassen → V. a. Harnverhalt.
    – Bauchschmerzen mit Ausstrahlung in die Hoden.
  • **Gynäkologie:** Unterbauchschmerzen bei Frauen.
  • **Neurologie:** Kopfverletzungen mit neurologischen Auffälligkeiten.
  • **Kardiologie:** Oberbauchschmerzen mit Ausstrahlung in die Brust → akutes Koronarsyndrom.

14.3 Präoperative Diagnostik

Labor

▶ **Kleines Blutbild, Serum** (Elektrolyte, Kreatinin, Harnstoff und weitere Werte s. auch Tab. 14.1).
▶ **Blutgerinnung:** Quick (INR), PTT.
▶ **Bei größeren Eingriffen:** Blutgruppenbestimmung und Blutkonserven-Bestellung.
▶ **Erforderliche Gerinnungswerte für OP:**
  • Thrombozyten > 50.000/µl (→ sonst Transfusion von Thrombozytenkonzentraten).
  • Quick > 50 %, bzw. INR < 1,5 (→ sonst Gabe von Vitamin K [Konakion®], FFP [fresh frozen plasma] oder Prothrombinkomplex [PPSB]).
  • PTT < 50 (→ evtl. Antagonisierung unfraktionierten Heparins mit Protaminsulfat, sonst FFP oder Novoseven® [aktiviert plasmatische Gerinnung und Thrombozyten, *Cave:* Sehr teuer!]).

EKG

▶ **Theoretische Empfehlung:** Vor jeder OP bei Patienten > 40. Lebensjahr, immer bei bekannten Herzerkrankungen.
▶ **Praktische Handhabung:** Da auch Patienten < 40 Jahre zunehmend Risikofaktoren aufweisen und das EKG eine nicht invasive, leicht verfügbare Untersuchung ist, wird das EKG in einigen Kliniken **bei jedem erwachsenen Patienten** präoperativ durchgeführt.
▶ **Durchführung** S. 124.

Röntgen-Thorax

▶ **Routinemäßiger Röntgen-Thorax:** Handhabung der Altersgrenzen für präoperativen Röntgen-Thorax ohne pulmonale Vorerkrankungen ist unterschiedlich: z.T. bei jedem Patienten > 60. Lebensjahr, z.T. bei jedem Patienten > 40. Lebensjahr.
▶ **Immer Röntgen-Thorax:** Präoperativ bei jedem Patienten mit Lungenerkrankungen in der Vorgeschichte.

Präoperative Konsile

▶ **Immer:** Vorstellung beim **Anästhesisten**. Dieser entscheidet, ob der Patient **narkosefähig** ist.
▶ **Bei Auffälligkeiten:** Je nach Vorgeschichte oder Auffälligkeiten in der präoperativen Anamnese, Untersuchung und Diagnostik muss die **Operationsfähigkeit** weiter abgeklärt werden:
  • Lungenfunktion, pulmonologisches Konsil etc.
  • Kardiologisches Konsil: Belastungs-EKG (S. 131), Echokardiografie (S. 135) etc.

Aufklärung und Einwilligung

▶ **Jeder ärztliche Eingriff** ist theoretisch eine **Körperverletzung**. Diese bleibt aber straffrei, wenn der Patient eingewilligt hat.
▶ Die Aufklärung muss durch einen Arzt erfolgen. Die Ausdrucksweise sollte dem Bildungsstand des Patienten angepasst sein.
▶ **Inhalt des Gesprächs:**
  • Anlass, Dringlichkeit, **Art und Weise des Eingriffs** (am besten mit Skizze).
  • Eventuelle Ausweitungen des Eingriffs (z.B. Umstieg von Laparoskopie auf offene OP oder Resektionsausmaß bei Karzinomen).
  • Mögliche Risiken, Komplikationen und Folgen.

> *WICHTIG*
>
> ▶ **Allgemeine OP-Risiken:**
>   • Blutung, Nachblutung, Fremdblutgabe.
>   • Wundheilungsstörung.
>   • Thrombose, Embolie.
>   • Verletzung von Nerven, Gefäßen und angrenzenden Organen.
>   • Umstieg auf offene OP bei laparoskopischen Eingriffen, Ausweitung der Resektion bei Malignomen (Vorgehen je nach intraoperativem Befund).
>   • Mögliche Drainageneinlage und Revisionsoperation.

▶ **Zeitpunkt des Gesprächs**: Frühzeitig, d.h. idealerweise mit Terminvergabe oder bei Indikationsstellung! Die Gesetzsprechung macht keine konkreten Zeitangaben, aber dem Patienten müsse eine **ausreichende Überlegungsfrist** eingeräumt werden. Ausnahme: Notoperationen. *Beachte:* Aufgeklärt werden muss z.B. auch über für die **Gabe von Blutkonserven/Blutprodukten**!
▶ Gleiches gilt eigentlich auch für Blutentnahmen, Injektionen und Medikamentengaben, hier kann aber von einer stillschweigenden Einwilligung ausgegangen werden, wenn der Patient diese widerspruchslos hinnimmt.

▶ Ist der **Patient nicht ansprechbar** oder der gesetzliche Vertreter (z. B. bei minderjährigen Patienten) nicht erreichbar, sind Eingriffe mit vitaler oder absoluter Indikation unter dem Gesichtspunkt der mutmaßlichen Einwilligung gerechtfertigt.

▶ **Eine ausführliche Dokumentation** des Aufklärungsgesprächs ist essenziell!

Checkliste präoperative Vorbereitungen
- ▶ Labor, EKG, Röntgen-Thorax.
- ▶ Ggf. Blutgruppenbestimmung und Blutkonserven-Bestellung.
- ▶ Aufklärung und Einverständnis Anästhesie.
- ▶ Aufklärung und Einverständnis/Verweigerung Blutkonserven (z. B. bei Zeugen Jehovas).
- ▶ Aufklärung und Einwilligung in geplante OP.
- ▶ Anmeldung im OP-Plan/beim OP-Manager.
- ▶ Ggf. Anmeldung auf Intensivstation zur postoperativen Überwachung bei größeren Eingriffen.
- ▶ Markierung des Eingriffsortes am Patienten (z. B. Kreuz auf rechter Leiste).

14.4 Händehygiene

Grundlagen

▶ Bis zu **90 % der exogen übertragbaren Infektionen** werden über die Hände weitergegeben.

▶ **Voraussetzungen** für eine **gute Händedesinfektion:**
- • Kurze Fingernägel, keine künstlichen Fingernägel, kein Nagellack (auch kein farbloser).
- • Kein Schmuck an Händen und Unterarmen, keine Armbanduhren.
- • Die Kleidung darf die Handgelenke nicht bedecken.

▶ **Weitere Informationen** auch unter: http://www.awmf.org/leitlinien → Händedesinfektion und Händehygiene.

Händewaschung

▶ **Prinzip:**
- • Säuberung der Hände und falls nötig der Unterarme mit **Wasser und Seife**.
- • Bei verschmutzten Fingernägeln **Nagelbürste** benutzen (nur die Nägel bürsten, nicht die Unterarme → erhöhtes Risiko für Hautirritationen!).

▶ **Ziel:** Entfernung von grobem Schmutz und **Reduktion von Bakteriensporen** von z. B. Clostridum- und Bacillus-Spezies.

▶ **Zeitpunkt:**
- • Zu Dienstbeginn (besonders wichtig bei vorhergehender Gartenarbeit).
- • Nach eigener Toilettenbenutzung und nach Durchführung/Mithilfe von Koloskopien.
- • Bei sichtbarer Verschmutzung.
- • Nach Versorgung von Patienten mit Clostridium-difficile-Diarrhoe.

Hinweis

Häufiges Waschen der Hände mit Seife trocknet die Haut aus. Es entstehen Mikrorisse, die zum Erregerreservoir werden können. Daher sollte die **Seifenwaschung** der Hände **auf ein Minimum** reduziert werden.

Hygienische Händedesinfektion

▶ **Prinzip:**
- • Desinfektion des „**Handschuhbereichs**", d. h. der Hände und Handgelenke für 30 Sekunden.
- • Auf **trockenen** Händen anwenden → bessere Wirksamkeit und Hautverträglichkeit.

▶ **Ziel:** Reduktion der transienten (hautfremden) Flora.
▶ **Zeitpunkt:**
  • Nach jeder Kontamination.
  • Vor und nach jeder Patientenversorgung.
  • Vor und nach aseptischen Tätigkeiten.
  • Vor und nach der Verwendung von sterilen und unsterilen Handschuhen.

Händedesinfektion vs. Händewaschen
  ▶ Mit der hygienischen **Händedesinfektion** lässt sich die Keimzahl deutlich besser herabsetzen als mit der hygienischen Händewaschung!
  ▶ **Ausnahme:** Bei V. a. Bakteriensporen ist Händewaschen indiziert (s. o.)!
  ☐ *Beachte:* Wasserhähne und Desinfektionsmittelspender immer mit dem Ellenbogen bedienen, auch bei der hygienischen Händedesinfektion (nicht in allen Kliniken praktikabel).

▶ **Praktisches Vorgehen** s. Abb. 14.5.

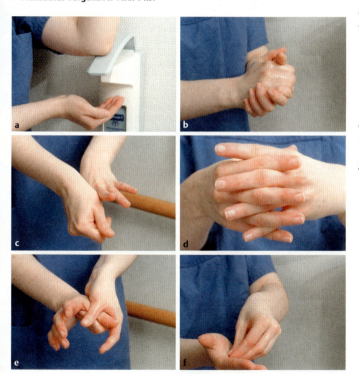

Abb. 14.5 • a – f Durchführung der hygienischen Händedesinfektion.
(aus Kirschnick O. Pflegetechniken von A-Z. 4. Aufl. Stuttgart: Thieme; 2010)

Hautpflege

▶ Die sorgfältige Hautpflege ist Bestandteil der **Infektionsprophylaxe**. Bereits kleine Risse der Haut können ein **Erregerreservoir** darstellen. Nur gesunde Haut lässt sich effektiv desinfizieren.

▶ Haut **mehrmals täglich eincremen**.

◻ *Hinweis:* **Die hygienische alkoholische Händedesinfektion ist hautfreundlicher als Händewaschen!** Insbesondere wenn die Maßnahme mehrmals pro Stunde geschehen muss, reicht die Zeit zwischen den Waschungen nicht zur Regeneration der Haut aus. Bei der alkoholischen Händedesinfektion werden Hautlipide zwar auch aus ihrer ursprünglichen Anordnung gedrängt, sie verbleiben jedoch auf der Haut.

Benutzung unsteriler Handschuhe

▶ **Indikation:** Bei zu erwartendem Kontakt mit Krankheitserregern oder Körperausscheidungen.

▶ **Handschuhe nur mit vollständig trockenen Händen anziehen**:
  • Desinfektionsmittelreste an den Händen erhöhen das Perforationsrisiko der Handschuhe.
  • Das feuchte Milieu unter den Handschuhen kann zu Hautirritationen führen. **Außerdem lassen sich** Handschuhe mit feuchten Händen wesentlich schlechter anziehen.

▶ **Ausziehen von Schutzhandschuhen** (Abb. 14.6):
  Beachte: Bei unsachgemäßem Ausziehen Gefahr der Kontamination der Hände!

> **Hinweis**
>
> **Handschuhe bieten keinen absoluten Schutz vor Kontamination**, auch nicht wenn zwei Paar übereinandergezogen werden: Denn häufig liegen sichtbare oder unsichtbare Perforationen der Handschuhe entweder bereits vor dem Gebrauch vor oder entstehen während der Benutzung.

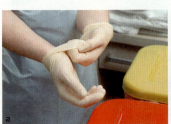
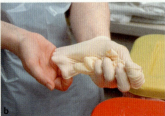
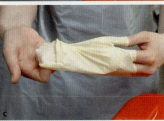

Abb. 14.6 • Richtiges Ausziehen von Handschuhen.
(aus Kirschnick O. Pflegetechniken von A–Z. 4. Aufl. Stuttgart: Thieme; 2010)

14.5 Verhalten und Wissen im OP

Rolle des Operateurs

► Trägt die **Verantwortung für den Patienten:**
  • Kennt das aktuelle Krankheitsbild und etwaige Voroperationen.
  • Weiß, wie die aktuelle Gerinnung ist und ob der Patient evtl. gerinnungshemmende Medikamente eingenommen hat.
► Trägt die **Verantwortung für die richtige OP:** Was ist zu operieren? Welche Seite ist zu operieren?
► **Bestimmt die Lagerung des Patienten:** Ob die Arme an- oder ausgelagert sind, ob der Patient auf der Seite, dem Rücken oder auf dem Bauch liegt.
► Teilt den Assistenzen die Positionen am OP-Tisch zu.
◪ *Beachte:* Der Operateur gibt die Kommandos. Alle Assistenten versuchen den Operateur bestmöglich zu unterstützen (z. B. ihm eine gute Sicht zu verschaffen).

Rolle der OP-Schwester/des OP-Assistenten

► Meist sind zwei OP-Schwestern/OP-Assistenten für einen OP-Saal zuständig.
► **„Sterile" OP-Schwester:**
  • Richtet den Instrumententisch.
  • Zieht den Operateur und die Assistenten steril an.
  • Überwacht das sterile OP-Gebiet und die Operateure bzw. Assistenten → informiert den Operateur bei Verletzung der Sterilität dass z. B. ein Handschuhwechsel oder ein erneutes steriles Abkleben notwendig ist.
► **„Unsterile" OP-Schwester,** auch **„Springer"** genannt:
  • Schließt die sterilen Kittel aller an der OP Beteiligten von hinten.
  • Reicht der „sterilen" OP-Schwester die benötigten (noch verpackten) Instrumente an.
  • Hilft beim Lagern des Patienten.

Assistenz am OP-Tisch

► **Aufgaben:**
  • Dem Operateur eine gute Sicht auf das OP-Gebiet ermöglichen.
  • Den Operateur nicht behindern (z. B. durch die Rückgabe von Instrumenten an die OP-Schwester).
  • Nur auf Anweisung des Operateurs handeln! Keine Eigeninitiative!
  • *Herausforderung Licht einstellen:*
    – Es kann sein, dass der Operateur verlangt, dass man das Licht neu positioniert.
    – Die Lampen dürfen nur am sterilen, für jede OP neu aufgesteckten Griff angefasst und dirigiert werden.
    – Achten Sie darauf, den Arm beim Nachobenstrecken nicht an der eigenen oder einer fremden Mütze/einem fremden Mundschutz unsteril zu machen.
► **Die OP-Tischhöhe** richtet sich nach der Körpergröße des Operateurs, ggf. um einen „Antritt" (OP-Bänkchen) bitten.
► **Risiko-Situationen für Unsterilität sind:**
  • Mit dem Kopf den sterilen Lampengriff berühren.
  • Sich an der Nase kratzen, die Brille zurechtrücken, an den Mülleimer stoßen.
  • Mit den Händen den Rücken von Mit-Operateuren berühren → der Rücken gilt immer als unsteril, ebenso der Bereich oberhalb der Brust und unterhalb des Kittelgürtels.
  • Vermeiden Sie es unbedingt, Instrumente hinter dem Rücken anderer zurückzugeben oder dem OP-Tisch/Instrumententisch den Rücken zuzukehren.

Chirurgische Stationen: Besonderheiten und spezielle Arbeitstechniken

> **Hinweis**
> Geben Sie dem Pflegepersonal sofort Bescheid, wenn Sie sich, andere Personen oder Material unsteril gemacht haben. Das Pflegepersonal reagiert zwar (leider) manchmal etwas ungehalten, aber hier steht die Sicherheit des Patienten im Vordergrund.

Vorbereitung und Umkleide

▶ **Vor jeder OP** etwas essen und zur Toilette gehen, auch bei theoretisch kurzen Eingriffen. Denn man kann nie sicher sein wie lange die OP tatsächlich dauert.

▶ **In der „Schleuse"** (Umkleide zum Wechsel von Stationskleidung zu OP-Kleidung):
- Toilettengang erledigen.
- Bis auf Unterwäsche und Strümpfe ausziehen. Schmuck und Uhr ablegen. Lange Haare zurückbinden.
- Bei grobem Schmutz an den Händen kurze Seifenwaschung der Hände über ca. 10 sec (S. 280).
- Vor der Entnahme der OP-Kleidung: **Hygienische Händedesinfektion** (S. 280) zur Vermeidung einer Kontamination der OP-Kleidung.
- OP-Kleidung (Hemd und Hose) und OP-Schuhe anziehen.
- Wertsachen mitnehmen, falls kein abschließbarer Schrank zur Verfügung steht.
- OP-Haube aufsetzen → alle Haare müssen bedeckt sein!
- Mundschutz anlegen (je nach Krankenhaus ggf. auch erst später im Waschraum).

Praxistipps OP-Kleidung
▶ Die OP-Kleidung nicht zu groß wählen. Ggf. Ärmel hochkrempeln, der Ellenbogen soll frei sein.
▶ OP-Hemd in die Hose stecken, damit es nicht vom Körper absteht → Gefahr einer Kontamination z. B. am Waschbecken.

Tipps für Neulinge im OP

▶ **Bei Betreten des OPs:**
- Stellen Sie sich beim zuständigen OP-Pflegepersonal mit Namen und Funktion (Famulatur, PJ usw.) vor. Weisen Sie ggf. darauf hin, dass Sie hinsichtlich der Sterilität im OP noch ungeübt sind.
- Fragen Sie nach, ob Sie bei der Lagerung des Patienten helfen können.
- Erkundigen Sie sich, ob intraoperativ geröntgt wird → dann Bleischürze anlegen.

▶ **Vor der OP:**
- Die ersten Male im OP hat man häufig das Gefühl, dass man allen im Weg steht, das ist normal!
- Fragen Sie nach dem „Waschen" (S. 285) am besten das Pflegepersonal, wo Sie sich aufhalten sollen, bis Sie steril angezogen werden.

▶ **Wenn man steril angezogen ist:**
- Vorsicht mit *Hilfsbereitschaft:* Werden Sie (besonders am Anfang) nur auf konkrete Anweisung tätig, sonst laufen Sie Gefahr, sich unsteril zu machen. Wenn z. B. ein Gegenstand herunterfällt, sollten Sie sich nicht automatisch danach bücken.
- Wer beim OP-Gebiet-Abdecken helfen will, sollte das nur tun, wenn er ausdrücklich darum gebeten wird. Hier ist die Gefahr besonders groß, mit Kittel oder Händen an die unsterilen Bereiche am Patienten oder an den unsterilen Anästhesiebügel zu stoßen.

▶ **Fragen während der OP:**
- Abhängig vom Operateur wird während einer Operation viel oder wenig geredet.
- Fragen werden normalerweise gerne beantwortet, man sollte diese allerdings nicht gerade in einer angespannten OP-Phase stellen.

- Unbeliebt sind Fragen, die vermuten lassen, dass man sich zu dieser OP noch nie etwas durchgelesen und nicht mal eine Ahnung vom groben Prinzip hat.
- ⊃ *Tipp:* Am Nachmittag das OP-Programm für den Folgetag durchgehen, zu Hause dann die Anatomie und das OP-Prinzip der geplanten Eingriffe kurz nachlesen. So steigern Sie den Lerneffekt.

Kreislaufprobleme im OP

- ▶ **Hinweise** auf Kreislaufprobleme: Herzklopfen, Schweißausbruch, Ohrensausen, weiche Knie, flaues Gefühl im Bauch bis hin zu Übelkeit, Blässe, Flimmern bzw. Schwarzwerden vor den Augen, Schwindel.
- ⊃ *Wichtig:* Trauen Sie sich, **frühzeitig Bescheid zu geben,** denn wer am Tisch kollabiert, gefährdet den Patienten. Es ist kein Problem, sich bei Kreislaufproblemen kurz zu setzen oder den Saal zu verlassen.
- ▶ **Prophylaxe:**
  - Unbedingt vor der OP etwas essen und trinken (aber nicht gleich literweise, sonst meldet sich die Blase während der OP).
  - Bei den ersten Anzeichen kann man versuchen durch Bewegen der Zehen, Bein- und Gesäßmuskulatur eine Besserung zu erreichen → aber kein falscher Ehrgeiz!
  - Stützstrümpfe tragen (*Tipp:* Antithrombosestrümpfe von Station ausleihen).
  - Wer morgens nichts essen kann, sollte sich mit zuckerhaltigen Getränken behelfen. Es kann nützlich sein, Traubenzucker in der Tasche zu haben, falls man unerwartet und schnell im OP gebraucht wird.

14.6 Abläufe im OP-Saal

Chirurgische Händedesinfektion

> **Hinweis**
> Lassen Sie sich bereits beim ersten Einsatz in der Chirurgie (Uni-Praktikum, Famulatur, PJ) genau zeigen und erklären, wie eine korrekte chirurgische Händedesinfektion abläuft, und üben Sie diese unter Anleitung.

- ▶ Synonym umgangssprachlich: **„Sich waschen".**
- ▶ **Prinzip:**
  - Desinfektion der Hände und Unterarme bis zum Ellenbogen!
  - Dauer: 3–5 min (variiert je nach Desinfektionsmittel).
  - Auf **trockenen** Händen anwenden! → bessere Wirksamkeit und Hautverträglichkeit.
- ▶ **Ziel:** Reduktion der transienten (hautfremden) und residenten (hauteigenen) Flora.
- ▶ **Zweck:** Sie wird für den Fall einer Perforation der Handschuhe durchgeführt, damit dann möglichst wenige Keime in die OP-Wunde gelangen.
- ⊃ *Beachte:* Kleine Verletzungen an den Händen sollten nach dem Waschen mit einem sterilen Pflaster abgedeckt werden und man sollte dann zwei sterile Handschuhe übereinander anziehen.
- ▶ **Durchführung** (s. Abb. 14.7 und Abb. 14.5):
  - Hebel des Desinfektionsmittelspenders mit dem Ellenbogen bedienen. Unterarme bis zum Ellenbogen mit Desinfektionsmittel benetzen und während der gesamten Einwirkzeit feucht halten.
  - Desinfektionsmittel auf den Handflächen, dem Handrücken und den Handgelenken verreiben.
  - Fingerzwischenräume, Fingerkuppen, Daumenaußenseiten und Nagelfalze wie bei der hygienischen Händedesinfektion behandeln (s. Abb. 14.5).
  - Die notwendige **Einwirkzeit** des Desinfektionsmittels ist auf der Packung vermerkt, sie variiert zwischen 1,5 und 5 min.

▣ *Beachte:* Während und nach der Desinfektion die Arme so halten, dass die Hände den höchsten, die Ellenbogen den tiefsten Punkt bilden. So läuft kein kontaminiertes Desinfektionmittel vom unsterilen Ellenbogen zu den sterilen Händen.

▶ **Ausführliche Informationen**: http://www.awmf.org/leitlinien.

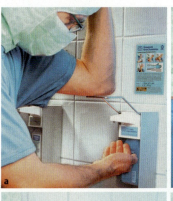
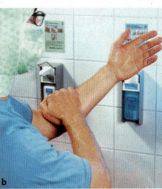
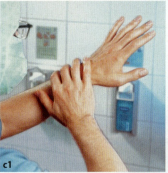
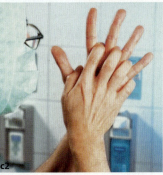
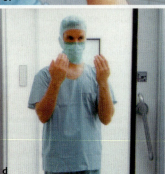

Abb. 14.7 • Ablauf der chirurgischen Händedesinfektion (s. a. Abb. 14.5).
(aus Henne-Bruns D. Duale Reihe Chirurgie. 4. Aufl. Stuttgart: Thieme; 2012)

Unterschiede in Theorie und Praxis

▶ **„Händewaschung":**
- **Theorie:** Das Händewaschen mit Wasser und Seife (S. 280) dient nur der Entfernung von grobem Schmutz. Sie ist kein regulärer Bestandteil des „Sich Waschens" vor einer OP.
- **Praxis:** Die meisten Ärzte/OP-Schwestern führen trotzdem eine Händewaschung direkt vor der Händedesinfektion durch.
- **Problem:** Durch die Waschung wird die Hautfeuchtigkeit für etwa 10 min deutlich erhöht. In dieser Zeitspanne ist die Wirksamkeit der alkoholischen Händedesinfektionsmittel deutlich verringert. Der Abstand Händewaschung zu chirurgische Händedesinfektion sollte also ≥ 10 Minuten betragen.

▶ **„Nagelbürste":**
- **Theorie:** Die Nagelbürste dient nur der Säuberung der Fingernägel von grobem Schmutz.
- **Praxis:** Manche Kollegen bürsten damit auch die Hände oder Unterarme.
- **Problem:** Die Benutzung einer Nagelbürste an Händen oder Unterarmen schadet der Haut und führt zu Mikrorissen, die als Erregerreservoir dienen! Die Keimabgabe ist dann unter Umständen sogar erhöht.

Desinfektion des OP-Gebiets

▶ Synonym umgangssprachlich: **„Abwaschen".**
▶ **Zeitpunkt:** Nach der chirurgischen Händedesinfektion, aber **vor** dem Anziehen des sterilen Kittels oder der sterilen Handschuhe. Voraussetzung ist, dass der Patient korrekt gelagert wurde und die Anästhesie „grünes Licht" gegeben hat.
▶ **Zuständigkeit:** Je nach Klinik der Operateur selbst oder der ärztliche Assistent (z. T. auch geübte PJler/Famulanten).
▶ **Rasur des OP-Feldes:** Möglichst mit Haarschneidemaschine (weniger Mikroläsionen), ansonsten mit Einmalrasierer möglichst unmittelbar vor der OP. Bei einer Zeitdauer von > 2 Stunden zwischen Rasur und OP-Beginn steigt die Rate der Wundinfektionen durch zwischenzeitliche Kolonisation der Mikrotraumen deutlich an.
▶ **Wahl des Desinfektionsmittels:**
- Üblich sind jodhaltige Desinfektionsmittel (*Cave:* Allergie!).
- Meist wird ein gefärbtes Desinfektionsmittel benutzt, um eine Kontrolle zu haben, welche Partien bereits benetzt sind.
- Ungefärbte Desinfektionsmittel sind z. B. notwendig, wenn intraoperativ die Hautdurchblutung oder Hautstruktur beurteilt werden muss (z. B. plastische Chirurgie).
- Spezielle Mittel gibt es für offene Wunden oder zur Desinfektion von Schleimhäuten.
▶ **Größe des Areals:**
- Falls Sie mit dem Abwaschen beauftragt werden, erkundigen Sie sich beim Operateur, wie großflächig abgewaschen werden soll (z. B. von Brustwarze bis zum Schambein oder zirkulär vom Knie bis inklusive der Zehen); wenn man sich unsicher ist, können meist auch erfahrene OP-Pflegekräfte weiterhelfen.
- Eine eventuelle Erweiterung des OP-Gebiets (z. B. Umstieg von laparoskopischer auf offene OP) muss beim Abwaschen in Betracht gezogen werden.
- In der Regel sollte man etwa 15 cm über das benötigte OP-Feld hinaus abwaschen, damit genug Platz ist, um die Abdeckung noch auf desinfizierte Haut zu kleben.
▶ **Praktisches Vorgehen:**
- Eine Schale mit mehreren Tupfern in Desinfektionsmittel inkl. Zange (z. B. sog. Kornzange) wird von der sterilen OP-Schwester angereicht.

- *Wischrichtung* (Abb. 14.8):
  - Aseptische Eingriffe: **Von zentral nach peripher**, also vom geplanten Hautschnitt ausgehend in die Peripherie.
  - Septische Eingriffe wie infizierte Wunden/Abszesse: **Beginn in der Peripherie, zum Schluss das infizierte Areal** → Wundkeime werden so nicht nach außen verteilt.
- Wiederholung 5 Mal mit jeweils neuem Tupfer (bei Implantation von Fremdmaterial ggf. öfter → beim Operateur nachfragen).
- Nach dem Abwaschen ggf. den Rand des OP-Gebiets mit einem sterilen Tupfer trocknen, damit die nachfolgende Abdeckung klebt (z. T. wird gewartet bis das Desinfektionsmittel von allein getrocknet ist).

> **WICHTIG**
>
> Nach dem Waschen dürfen Sie mit den Händen oder Unterarmen weder sich selbst noch den Patienten oder Gegenstände berühren! Ansonten muss eine erneute Händedesinfektion erfolgen.

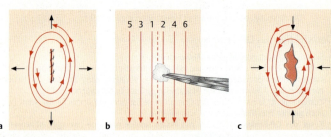

Abb. 14.8 • Bei aseptischen Operationen/Wunden von kreisförmig (a) oder gerade (b) von innen nach außen abwaschen (gestrichelte Linie = geplanter Hautschnitt).
c) Septische/infizierte Operationen/Wunden werden von außen nach innen abgewaschen.
(nach Paetz B, Chirurgie für Pflegeberufe. 21. Aufl. Stuttgart: Thieme; 2009)

Steril anziehen mit Hilfe

▶ **Kittel anziehen (Abb. 14.9):**
- Vor die sterile OP-Schwester stellen, die den Kittel aufhält.
- Mit den Armen in den Kittel hineinfahren. Die OP-Schwester streift den Kittel bis über die Schultern.
- Sind Hände und Arme vollständig im Kittel versenkt, kann man die Unterarme wieder (vorsichtig!) nach oben nehmen.
- Die OP-Schwester befreit dann die Hände vom Kittel.
- Die unsterile Schwester schließt den Kittel am Rücken.

▶ **Handschuhe (Abb. 14.10):**
- Erst in die Handschuhe schlüpfen, wenn die **Hände völlig trocken** sind. Bitten Sie die OP-Schwester bei noch feuchten Händen um Geduld. Denn feuchte Desinfektionsmittelreste:
  - bremsen das Hineinrutschen der Hände in die Handschuhe,
  - können zusammen mit dem sich bildenden feuchten Milieu unter den Handschuhen zu Hautirritationen führen,
  - erhöhen das **Perforationsrisiko** der Handschuhe.

➔ *Hinweis:* 2–5 % der Handschuhe haben bereits in fabrikneuem Zustand Defekte; durch ein zweites Paar Handschuhe kann das Risiko der Kontamination im Falle einer Perforation zwar vermindert, aber nicht völlig eliminiert werden.

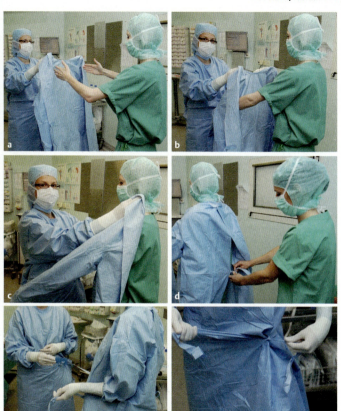

Abb. 14.9 • Anlegen des OP-Kittels mit Hilfe.
(aus Henne-Bruns D. Duale Reihe Chirurgie. 4. Aufl. Stuttgart: Thieme; 2012)

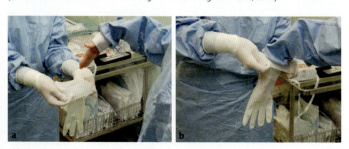

Abb. 14.10 • Anziehen der sterilen Handschuhe mit Hilfe. Dabei nicht die Handschuhe des OP-Pflegepersonals mit den Händen berühren.
(aus Henne-Bruns D. Duale Reihe Chirurgie. 4. Aufl. Stuttgart: Thieme; 2012)

Praxistipp
Falls Sie mit den Fingern falsch im Handschuh landen, lassen Sie sich trotzdem den zweiten Handschuh anziehen. Anschließend können Sie an den falsch positionierten Handschuh-Fingerspitzen ziehen und in die richtige Position schlüpfen.

▶ **Schließen des Kittelgürtels** (Abb. 14.9 e und f):
  ◻ *Beachte:* Nur auf Anweisung des OP-Pflegepersonals handeln! Bei Ungeübten werden die nächsten Schritte evtl. ganz von der Schwester übernommen.
  • Am Kittel sind zwei Gürtelteile befestigt, deren Enden beide vorne in einen kleinen Pappkarton geklemmt sind. Der längere Gürtelteil ist am hinteren offenen Kittelende, der kürzere vorne links am Kittel befestigt.
  • Den Pappkarton vom kurzen Ende lösen. Den Karton, der am Ende des langen Gürtelteils verbleibt, der Schwester geben.
  • Nehmen Sie den kurzen Gürtelteil, der am Kittel befestigt ist, in die linke Hand und drehen Sie sich (langsam!) nach links einmal um die eigene Achse. Vergewissern Sie sich dabei, dass weder Personen noch Gegenstände im Weg sind.
  • Nach der Drehung nehmen Sie das lange Gürtelteil aus der Hand der Schwester und binden beide Enden zu einer Schleife.
  ◻ *Cave:* Erst dann drehen, wenn der Kittel hinten von der unsterilen Schwester geschlossen wurde!

▶ **Verhalten im sterilen Kittel** (Abb. 14.11a):
  • Die eigenen Hände dürfen jetzt den eigenen Kittel nur noch vorne im Bereich zwischen Brust und Gürtel berühren.
  ◻ *Tipp:* Am besten die Arme unter der Brust überkreuzen und das Pflegepersonal fragen, wo man stehen soll, bis man an den OP-Tisch treten kann.

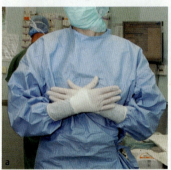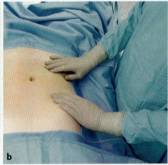

Abb. 14.11 • a) Handhaltung nach sterilem Anziehen; b) Position am OP-Tisch.
(nach Henne-Bruns D. Duale Reihe Chirurgie. 4. Aufl. Stuttgart: Thieme; 2012)

Steril anziehen ohne Hilfe

▶ **Kittel:**
  • Nehmen Sie den zusammengefalteten Kittel an der Innenseite im Halsbereich und strecken ihn etwas von sich weg. Anschließend Kittel nach unten entfalten lassen.
  • Gleiten Sie nacheinander mit den Armen in die Ärmel. Strecken Sie dazu die Arme leicht nach oben. *Wichtig:* Helfen Sie nicht mit den Händen von außen nach!
  • Die unsterile Schwester greift von hinten an die Innenseite der Ärmel und zieht, bis die Hände frei sind. Sie schließt dann den Kittel von hinten.

▶ **Handschuhe** (Abb. 14.12 c-h):
- Nehmen Sie einen sterilen Handschuh an der nach außen umgeschlagenen Öffnung und fahren Sie mit der anderen Hand hinein. Dann fassen Sie mit der behandschuhten Hand in die Falte des anderen Handschuhs und ziehen diesen an. *Hinweis:* Das selbstständige Anziehen von sterilen Handschuhen ist eine Herausforderung: unbedingt vorher zeigen lassen und üben!
- Reichen Sie das hintere längere Gürtelteil mit der Pappkarte der Schwester, drehen Sie sich um sich selbst, ziehen Sie den Gürtel von der Pappkarte und binden Sie eine Schleife.

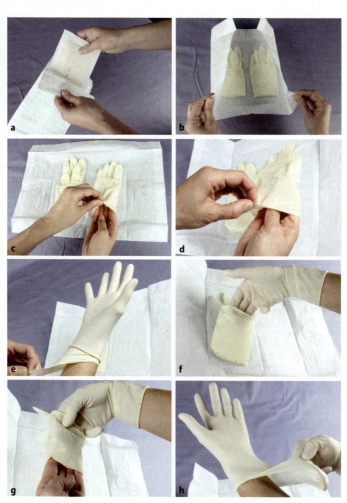

Abb. 14.12 • Anziehen von sterilen Handschuhen ohne Hilfe nach hygienischer Händedesinfektion, wie z. B. in der Notaufnahme zur Versorgung von Platzwunden notwendig.

Abdeckung des OP-Gebiets

▶ Erfolgt durch zwei steril angezogene Personen (Operateur und Assistent, ggf. OP-Schwester). *Tipp:* Abdecken ist für einen Ungeübten nicht einfach. Fragen Sie aber ruhig nach, ob Sie es gezeigt bekommen.

▶ Die Abdeckung hält nur auf trockener Haut. Die Technik und verwendeten Tücher sind je nach OP und Klinik unterschiedlich.

Position am Tisch

▶ Nach vollendeter Abdeckung des OP-Gebietes bekommt man vom Operateur seine Position am OP-Tisch zugewiesen:
  - Operiert man zu dritt, steht der 1. Assistent meist gegenüber, der 2. Assistent (also der Student) neben dem Operateur.
  - Operiert man zu zweit, steht der Assistent dem Operateur in der Regel gegenüber.

▢ *Tipp:* Am Tisch weiß man als Anfänger häufig nicht, wohin mit den Händen → am besten legt man sie vor sich auf den Patienten an den Rand des abgeklebten OP-Gebiets (Abb. 14.11 b).

Kleine Instrumentenkunde

▶ Wichtige chirurgische Instrumente zeigt Abb. 14.13.
  - a) **Stichskalpell** (11er-Klinge).
  - b) **20er-Klinge** für Hautschnitt.
  - c) **Chirurgische Pinzette mit verzahnter Spitze.**
  - d) **Anatomische Pinzette** für empfindliches Gewebe.
  - e) **Overholt-Klemme** zum Fassen von Gewebe oder Gefäßen bei Ligaturen.
  - f) **Mikuliczklemme** mit verzahnter Spitze zum Halten von Faszien.
  - g) **Backhausklemme** um Bauchtücher zu fixieren.
  - h) **Bauchdeckenhaken nach Fritsch** um das OP-Gebiet bei Laparotomien flexibel offen zu halten.
  - i) **Leberhaken** zum Verdrängen tiefer gelegener Strukturen bei Laparotomien.
  - j) **Langenbeckhaken** zum Halten von kleineren Geweben, z. B. in der Strumachirurgie.
  - k) **Rouxhaken** zum Halten von Haut und Subkutis.
  - l) **Scharfer Haken (Volkmann)** zum Halten von Haut und Subcutis.
  - m) **Clipzange** zum Verschluss von Gefäßen oder z. B. Gallengängen.
  - n) **Linearcutter:** Im ersten Schritt werden Klammern proximal und distal der geplanten Trennlinie gesetzt. Anschließend wird das Organ (z. B. Lunge oder Darm) durchtrennt.
  - o) **Zirkularstapler** zur Anastomosierung im Magen-Darm-Trakt (z. B. Ösophagojejunostomie, Ileorektostomie).

Nach der OP

▶ **Sterile Kleidung ablegen:** Es ist wichtig, zuerst den Kittel auszuziehen und dann die Handschuhe! So passiert es nicht, dass Sie ohne Handschuhe an den kontaminierten Kittel fassen. Auf korrektes Ablegen der Handschuhe achten (Abb. 14.6).

▶ **Umlagern:** Wenn nötig das Bett des Patienten in den Umlagerungsbereich holen und beim Umlagern des Patienten helfen. Achten Sie darauf, dass beim Umlagern etwaige Drainagen/Harnblasenkatheter/Zugänge nicht versehentlich entfernt werden! Zum Umlagern unsterile Handschuhe anziehen.

▶ **Verlassen des OP-Traktes:** Es ist nicht erlaubt, den OP-Trakt in OP-Kleidung (Bereichskleidung) zu verlassen, auch nicht wenn man einen Kittel überwirft (wird in der Realität von vielen Ärzten missachtet!). Wechseln Sie zwischen zwei OPs den Mundschutz.

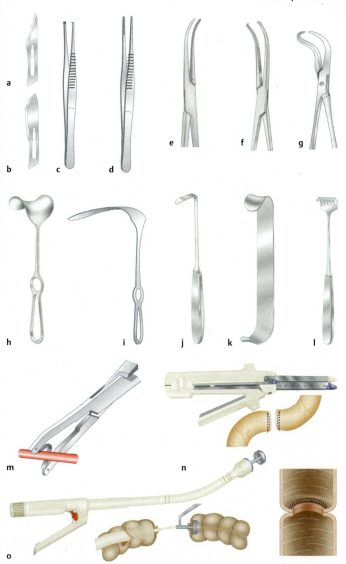

Abb. 14.13 • Wichtige chirurgische Instrumente.
(nach Hirner A, Weise K. Chirurgie: Schnitt für Schnitt. 2. Aufl. Stuttgart: Thieme; 2008)

14.7 Verbandwechsel

Grundlagen

> **WICHTIG**
> Jeder Verbandwechsel dient auch der Beurteilung der Wunde! Auch wenn der Verband von außen sauber aussieht, muss er deshalb regelmäßig gewechselt werden.

▶ **Prinzip:**
- Im Idealfall wird jeder Verbandwechsel (VW) **zu zweit** durchgeführt. Ein Mitarbeiter arbeitet am Patienten und ist damit als „infektiös" zu betrachten, die zweite Person arbeitet („sauber"), d. h. ausschließlich am Verbandswagen und reicht alle benötigten Gegenstände an.
- **Praxis:** Muss ein VW aus Personalmangel allein durchgeführt werden, sollten alle benötigten Utensilien vorab herausgenommen werden, damit der Verbandswagen nicht kontaminiert wird.

▷ *Tipp:* Bei **schmerzhaften Verbandwechseln** sollte mindestens eine halbe Stunde vorher ein Schmerzmittel verabreicht werden.

▶ **Zeitpunkt:**
- *Primäre Wundheilung:* Genähte, unkomplizierte Wunden werden am 2. postop. Tag das erste Mal verbunden, dann täglicher VW.
- *Sekundäre Wundheilung*: Ab dem 1. postop. Tag mindestens einmal täglich VW.
- *Alle Wunden:* Jederzeit, wenn der Verband durchblutet oder wenn Sekret aus dem Verband läuft.
- Okklusionsverbände können auch mehrere Tage belassen werden.

Vorgehen beim VW

▶ **Vorbereitung:**
- Kleidung mit kurzen Ärmeln tragen (Hygiene), ggf. Einmalschürze verwenden.
- Hygienische Händedesinfektion durchführen und unsterile Handschuhe anziehen.
- Mülltüte mit ans Patientenbett nehmen, dann kann alles direkt entsorgt werden.
- Bei sezernierenden Wunden oder geplanter Wundspülung saugfähige Unterlage benutzen.
- Benötigtes steriles Material wie z. B. Kompressen öffnen, aber noch steril in der Verpackung liegen lassen.

▶ **Verband abnehmen:**
- Wunde dabei möglichst nicht mit den Händen (unsteril!) berühren.
- Verbandreste können ggf. mit einer sterilen Pinzette entfernt werden.
- Sollte der Verband auf der Wunde kleben, den Verband mit z. B. NaCl tränken und etwas einweichen lassen.

▶ **Wunde beurteilen:**
- Vor und nach dem Reinigen beurteilen:
  - Beispiel: Wunde reizlos, keine Rötung, keine Schwellung, keine Sekretion.
  - Oder: Wundränder gerötet, reichlich eitrige Sekretion aus der Wunde (zur Beschreibung auch auf das Sekret im alten Verband achten), kein Hinweis auf Verhalt.

▷ *Tipp:* Bei Rötung der Wundumgebung die Grenze mit Hautmarker oder Kugelschreiber markieren, damit der Verlauf besser abgeschätzt werden kann.

- Entwickelt sich eine Schwellung, die beim Betasten fluktuiert, ist das ein Hinweis auf einen Verhalt von Wundsekret. Dann sollte die Naht stellenweise (bei infiziertem Sekret auch vollständig) wieder geöffnet werden, damit das Sekret abfließen kann. Möglicherweise kann der Sekretverhalt durch vorsichtiges Sondieren mit z. B. einer geschlossenen Pinzette aufgespürt werden. Weiteres Vorgehen dann wie bei infizierter Wunde.

► **Wunde reinigen:**
- *Nicht infizierte Wunden:*
  – Abtupfen mit mehreren sterilen Tupfern, die mit sterilem NaCl/Ringer getränkt sind.
  – Die Reinigung sollte i. d. R. nicht mit antiseptischen Mitteln erfolgen, obwohl das häufig so gehandhabt wird. Denn dies kann zu Hautreizung und zur Verzögerung der Granulation führen.
- *Spülung*, z. B. bei sekundärer Wundheilung:
  – Bei infizierten Wunden mit antiseptischen Mitteln, z. B. Lavasept, sonst steriles NaCl oder Ringer.
  – Große Spritze befüllen und Wunde mit Druck ausspritzen (Kompresse auf die Wundöffnung halten, damit man selbst nichts abbekommt). Bei tiefer Wunde Knopfkanüle verwenden oder sterile Harnblasen-Einmalkatheter (sog. Frauenkatheter) zweckentfremden.
- *Débridement:*
  – Nekrosen und feste Beläge sollten abgetragen werden. Hierzu wird totes Gewebe vorsichtig mit einem Skalpell oder einem scharfen Löffel abgetragen, bis man auf wieder blutendes Gewebe stößt. Denn: Wo Blut ist, ist auch Leben (alte Chirurgenweisheit).
  – Manchmal ist für das Débridement eine Narkose erforderlich.

Wahl des Verbandmaterials

> **Hinweis**
> Trockene Wunden werden trocken, feuchte Wunden werden feucht verbunden.

► **Primär heilende Wunden** (trockene Wunden) ohne Infektion:
- Darunter fallen z. B. alle *genähten Wunden.* Sie gelten als „trockene Wunden", auch wenn zunächst noch Blut oder Wundsekret austreten sollte.
- Kleinere Wunden: Verband mit vorgefertigten sterilen Pflastern (z. B. Cutiplast), bei guter Wundheilung können ab dem 3. postop. Tag auch unsterile Pflaster verwendet werden.
- Größere Wunden: Sterile Kompressen als Wundauflage mit Fixierung (s. u.).

► **Sekundär heilende Wunden** (feuchte Wunden) ohne Infektion:
- *Gering sezernierend:*
  – Silikonauflagen.
  – Hydrogel-, Hydrokolloid-Folienverbände: Sie verbleiben als Okklusivverband mehrere Tage auf der Wunde. Im Verlauf wird das wirksame Gel als gelbe Flüssigkeit im Zentrum des Verbands sichtbar → VW wenn die Flüssigkeit den Rand des Pflasters erreicht.
- *Stark sezernierend:* Schaumverband (z. B. Mepilex).

► **Infizierte Wunden:**
- Bei V. a. Wundinfekt Abstrich für die Mikrobiologie entnehmen.
- Wunde mindestens 1 Mal täglich (ggf. sogar mehrmals) spülen (s. o.) und verbinden.
- Bei kleiner Wundöffnung aber tiefer Wundtasche sterile Gummilaschen oder Kompressenstreifen einlegen, damit die Wundöffnung nicht verklebt und den Sekretabfluss behindert. Falls eine primäre Naht vorhanden ist, muss diese teilweise oder ganz geöffnet werden.
- Verband mit antiseptischen Salben und sterilen Kompressen, bei starker Sekretion sind zusätzlich aufgelegte Saugkompressen hilfreich, die deutlich mehr Wundsekret aufnehmen können.
- ☐ *Tipp:* Um ein Verkleben der Wundauflage mit der Wunde zu verhindern, kann eine *sterile Fettgaze* direkt auf die Wunde gelegt werden.

► **Trockene Gangrän** (z. B. mumifizierte Zehe): Trockener Verband mit Kompressen und Watte.

▶ **Fixierung von Wundauflagen** sind möglich durch:
- Klebestreifen, Klebevlies (z. B. Fixomull, umgangssprachlich auch „Tapete" genannt).
- Schlauchmull (z. B. für Finger, Zehen, Amputationsstümpfe).
- Netzhose (Anogenitalregion).

◪ *Cave:* Plasterstreifen oder Klebevlies nicht unter Zug aufkleben → Blasenbildung!

▶ **Vacuum-Verband (VAC-Systeme,** Abb. 14.14):
- *Indikation:* Stark sezernierende Wunden, große offene Wunden mit sekundärer Wundheilung (z. B. Dekubitus, Ulcus cruris), nach Spalthauttransplantation.
- *Prinzip:* Die gesamte Wundfläche wird mit einem speziellen Schwamm bedeckt und anschließend mit Folie luftdicht abgeklebt. Mittig über der Sekretionsfläche wird ein kleines Loch in die Folie geschnitten und ein Schlauchsystem aufgeklebt. Dieses wird mit einer Pumpe verbunden, die kontinuierlich oder im Intervall das entstehende Sekret absaugt.
- Die Verbände können mehrere Tage auf der Wunde belassen werden. Sollte der Verband allerdings undicht werden (Sog↓) oder der Schlauch verstopfen, muss der Verband zeitnah erneuert werden (Infektionsgefahr↑).
- *Vorteile:*
  - Sekret wird ständig abgesaugt, d. h. die Wunde ist immer sauber.
  - Mikrozirkulation wird gesteigert → Granulation und damit Wundheilung werden beschleunigt.

◪ *Hinweis:* VAC-Verbände gibt es übrigens auch für intraabdominelle oder rektale Anwendungen.

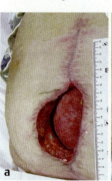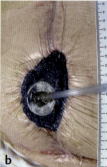

Abb. 14.14 • Vakuumverband. Nach Säubern der Wunde zugeschnittenen sterilen PU-Schaum auflegen und mit einer Folie abdecken. Auf ein Loch in der Folie Drainageschlauch kleben und Sog anlegen, bis sich der Schaum zusammenzieht.
(aus Schewior-Popp S, Sitzmann F, Ullrich L. Thiemes Pflege. 12. Aufl. Stuttgart: Thieme; 2012)

14.8 Wundversorgung

Durchführung

▶ **Vorbereitung und Lokalanästhesie:**
- Prüfung von **D**urchblutung, **M**otorik und **S**ensibilität distal der Wunde (DMS, S. 276).
- Mundschutz, Kopfbedeckung und unsterile Handschuhe anziehen.
- Erste Reinigung der Wunde mit z. B. NaCl.
- In behaarten Bereichen Rasur um die Wunde (ausgenommen Augenbrauen!).
- Erste Sprühdesinfektion der Wunde und der Wundumgebung.
- Lokalanästhesie siehe S. 203. Durchführung entweder jetzt mit unsterilen Handschuhen *oder* nach der ausführlichen Desinfektion und sterilen Abdeckung der Wunde mit sterilen Handschuhen.

Hinweis Lokalanästhesie

Einige Ärzte befürworten die **Infiltration über den Wundrand**, andere lehnen sie strikt ab:

▶ **Pro:** Infiltration über den Wundrand ist für den Patienten weniger schmerzhaft.
▶ **Kontra:** Infiltration über den Wundrand kann zu Keimverschleppung führen.
→ Erkundigen Sie sich nach dem jeweils üblichen Vorgehen.

▶ **Desinfektion und Abdeckung:**
  • Erneute Desinfektion der Wunde mit Umgebung:
    – Bei kleineren Wunden mehrmalige Sprühdesinfektion (Einwirkzeit beachten!)
    – Bei größeren Wunden mithilfe von Kornzange und mit Desinfektionsmittel getränkten Tupfern.
  • Sterile Handschuhe anziehen (Abb. 14.12).
  • Wunde steril abdecken.
▶ **Ausführliche Wundinspektion:** Wundränder anheben, Knochen mit Pinzette austasten, Tiefe der Verletzung prüfen, evtl. Sehnen-, Nerven-, Gefäßverletzungen inspizieren.
▶ **Erneute Wundreinigung:** Etwaige Fremdkörper entfernen und Wunde mehrmals gründlich mit NaCl oder Ringer spülen.
▶ Bei stark zerfetzten oder ischämischen Wundrändern ggf. sparsame (2–3 mm) Wundrandexzision (nicht im Gesicht oder an den Händen!).
▶ **Wundverschluss:** Primär (S. 297) oder sekundär (S. 298).
▶ **Tetanus-Schutz** überprüfen und ggf. auffrischen (S. 302).

Lokalanästhesie

▶ **Infiltrationsanästhesie** (S. 203).
▶ **Oberst-Leitungsanästhesie** siehe Abschnitt Injektionen (S. 205).

Primärer Wundverschluss

▶ **Prinzip:** Verschluss der Wunde, Ziel ist eine primäre Wundheilung.
▶ **Indikation:** Nicht kontaminierte Wunden mit Verletzungszeitpunkt < 6 Stunden.
▶ **Wundversorgung tiefer Schichten:**
  • Falls nötig primäre Versorgung von Blutgefäßen, Nerven und Sehnen.
  • Ggf. adaptierende Subkutannaht (Einzelknopfnaht) bei tiefen Wunden.
▶ **Hautverschluss:**
  • *Naht:* Fadenstärke s. Tab. 14.2, Nahttechniken s. S. 298.
  • *Steristrips (Klammerpflaster):*
    – Werden quer zur Wunde aufgeklebt, um die Wundränder zu adaptieren.
    – Halten nur auf unbehaarter Haut bei trockenen und fettfreien Wundrändern.
    – Können so lange belassen werden, bis sie sich von selbst lösen (i. d. R. 5–7 Tage).
  • *Gewebekleber:*
    – Alternativer Wundverschluss bei Kindern (je nach Größe der Wunde).
    – Achten Sie darauf, nicht mit den eigenen Fingern an der Wunde festzukleben.
    ◪ *Cave:* Bei Wunden im Gesicht unbedingt sicherstellen, dass kein Kleber ins Auge läuft! Das Auge lässt sich sonst ggf. für eine Woche nicht mehr öffnen.
▶ **Info an den Patienten:**
  • Nach 24 h Wundkontrolle (Infektionen?).
  • Für 3–5 Tage sollte kein Wasser an die Wunde gelangen. Beim Duschen ggf. wasserfestes Pflaster aufkleben.
  • Bei Infektzeichen der Wunde/Wundumgebung oder Fieber sofort beim Arzt vorstellen.
◪ *Beachte:* Im Gesicht und an kosmetisch bedeutsamen Regionen sollte kein resorbierbares Nahtmaterial verwendet werden, da dieses in seltenen Fällen Fremdkörperreaktionen hervorrufen kann.
▶ **Fadenentfernung:** Siehe Tab. 14.2 und S. 300.

Sekundäre (offene) Wundbehandlung

▶ **Prinzip:** Es erfolgt kein Verschluss der Wunde, damit infiziertes Sekret jederzeit abfließen kann.
  • Bei der sekundären Wundheilung granuliert die Wunde von „unten nach oben". Die Wundheilung dauert länger und die Narbenbildung ist ausgeprägter als bei der primären Wundheilung.
▶ **Indikation:**
  • Wunden, die älter als 6 Stunden sind (erhöhte Infektionsgefahr).
  • Stark verschmutzte/potenziell kontaminierte Wunden.
  • Infizierte Wunden.
  • Bisswunden (S. 302).
  • Stich- und Schussverletzungen.
▶ **Wundversorgung:**
  • Bei stark klaffenden Wunden werden u. U. wenige adaptierende Nähte (Einzelknopftechnik) gesetzt.
  • Wundverband mit antiseptischen Salben (S. 295).
▶ **Weiteres Prozedere:**
  • Regelmäßige Wundkontrollen mit Spülung der Wunde (S. 294).
  • Ggf. systemische Antibiotikagabe.

Chirurgische Nahttechniken

▶ **Fadenmaterial:**
  • Hautnähte: i. d. R. monofiles (aus *einer* Faser bestehendes), nicht resorbierbares Material.
  • Subkutannähte: i. d. R. geflochtenes, resorbierbares Material.
▶ **Fadenstärke:** Siehe Tab. 14.2.

Tab. 14.2 • **Hautfäden**

Region	Fadenstärke	Fäden entfernen nach
Gesicht Erwachsene	5 – 0	5 Tagen
Gesicht Kinder	6 – 0	3–5 Tagen
Körper Erwachsene	3 – 0	7–10 Tagen*
Körper Kinder	4 – 0	5–7 Tagen

* bei hoher Wundspannung bis zu 21 Tage

▶ **Einzelnähte:**
  • *Einzelknopfnaht* (Abb. 14.15 a): Standardnaht bei unkomplizierten Wunden, z. B. bei Platzwunden, Schnittwunden, OP-Wunden.
  • *Donati-Rückstichnaht* (Abb. 14.15 b): Erreicht und (bewahrt auch) unter Zug eine gute Wundadaption. Wird verwendet, wenn die Naht unter Zug steht, wie z. B. in der Nähe von Gelenken.
  • *Allgöver-Rückstichnaht* (Abb. 14.15 c): Verkleinert gut den subkutanen Hohlraum. Besseres kosmetisches Ergebnis als Donati aber etwas geringere Adaptationskraft (seltener verwendet).

> *Hinweis*
>
> **Vorteil jeder Einzelnaht und der Klammernaht:** Bei einem Wundinfekt können auch kleinere Teilbereiche der Naht geöffnet werden, um Sekret oder Eiter ablaufen zu lassen. Bei einer fortlaufenden Naht muss immer die gesamte Wunde geöffnet werden.

► **Fortlaufende Intrakutannaht** (Abb. 14.15 d):
- Zeitaufwendiger, aber i. d. R. kosmetisch schöneres Ergebnis.
- Nachteil: Bei Wundinfekten kann die Wunde nicht partiell geöffnet werden.
- Nicht resorbierbares Material: z. B. nach Leistenbruch-OPs, Portimplantation. Die Fadenenden bleiben zum Fadenzug oberhalb der Haut.
- Resorbierbares Material: V. a. in der kosmetischen Chirurgie verwendet; die Fadenenden werden unter die Haut versenkt oder stehen ohne Knoten aus der Haut hervor (Fadenentfernung S. 300). *Cave:* Selten treten Fremdkörperreaktionen auf.

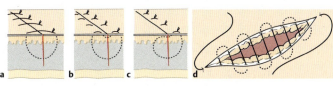

Abb. 14.15 • Verschiedene Nahttechniken. a) Einzelknopfnähte. b) Rückstichnähte nach Donati. c) Rückstichnaht nach Allgöwer. d) Intrakutannaht nach Halsted.
(nach Schumpelick V, Bleese N, Mommsen U. Kurzlehrbuch Chirurgie. 8. Aufl. Stuttgart: Thieme; 2010 und Henne-Bruns D. Duale Reihe Chirurgie. 4. Aufl. Stuttgart: Thieme; 2012)

► **Klammernaht** (Abb. 14.16):
- Wird inzwischen sehr häufig zum Verschluss von OP-Wunden verwendet, da schneller und damit billiger als eine Naht.
- Das kosmetische Ergebnis sei laut mehreren Studien äquivalent zur Einzelknopfnaht.
- Durchführung: Beide Wundränder werden mithilfe von zwei Pinzetten adaptiert, seitengleich leicht hochgezogen und dabei etwas nach außen gestülpt. Eine zweite Person (häufig der Student!) setzt dann die Klammern direkt vor der Pinzette. Der Abstand der Klammer sollte 1–1,5 cm betragen.

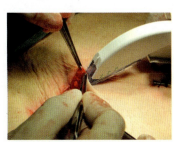

Abb. 14.16 • Verschluss einer Wunde mit Hautklammern.
(Foto: Uwe Glatz)

Tipps für den Anfänger
- ► Durch das zunehmende Klammern der Wunden im OP gibt es leider immer seltener die Möglichkeit für Studenten, das Nähen zu erlernen. Genäht wird meist nur noch an kosmetisch anspruchsvollen Stellen und diese sind dementsprechend zum Üben ungeeignet.
- ► Verbringen Sie daher etwas Zeit in einer **chirurgischen Notaufnahme** und machen Sie dort auch Nachtdienste mit. So können Sie das Nähen an **Schnitt- oder Platzwunden** üben.

Chirurgische Stationen: Besonderheiten und spezielle Arbeitstechniken

Entfernung von Nahtmaterial

▶ **Nicht resorbierbare Fäden:**
- *Zeitpunkt* der Entfernung s. Tab. 14.2.
- *Technik* s. Abb. 14.17. Dabei müssen Sie darauf achten, den durch die Haut laufenden Faden nur auf einer Seite vom Knoten durchzuschneiden, da sonst Nahtmaterial in der Haut verbleibt.

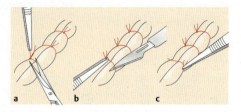

Abb. 14.17 • Fadenentfernung bei Einzelknopfnaht: Mit einer Pinzette ein Fadenende hochziehen. Mit einer Schere oder einem spitzen Skalpell wird der durch die Haut gehende Faden auf einer Seite durchtrennt (a/b). Anschließend wird der durchtrennte Faden entfernt (c).
(nach Largiadèr F, Saeger H-D, Keel M. Checkliste Chirurgie. 10. Aufl. Stuttgart: Thieme; 2012)

▶ **Resorbierbare Fäden:** Bei bestimmten Nahttechniken stehen die Fadenenden ohne Knoten aus der Haut heraus. Zu dem in Tab. 14.2 angegebenen Zeitpunkt müssen diese Fadenenden auf Hautniveau gekürzt werden.
▶ **Hautklammern:**
- *Zeitpunkt* der Entfernung s. Tab. 14.2.
- *Technik* s. Abb. 14.18. **Tipp:** Zange immer ganz durchdrücken – erst dann löst sich die Klammer vollständig aus dem Gewebe und kann nahezu schmerzlos herausgezogen werden.

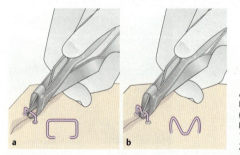

Abb. 14.18 • Entfernung von Hautklammern.
(nach Largiadèr F, Saeger H-D, Keel M. Checkliste Chirurgie. 10. Aufl. Stuttgart: Thieme; 2012)

14.9 Häufiges in der chirurgischen Ambulanz

Kopfplatzwunde

▶ **Anamnese** besonders z. A. Schädel-Hirn-Trauma (Tab. 14.3).
- War der Patient bewusstlos? Kann sich der Patient erinnern, was passiert ist?
- Sind Kopfschmerzen, Übelkeit/Erbrechen oder Sehstörungen aufgetreten?
- Bei dementen Patienten oder bei Kindern: Ist eine Wesensveränderung aufgefallen?

▶ **Klinische Untersuchung:**
- Wundinspektion, Austasten der Wunde mit steriler Pinzette (Stufenbildung am Knochen?).
- Prüfung DMS (Durchblutung, Motorik, Sensibilität).
- Pupillen: Seitengleich? Prompt lichtreagibel?
- Orientierende neurologische Untersuchung.

Tab. 14.3 • **Schweregradeinteilung Schädel-Hirn-Trauma (SHT) nach Tönnis und Loew.**

Grad	Bewusstlosig-keit	Symptome	Rückbildung der Symptome
I° (leichtes SHT) = Commotio cerebri	<5 min	Kopfschmerzen, vegetative Symptome, antero- und retrograde Amnesie	vollständig innerhalb von 5 Tagen
II° (mittelschweres SHT) = Contusio cerebri	<30 min	s. o. + Kreislauf- und Atemstörungen, Paresen, Pyramidenbahnzeichen, Reflexdifferenzen	vollständig innerhalb von 30 Tagen
III° (schweres SHT) = Contusio cerebri	>30 min (auch Tage bis Wochen)	s. o. + motorische Unruhe, neurologische Ausfälle, hormonelle Dysregulation, Störungen von Elektrolyt- und Wasserhaushalt), evtl. Hirnödem → Betroffen sind Großhirn und ggf. Stammhirn!	permanente Schäden

▶ **Radiologische Diagnostik:**
- Ggf. Röntgen Schädel in 2 Ebenen. *Cave:* Theoretisch obsolet aber in der Praxis noch üblich! Intrakranielle Blutungen können auch ohne Schädelfrakturen vorkommen, sodass der Sinn des Schädelröntgens in Zweifel gezogen werden muss. Möglicherweise wiegt man sich bei nicht nachweisbarer Fraktur in falscher Sicherheit und eine weitere notwendige Diagnostik (CT) wird verzögert.
- Schädel-CT (cCT) bei neurologischen Auffälligkeiten oder bei Einnahme von Marcumar® z. A. einer intrakraniellen Blutung.

▶ **Ggf. neurologisches Konsil.**
▶ **Therapie bei Verletzung < 6 h zurückliegend:**
- Allgemeine Wundversorgung (S. 296) und primärer Wundverschluss (S. 297).
- Verband: Gesicht Steristrips (S. 297) und steriles Pflaster, am behaarten Kopf Sprühpflaster.

▶ **Therapie bei Verletzung > 6 h zurückliegend:**
- Allgemeine Wundversorgung (S. 296) und offene Wundbehandlung (S. 298).
- Ggf. systemisches Antibiotikum.

▶ Ggf. Auffrischung Tetanusschutz (S. 302).

Schnittverletzungen

▶ Tetanusschutz prüfen und ggf. auffrischen (S. 302).
▶ Vor der Lokalanästhesie (!) **Prüfung von DMS** = Durchblutung, Motorik, Sensibilität (mit Dokumentation!) distal der Wunde.
▶ Abhängig von der Verletzung Infiltrationsanästhesie (S. 203) bis hin zur Allgemeinanästhesie.
▶ Allgemeine Wundversorgung: Durchführung siehe S. 296, Nahttechniken S. 298.
▶ **Prinzipiell gilt:** *Bei Verletzungszeitpunkt < 6 h→* primärer Wundverschluss (S. 297), bei *> 6 h →* offene Wundbehandlung (S. 298).
▶ Falls nötig Anlage einer Blutsperre mit Blutdruckmanschette (Druck ca. 300 mmHg). *Beachte:* Es darf kein Desinfektionsmittel unter die Manschette gelangen, sonst können dort Hautnekrosen entstehen.

Bisswunden

▶ **Sehr hohes Infektionsrisiko:** Menschenbiss > Hundebiss > Katzenbiss.
▶ Tetanus-Schutz prüfen und ggf. auffrischen (S. 302).
▶ Allgemeine Wundversorgung (S. 296) und zusätzlich Auflegen von antiseptisch getränkten Kompressen (z. B. mit Lavasept) oder antiseptisches Finger-/Handbad zur Reinigung und Desinfektion.
▶ **Offene Wundbehandlung** (S. 298).
▶ **Ruhigstellung** der betroffenen Region, z. B. Unterarmschiene bei Biss in die Hand.
▶ **Antibiotikaprophylaxe** für eine Woche: z. B. mit Unacid® oder Augmentan®.
▶ **Bei Infektzeichen und im Zweifelsfall:** Blutentnahme auf Entzündungsparameter, stationäre Aufnahme und Antibiotikagabe i. v.!
▶ **Tägliche Wundkontrolle!**

Nadelstichverletzung

▶ **Wunde ausbluten lassen** (> 1 min): Dazu auf umliegendes Gewebe drücken, um potenziell infektiöses Blut/Sekret auszuschwemmen.
▶ **Desinfektion:** Wunde gründlich desinfizieren, ggf. Desinfektionsbad durchführen.
▶ **D-Arzt** aufsuchen, um den **Arbeitsunfall** aufzunehmen:
  • *Blutentnahme* beim Verletzten zur Bestimmung des aktuellen Status bezüglich Hepatitis (HBV, HCV) und HIV → erneute Blutentnahmen im Verlauf beim Betriebsarzt → bis dahin muss von potenzieller Infektiosität ausgegangen werden („safer sex", keine Blutspenden)!
  • *Fehlender Impfschutz HBV:* Simultane Impfung aktiv + passiv innerhalb von 24 h.
  • *Postexpositionsprophylaxe HCV:* Derzeit nicht möglich.
  • *Postexpositionsprophylaxe HIV:* Beratung durch D-Arzt, wird individuell je nach Infektionsrisiko entschieden.
▶ Beim Patienten Virusserologie veranlassen → *Beachte:* HIV-Testung ist nur mit Einwilligung des Patienten erlaubt!

> **WICHTIG**
> Jeder Medizinstudent sollte gegen Hepatitis B geimpft sein!

Tetanusimpfung

▶ *Beachte:* Bei allen offenen Verletzungen und bei Bisswunden Impfstatus erfragen und falls notwendig oder Status unklar Impfung auffrischen!
▶ **Auffrischungsintervall:** Ohne Verletzung alle 10 Jahre, bei Verletzung schon nach 5 Jahren.
▶ **Letzte Impfung 5–10 Jahre** zurückliegend? → **Auffrischung** mit Tetanustoxoid (z. B. Tetanol®) i. m.
▶ **Letzte Impfung > 10 Jahre** zurückliegend oder noch nie geimpft? → **Simultane Impfung**, d. h. Auffrischung mit Tetanustoxoid (z. B. Tetanol®) i. m. plus Tetanus-Immunglobulin (z. B. Tetagam®) i. m. (an unterschiedlichen Stellen injizieren!).

14.10 Ruhigstellung

Ruhigstellende Verbände

▶ **Elastische Binde** (z. B. bei leichteren Sprunggelenksdistorsionen):
  • Anlage in Neutral-Null-Stellung (S. 32).
  • Immer von distal nach proximal wickeln, um eine distale Stauung/Ödembildung/Thrombose zu vermeiden.
  • Bei der *Kornährentechnik* (Abb. 14.19) überlappen sich die einzelnen Lagen um mindestens die Hälfte der Bindenbreite. Um Gelenke wird 8-förmig gewickelt.
  • Wird ein Bein völlig ruhiggestellt, ist eine **Thromboseprophylaxe** notwendig (S. 321), auch bei einer ambulanten Behandlung!

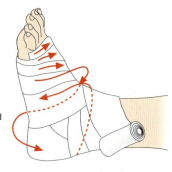

Abb. 14.19 • Kornährentechnik mit elastischer Binde. Um ein Ödem zu vermeiden, immer am Vorfuß beginnen, die Ferse mit einbeziehen und Binde nur leicht unter Spannung halten. (nach Härter et al. Checkliste. Gipstechnik, Fixationsverbände. 3. Aufl. Stuttgart: Thieme; 1998)

▶ **Schienenverband:**
  • Zur Ruhigstellung von einzelnen Fingern bis zur ganzen Hand mit Handgelenk (z. B. bei Bissverletzungen oder infektionsgefährdeten Schnittverletzungen).
    – Gepolsterte Aluminiumschiene (es gibt verschiedene Breiten) in Intrinsic-plus-Stellung biegen (Abb. 14.20) oder individuell angepasste Gipsschiene anfertigen (S. 305).
    – Betroffenen Finger bzw. die ganze Hand auf die Schiene legen und mit Binden umwickeln.

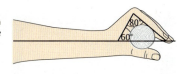

Abb. 14.20 • Intrinsic-plus-Stellung. Hierzu soll der Patient das Handgelenk flach auf den Tisch legen. In die Hand bekommt er z. B. eine mitteldicke Verbandrolle. (nach Baumgartner R, Greitemann B. Grundkurs Technische Orthopädie. 2. Aufl. Stuttgart: Thieme 2007)

▶ **Aircast-Schiene:** Bei Sprunggelenksdistorsion mit Bandläsion.
▶ **Gilchrist-Verband** (Abb. 14.21):
  • Zur Ruhigstellung von Schulter, Ellenbogen, Oberarm (z. B. nach Schulterluxation oder Humeruskopffraktur).
  • Es gibt fertige Verbände in verschiedenen Größen, der Verband kann aber auch aus Schlauchmull hergestellt werden:
    – Schlauchmull in zweifacher Armlänge zuschneiden.
    – Bei 2/3 einschneiden und den Arm durch den Einschnitt in das längere Ende bis zur Axilla einführen, Polsterwatte in Axilla legen.
    – Das obere Schlauchmullende um den Nacken herum führen. Über dem Handgelenk Schlauchmull einschneiden und Hand herausnehmen. Oberes Schlauchmullende um das Handgelenk legen und mit Sicherheitsnadel befestigen.
    – Unteres Schlauchmullende über den Rücken zum distalen Oberarm führen und dort ebenfalls mit Sicherheitsnadel fixieren.

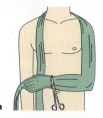 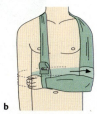

Abb. 14.21 • Gilchrist-Verband aus Schlauchmull. (nach Hirner A, Weise K. Chirurgie: Schnitt für Schnitt. 2. Aufl. Stuttgart: Thieme; 2008)

a   b

▶ **Rucksackverband** (Abb. 14.22):
- Zur Ruhigstellung nach Klavikulafraktur.
- Herstellung aus mit Polsterwatte gefülltem Schlauchmull oder vorgefertigte Produkte mit Klettverschluss. Nach Anlage des Rucksackverbands arterielle (Radialispuls) und venöse Versorgung der Arme (Blaufärbung?) überprüfen.
- Der Verband muss alle 1–2 Tage nachgespannt werden.

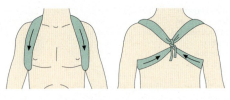

Abb. 14.22 • Rucksackverband.
(nach Hirner A, Weise K. Chirurgie: Schnitt für Schnitt. 2. Aufl. Stuttgart: Thieme; 2008)

▶ **Weiche Schanz-Krawatte** (Halskrause, Abb. 14.23) zur Entlastung der Nackenmuskulatur z. B. bei HWS-Distorsion nach Verkehrsunfall. Die Zervikalstütze soll den Kopf diskret reklinieren (Kinn wird leicht angehoben). Nur bei starken Schmerzen und nur für wenige Tage anlegen. Eine länger dauernde Ruhigstellung verschlimmert die Beschwerden einer HWS-Distorsion!

▶ **Stiffneck®** (HWS-Schiene, Abb. 14.23) zur Immobilisation bei möglicher HWS-Verletzung (z. B. während des Transports im Rettungswagen).

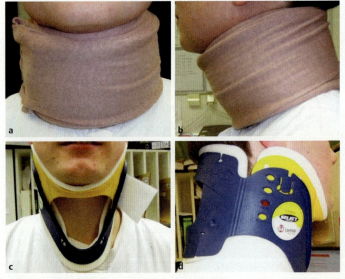

Abb. 14.23 • Schanz-Krawatte und Stiffneck®.
(aus Schumpelick V, Bleese N, Mommsen U. Kurzlehrbuch Chirurgie. 8. Aufl. Stuttgart: Thieme; 2010)

Gipsverbände

► **Gipsverbände** (Abb. 14.25):
- Werden meist von speziell ausgebildeten „Gipspflegern" angelegt → unbedingt von diesen lernen, wie es geht, denn der Arzt trägt die Verantwortung für die Ruhigstellung!
- Da zu erwarten ist, dass die frische Verletzung noch anschwillt, wird initial eine *Gipsschiene* angefertigt.
- Alternativ kann ein zirkulär angelegter Gips direkt nach Anlage aufgeschnitten/ aufgesägt *(gespaltener Gips)* und anschließend mit elastischen Binden umwickelt werden. Nach etwa einer Woche kann der gespaltene Gips durch einen zirkulären Gips ersetzt werden.

► **Erforderliches Material:**
- Unsterile Handschuhe, wasserfeste Unterlage.
- Ggf. Wassereimer, Schere.
- Baumwollschlauchverband, Wattebinden, Krepppapierstreifen, Mullbinden.
- Für Schienen: Gipslonguetten (Gipsstreifen) oder Kunststoffschienen.
- Für zirkuläre Anlagen: Gipsbinden oder Kunstharzbinden
- ❏ *Hinweis:* Kunststoff ist leichter, aber teurer und scharfkantig.

► **Anlage eines Gipsverbandes:**
- Lagerung der Extremität üblicherweise in Funktionsstellung.
- Baumwollschlauch überziehen, Enden etwa 5 cm überstehen lassen.
- Einschichtig mit Watte umwickeln. Druckstellengefährdete Areale extra abpolstern.
- Einlagig mit Krepppapier umwickeln → überschüssiges Wasser wird so aufgesaugt.
- Gipslonguette oder Kunststoffschiene an Extremität anpassen. Angefeuchtete Gipslonguette/Gipsbinde faltenfrei anmodellieren. Mit den Händen am Gips bleiben, bis er aushärtet (Abb. 14.24).
- Falls zirkulärer Gips notwendig → jetzt spalten.
- Überstehende Enden des Baumwollschlauchs umschlagen und den Gips mit Mullbinden umwickeln.

Wichtige Regeln

► **„Der Patient im Gips hat immer recht":** Patienten ausführlich befragen, ob der Gips bequem ist. Wenn der Gips zu eng ist oder Zweifel bestehen, muss er neu angelegt werden!
► Keine Pflaster o. Ä. unter dem Gips verwenden (Druckstellen). Bei frischen Verletzungen muss man den Gips **bis auf die letzte Faser aufschneiden.**

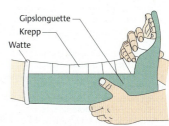

Gipslonguette
Krepp
Watte

Abb. 14.24 • Anpassen der Gipslonguette/ Gipsschiene bei Anlage eines Gipsverbandes. (aus Largiadèr F, Saeger H-D, Keel M. Checkliste Chirurgie. 10. Aufl. Stuttgart: Thieme; 2012)

Chirurgische Stationen: Besonderheiten und spezielle Arbeitstechniken

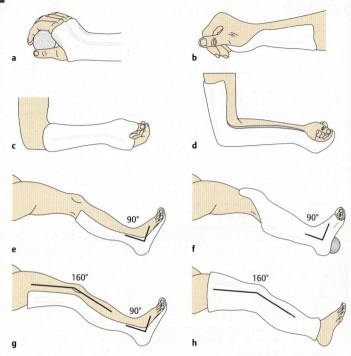

Abb. 14.25 • Standard-Gipsverbände. a) Unterarmgipsschiene in intrinsic-plus-Stellung. b) Palmare Unterarmschiene (das Daumengrundgelenk bleibt frei!). c) Zirkulärer Unterarmgips. d) Oberarmgipsschiene. e) L-Schiene am Unterschenkel. f) Sarmientogips. g) Oberschenkelgips: L-Schiene. h) Tutor.
(Teilabb. a) nach Härter et al. Checkliste Gipstechnik, Fixationsverbände. 3. Aufl. Stuttgart: Thieme; 1998. b-h) nach Paetz B, Chirurgie für Pflegeberufe. 21. Aufl. Stuttgart: Thieme; 2009)

▶ **Vorgehen nach Gipsanlage:**
  • Patienten informieren, dass er sich sofort beim Arzt vorstellen soll, wenn Finger/ Zehen taub, blass, livide werden oder sehr stark anschwellen, bei starken Schmerzen oder wenn der Gips scheuert.
  • Angrenzende Gelenke sollen zur Vermeidung von Versteifung täglich bewegt werden.
  • Extremität hochlagern (venöser Abfluss↑), ohne sie stark abzuknicken (Thromboserisiko). Von außen kühlen.
  • Schmerzmittel rezeptieren, ggf. Menge bis zum nächsten Tag mitgeben.

▶ **Weiteres Prozedere:**
  • Am nächsten Tag Vorstellung beim Arzt zur **Gipskontrolle** mit Kontrolle von DMS (Durchblutung, Motorik, Sensibilität).
  • Wird eine Bein ruhiggestellt, ist eine **Thromboseprophylaxe** notwendig (S. 321), auch bei einer ambulanten Behandlung!

14.11 Häufige Operationen in der Allgemein- und Viszeralchirurgie

Portimplantation

▶ **Definition:** Venöser Langzeitzugang, z. B. für Chemotherapie (S. 223).
▶ **Platzierung:**
  • *V. cephalica:* Geringeres Risiko für Pneumothorax, aber Vene manchmal zu klein.
  • *V. subclavia* oder *V. jugularis:* Der Katheter wird unter der Haut bis über den M. pectoralis geführt, dort wird die Portkammer platziert.
▶ **Hinweis zur Anatomie:** Auf der rechten Seite ist der Katheter meist leichter zu legen, alternativ Anlage aber auch links möglich.
▶ **Aufklärung** über generelle OP-Risiken und speziell über möglichen Pneumothorax.
▶ **Anästhesie:** In Lokalanästhesie möglich.
▶ **Durchführung** (Abb. 14.26): Über einen Hautschnitt wird die Vene aufgesucht und inzidiert. Ein Katheter wird unter Röntgenkontrolle bis zum rechten Herzen vorgeschoben und dann mit der Portkammer verbunden. Die Portkammer wird so auf

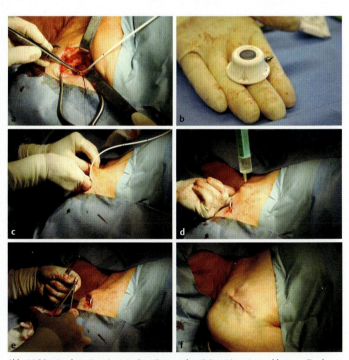

Abb. 14.26 • Implantation eines venösen Ports rechts. Präparation einer subkutanen Tasche rechts subclaviculär. Anschließend wird der Portkatheter mit einer Pinzette in die V. subclavia eingeführt (a), bis in die V. cava superior vorgeschoben und an der Eintrittsstelle fixiert. Die Portkammer (b) wird subkutan eingepasst und mit dem Katheter verbunden (c). Um die Funktion zu prüfen wird der Port intraoperativ punktiert (d). Die Tasche wird mit Subkutan- und Intrakutannähten verschlossen (e und f). Die Naht sollte nicht direkt über dem Port liegen. (aus Schewior-Popp S, Sitzmann F, Ullrich L. Thiemes Pflege. 12. Aufl. Stuttgart: Thieme; 2012)

dem M. pectoralis platziert, dass der Port von außen tastbar ist und seitlich der Hautnaht liegt.

▸ **Postoperativ:**
- Röntgenkontrolle 2 Stunden nach OP, um einen Pneumothorax auszuschließen.
- Wird der Port nicht regelmäßig benutzt, muss er mit Heparin „geblockt" werden (S. 226). Punktion nur mit speziellen Portnadeln und unter sterilen Bedingungen (S. 224)!

Grundlagen der Laparoskopie

▸ **Vorteile:** Kleinere Wundflächen der Bauchdecken → weniger Schmerzen → frühere Mobilisation → geringere Pneumonierate, kürzerer Krankenhausaufenthalt. Zudem geringere Infektionsgefahr der Hautwunde.
▸ **Nachteil:** Tastsinn intraoperativ eingeschränkt, Blutstillung und Naht schwieriger, evtl. längere OP-Dauer, Allgemeinanästhesie notwendig.
▸ **Grenzen:** Bei Kleinkindern z. T. nicht durchführbar, wenn das Abdomen zu schmal ist um genügend Luft insufflieren zu können (Übersicht ↓).
▸ **Vorbereitung:** Patient erhält eine Nullelektrode, meist als handgroßen Aufkleber z. B. auf den hinteren Oberschenkel.
▸ **Grundausstattung** und Position Operateur/Assistenten siehe Abb. 14.27.

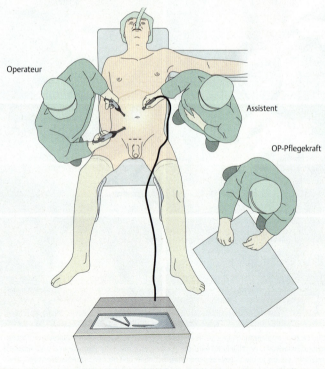

Operateur

Assistent

OP-Pflegekraft

Abb. 14.27 • Grundausstattung und Beispiel für Positionen von Operateur, Assistent und OP-Pflegekraft bei einer Laparoskopie. OP-Abdeckung nicht dargestellt.
(nach Schumpelick V. Operationsatlas Chirurgie. 2. Aufl. Stuttgart: Thieme; 2006)

▶ **Mögliche Zugänge** zur Anlage des *Pneumoperitoneums* (Insufflation von 4–6 l CO_2, bis der intradominelle Druck bei 10–12 mmHg liegt):

- *Offene Präparation:* Inzision im/unterhalb des Nabels, offenes Einbringen eines Trokars ohne Dorn (Abb. 14.28). Wird meist bei voroperierten Patienten angewendet, um bei möglichen Verwachsungen die Verletzungsgefahr zu minimieren.
- *Geschlossenes Vorgehen mit Veres-Nadel:* Eingehen am Nabel mit der sog. Veres-Nadel (Abb. 14.29), wird zunehmend zugunsten der offenen Präparation verlassen.

▶ **Weitere Trokare:** Die Kamera wird am Nabel eingebracht. Über weitere Trokare mit Dorn werden unter Sicht verschiedene Instrumente (Abb. 14.30) eingebracht, ihre Position und Anzahl variiert je nach Eingriff.

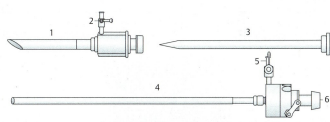

Abb. 14.28 • Trokar und Optik. Trokarhülse (1) mit CO_2-Anschluss (2), Trokardorn (3) und 10-mm-Optik (4) mit Anschluss für das Lichtkabel (5) und die Videokamera (6).

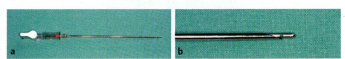

Abb. 14.29 • Veres-Nadel. Nach Eintritt in das Abdomen schnappt ein stumpfer Mandrin vor, der vor Verletzungen durch die Nadelspitze schützen soll. Diese "blinde" Punktion birgt dennoch das Risiko einer Verletzung intraabdomineller Organe und wird zunehmend verlassen.
(aus Henne-Bruns D. Duale Reihe Chirurgie. 4. Aufl. Stuttgart: Thieme; 2012)

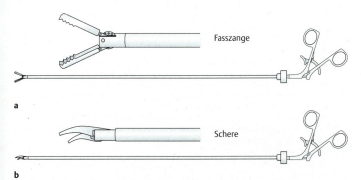

Abb. 14.30 • Beispiele für laparoskopische Instrumente.

▶ **Mögliche Begleiterscheinungen** während des Pneumoperitoneums:
- Erhöhte Beatmungsdrücke durch erhöhten intraabdominellen Druck.
- Reduktion des Herzzeitvolumens durch Kompression von V. cava und anderen intraabdominellen Gefäßen.
- Gefahr einer Gasembolie.

Thoraxdrainage

▶ Siehe S. 196.

Cholezystektomie

▶ Die **laparoskopische Cholezystektomie** ist bei symptomatischer Cholezystolithiasis das Verfahren der Wahl. Die **offene OP** kommt z. B. bei Komplikationen oder im Rahmen anderer offener Eingriffe zum Einsatz.
▶ **Anatomie:** Siehe Abb. 14.31.
▶ **Diagnostik:** Falls sonografisch oder laborchemisch präoperativ Hinweise auf eine Choledocholithiasis vorliegen (gestaute Gallenwege oder Bilirubin, AP, γ-GT↑), MRCP (S. 164) oder ERCP (S. 163) veranlassen. Bei ERCP Steinextraktion möglich.

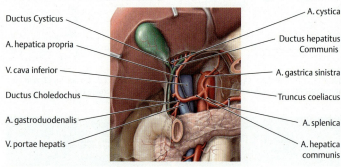

Ductus Cysticus

A. hepatica propria

V. cava inferior

Ductus Choledochus

A. gastroduodenalis

V. portae hepatis

A. cystica

Ductus hepatitus Communis

A. gastrica sinistra

Truncus coeliacus

A. splenica

A. hepatica communis

Abb. 14.31 • Anatomie und Gefäßversorgung der Gallenblase.
(aus Schünke M, Schulte E, Schumacher U. Prometheus LernAtlas der Anatomie. 3. Aufl. Stuttgart: Thieme; 2012. Zeichnung: Markus Voll)

▶ **Durchführung:**
- Anlage des Pneumoperitoneums siehe S. 308.
- Gallenblase fassen und nach oben ziehen. So wird das *Calot-Dreieck* sichtbar mit: A. cystica, Ductus cysticus und Ductus choledochus.
- Arteria und Ductus cysticus werden freipräpariert, geklippt und abgesetzt (Abb. 14.32 a).
- Die Gallenblase wird vom Leberbett abpräpariert, intraabdominell in einen Bergebeutel verbracht und über den Nabel entfernt (Abb. 14.32 b).
- ▷ *Hinweis:* Bei großen Gallensteinen ist die Entfernung der Gallenblase u. U. erst nach einer intraabdominellen Zerkleinerung der Steine im Bergebeutel möglich, ggf. muss der umbilikale Schnitt erweitert werden.
- Häufig wird eine *Drainage* gelegt. Diese kann Hinweise z. B. auf revisionsbedürftige Sickerblutungen aus dem Leberbett oder auf eine mögliche Gallenfistel geben (→ Amylase im Drainagesekret bestimmen lassen).

▶ **Typische Komplikationen:**
- Verletzung/Ligatur/Durchtrennung von A. hepatica/ Ductus choledochus/ Ductus hepaticus.
- Zystikusstumpfinsuffizienz.
- Blutung aus der Leber (ehemaliges Gallenblasenbett).

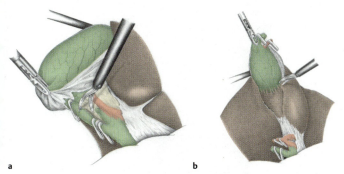

a   b

Abb. 14.32 • Laparoskopische Cholezystektomie. Der Ductus cysticus wird gerade durchtrennt (a). Danach wird die A. cystica abgesetzt. b) Die Gallenblase wird schrittweise aus dem Gallenblasenbett herausgelöst.
(nach Schumpelick V. Operationsatlas Chirurgie. 2. Aufl. Stuttgart: Thieme; 2006)

▶ **Verhaltensregeln für den Patienten:** Eine bestimmte Diät nach Cholezystektomie ist nicht notwendig. Die kontinuierlich sezernierte Gallenflüssigkeit reicht bei normalem Ernährungsverhalten für die Verdauung aus.

Appendektomie

▶ Die **laparoskopische Appendektomie** ist bei der Appendizitis inzwischen Standard. Die **offene OP** wird z. T. bei Komplikationen oder auch bei Kleinkindern durchgeführt.
▶ **Anatomie:** Abb. 14.33.
▶ **Perioperativ:** Single-Shot-Antibiotikaprophylaxe bei Narkoseeinleitung.
▶ **Durchführung:**
  • Laparoskopischer Zugang und Grundlagen: S. 308.
  • Die Appendix kann entlang der *Taenia libra* des Zökums gesucht und gefunden werden.
  • Mesenteriolum (Mesoappendix vermiformis) mit der A. appendicularis schrittweise clippen und absetzen.
  • Appendix an der Basis clippen (Abb. 14.34 a). Diese wird abgesetzt und (wenn von der Größe her möglich) durch den Trokar entfernt (Abb. 14.34 b). Ggf. muss auch ein Bergebeutel eingesetzt werden.
  • Spülung und Absaugen im OP-Gebiet.
  ▷ *Hinweis:* Bestätigt sich intraoperativ der Verdacht auf eine Appendizitis nicht, sollte der Dünndarm auf ein Meckel-Divertikel abgesucht werden. Bei Frauen müssen auch die Adnexe mitbeurteilt werden.
  • Eine *Drainage* ist eigentlich nur bei Blinddarmperforation oder bei einem Abszess indiziert, wird aber teilweise häufiger gelegt.

> **Pro und Kontra Drainage im Abdomen**
> In der Praxis werden bei laparoskopischen Bauchoperationen häufig Drainagen gelegt, in der Hoffnung, Blutungen oder Abszesse (eitriges/„schmutziges" Sekret) früher zu erkennen. Allerdings stellt eine Drainage immer auch eine Eintrittspforte für Erreger dar und sollte deshalb nicht nur „zur Sicherheit" gelegt werden. Eine möglichst frühzeitige Entfernung der Drainage dient der Infektionsprophylaxe.

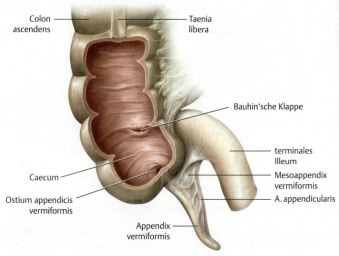

Colon ascendens

Taenia libera

Bauhin'sche Klappe

terminales Ileum

Mesoappendix vermiformis

A. appendicularis

Caecum

Ostium appendicis vermiformis

Appendix vermiformis

Abb. 14.33 • Anatomie der Zökalregion.
(aus Schünke M, Schulte E, Schumacher U. Prometheus LernAtlas der Anatomie. 3. Aufl. Stuttgart: Thieme; 2012. Zeichnung: Markus Voll)

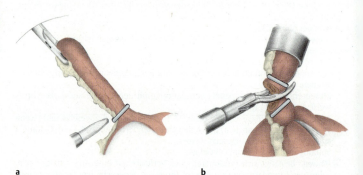

a   b

Abb. 14.34 • Laparoskopische Appendektomie. An der Basis der Appendix werden Clips gesetzt (a). Zwischen den Clips wird die Appendix dann durchtrennt (b) und wenn möglich durch den Trokar entfernt.
(nach Schumpelick V. Operationsatlas Chirurgie. 2. Aufl. Stuttgart: Thieme; 2006)

Tipps zur Drainagenentfernung

Die meisten Patienten haben mehr Angst vor dem Zug der Drainage als nötig. Zur Ablenkung kann es helfen, bis „drei" zu zählen, aber schon bei „zwei" zu ziehen. Löst sich die Drainage nicht auf Anhieb, versuchen Sie sie durch Drehen zu lösen. Bei intraabdominellen Drainagen lassen Sie den Patienten tief einatmen und ziehen dann langsam die Drainage.

▶ **Typische Komplikationen:**
  - Intraabdomineller Abszess (Douglas-Abszess) oder Bauchdeckenabszess.
  - Läsion der A. oder V. iliaca beim Einbringen der Trokare.

Leistenbruch-Operationen offen und laparoskopisch

▶ **Anatomie der Leiste:** Siehe Abb. 14.35.
▶ **Formen der Leistenhernie:**
  - *Direkte Hernie:* erworben, innere Bruchpforte liegt medial der epigastrischen Gefäße.
  - *Indirekte Hernie:* angeboren (persistierender Processus vaginalis) oder auch erworben, innere Bruchpforte liegt lateral der epigastrischen Gefäße.
▶ **OP nach Shouldice:** Doppelung der Transversalisfaszie (ohne Netz) zur Rekonstruktion der Leistenkanalhinterwand.
▶ **OP nach Lichtenstein:** Siehe Abb. 14.36.
▶ **TEPP** = totale (endoskopische) extraperitoneale Patch-Plastik (Abb. 14.37).

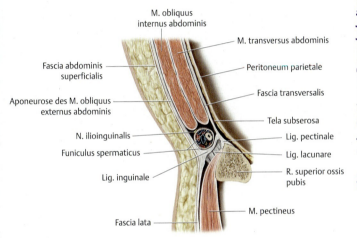

Abb. 14.35 • Anatomie Leistenkanal.
(aus Schünke M, Schulte E, Schumacher U. Prometheus LernAtlas der Anatomie. 3. Aufl. Stuttgart: Thieme; 2011. Zeichnung: Karl Wesker)

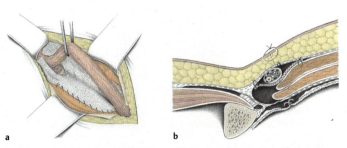

a　　　　　　　　　　　**b**

Abb. 14.36 • OP nach Lichtenstein. Die Hinterwand des Leistenkanals wird mit einem nichtresorbierbaren Netz verstärkt. a) intraoperativ, b) postoperative Situation.
(nach Schumpelick V. Operationsatlas Chirurgie. 2. Aufl. Stuttgart: Thieme; 2006)

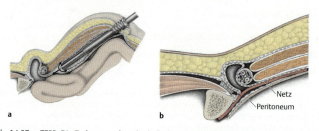

Abb. 14.37 • TEPP. Die Trokare werden oberhalb des Peritoneums (= extraperitoneal) platziert. Dort wird ein Zwischenraum für das Netz präpariert und der Bruchsack reponiert. a) intraoperativ, b) postoperativ Situation.
(nach Schumpelick V. Operationsatlas Chirurgie. 2. Aufl. Stuttgart: Thieme; 2006)

Anatomie Dünn- und Dickdarm

▶ Zur Auffrischung der Anatomiekenntnisse siehe Abb. 14.38.

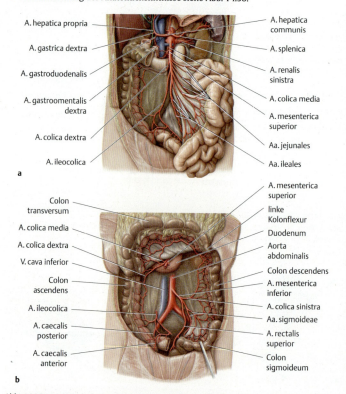

Abb. 14.38 • Anatomie und Gefäßversorgung von Dünn- und Dickdarm.
(aus Schünke M, Schulte E, Schumacher U. Prometheus LernAtlas der Anatomie. 3. Aufl. Stuttgart: Thieme; 2012. Zeichnung: Markus Voll)

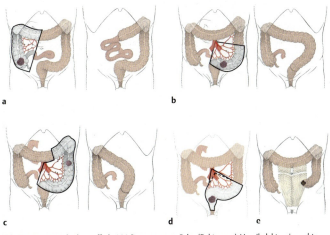

a　　　　　　　　　　　**b**

c　　　　　　　**d**　　　　　　　**e**

Abb. 14.39 • Standardeingriffe bei Malignomen am Colon/Rektum. a) Hemikolektomie rechts. b) Sigmaresektion. c) Hemikolektomie links. d) Tiefe anteriore Rektumresektion. e) Rekonstruktion nach abdominoperinealer Rektumamputation.
(nach Schumpelick V. Operationsatlas Chirurgie. 2. Aufl. Stuttgart: Thieme; 2006)

▶ Standardeingriffe am Colon siehe Abb. 14.39.

Anatomie/Gefäßversorgung von Magen, Leber und Milz

▶ Zur Auffrischung der Anatomiekenntnisse siehe Abb. 14.40.
▶ Zur Vertiefung siehe Lehrbücher der Chirurgie.

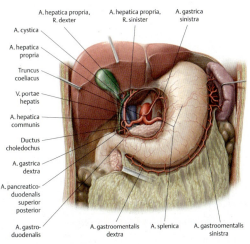

Abb. 14.40 • Anatomie und Gefäßversorgung von Magen, Leber und Milz.
(aus Schünke M, Schulte E, Schumacher U. Prometheus LernAtlas der Anatomie. 3. Aufl. Stuttgart: Thieme; 2012. Zeichnung: Markus Voll)

14.12 Häufiges in der Unfallchirurgie

Grundlagen

▶ Die **klinische Untersuchung** muss immer im **Vergleich mit der Gegenseite** erfolgen.
▶ Die **angrenzenden Gelenke** müssen sorgfältig mituntersucht werden, insbesondere bei Kindern, da diese den genauen Schmerzpunkt oft nur schwer beschreiben können.
▶ Immer **DMS** prüfen (Durchblutung, Motorik, Sensibilität), um Nerven- oder Gefäßläsionen auszuschließen.
▶ **Röntgen-Diagnostik:** Bei Verdacht auf eine Fraktur immer *2 Ebenen mit angrenzenden Gelenken* röntgen. Bei Unklarheiten CT (Fissuren, genauer Verlauf der Frakturlinien, Frage nach Gelenkbeteiligung) oder MRT (Knorpel- und Bandläsionen) ergänzen.
▶ Bei Immobilisation der unteren Extremität muss eine **Thromboseprophylaxe** erfolgen! (S. 321).

Humerusfrakturen

▶ **Proximale Humerusfraktur:**
  • *Mechanismus:* Sturz auf ausgestreckten Arm (indirekt) oder Sturz auf Schultergelenk (direkt), begleitende Abrissfrakturen (Tuberculum majus/minus) bei Schulterluxationen.
  • Die Häufigkeit steigt mit dem Alter, v. a. bei Frauen (Osteoporose).
  ❏ *Cave:* Mitverletzung von N. axillaris, Plexus brachialis und Gefäßen möglich!
  • *Konservative Therapie:*
    – Bei primär oder nach Reposition stabilen Frakturen: Gilchrist- oder Desault-Verband für 1-2 Wochen. Frühfunktionelle Nachbehandlung.
    – Kann auch indiziert sein bei dislozierter Fraktur im sehr hohen Alter oder bei hohem OP-Risiko. Dann folgt auf Gilchrist oder Desault eine Gipsanlage mit Extension.
    – Röntgenkontrollen im Verlauf.
  • *Operative Therapie:*
    – Bei instabilen, irreponiblen oder offenen Frakturen.
    – Je nach Fraktur: Kirschnerdraht-Spickung, Schrauben-/Platten-Osteosynthese, Zuggurtung, proximaler Humerusnagel (subkapitale Frakturen).
  • *Mobilisation:* Frühfunktionelle Bewegung, ansonsten droht eine Versteifung der Schulter („frozen shoulder").
▶ **Humerusschaftfraktur:**
  • *Mechanismus:* Direktes oder indirektes Trauma, pathologische Frakturen.
  ❏ *Cave:* Mitverletzung von N. radialis → Fallhand.
  • *Konservative Therapie:*
    – Bei unkomplizierten, bei nicht oder nur gering dislozierten Frakturen.
    – Ggf. Reposition. Gilchrist- oder Desault-Verband für 2-3 Wochen, dann Sarmiento-Brace (individuell angepasste Kunststoffmanschette) für 4-6 Wochen und frühfunktionelle Bewegung!
  • *Operative Therapie:*
    – Bei irreponibler, offener oder pathologischer Fraktur, bei Gefäß- oder Nervenverletzungen.
    – Je nach Fraktur: Platten-Osteosynthese, intramedulläre Osteosynthese (z. B. unaufgebohrter Humerusnagel) oder Fixateur externe.
  • *Mobilisation:* Frühfunktionelle Bewegung.

Häufige Verletzungen der oberen Extremitäten

▶ **Distale Radiusfraktur**
  • *Sturz- und Verletzungsmechanismus:* Siehe Abb. 14.41. Die Colles-Fraktur ist die häufigste Fraktur des Menschen!

- Evtl. Dislokation des distalen Fragments mit der Hand nach radial *(Bajonett-Stellung)* oder nach dorsal *(Fourchette-Stellung)*.
- *Konservative Therapie:*
  - Bei stabilen bzw. reponierbaren extraartikulären oder gering dislozierten intraartikulären Frakturen.
  - Bruchspaltanästhesie oder Regionalanästhesie → Aufhängen des Unterarms mit einem sog. Mädchenfänger → führt zu Extension der Fraktur → spontane Reposition oder manuelle Reposition unter Durchleuchtung → dorsale Unterarm-Gipsschiene. Nach 3–4 Tagen Röntgenkontrolle, dann zirkulärer Unterarmgips für 3–6 Wochen, regelmäßige Röntgenkontrollen.
- *Operative Therapie:*
  - Als Notfall-OP bei offenen Frakturen, elektiv bei instabilen/dislozierten/irreponiblen Frakturen.
  - Je nach Fraktur: Kirschnerdraht-Fixierung, Schrauben-/Plattenosteosynthese, Fixateur externe (Trümmerfraktur).
  - Postoperativ Ruhigstellung im Gips für 4 Wochen.

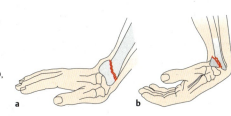

Abb. 14.41 • Distale Radiusfraktur: Sturz- und Verletzungsmechanismus. a) Extensionsfraktur (Colles). b) Flexionsfraktur (mith). (nach Largiadèr F, Saeger H-D, Keel M. Checkliste Chirurgie. 10. Aufl. Stuttgart: Thieme; 2012)

▶ **Kahnbeinfrakturen (Skaphoidfraktur):**
- *Mechanismus:* Sturz auf das extendierte Handgelenk (immer daran denken!). Häufigste Handwurzelfraktur.
- *Klinik:* Druckschmerz über der Tabatière, Daumenstauchungsschmerz.
- *Diagnostik:* Röntgen in 2 Ebenen plus Kahnbeinserie in 4 Ebenen, ggf. CT.
- *Therapie:* Gips für bis zu 12 Wochen oder OP mit Kirschnerdraht/Schraubenosteosynthese.
- *Komplikationen:* Pseudarthrose, Fragmentnekrose.

▶ **Mittelhandfrakturen:**
- *Mechanismus:* Klassisch nach *Faustschlag* oder nach Sturz auf die Hand.
- ▶ *Beachte:* Einige Fehlstellungen sind erst bei maximaler Beugung der Finger sichtbar.
- *Therapie:* Gips (2–4 Wochen) oder OP mit Kirschnerdraht/Schrauben-/Plattenosteosynthese, ggf. zusätzlich postop. Gipsverband.

▶ **Fingerfrakturen:**
- *Köpfchen-, Schaft-, Basisfrakturen:*
  - Stabil, nicht disloziert: Fingerschiene für 4 Wochen.
  - Disloziert: Reposition und OP, Fingerschiene für 4 Wochen.
- *Nagelkranzfrakturen:*
  - Bei subungualem Hämatom Nageltrepanation (s. u.).
  - Fingerschiene für 2 Wochen.

▶ **Subunguales Hämatom:**
- ▶ *Hinweis:* Blutergüsse unter dem Nagel können durch den entstehenden Druck sehr schmerzhaft werden.
- *Therapie:* Trepanation mit einer Kanüle:
  - Wird normalerweise ohne Lokalanästhesie toleriert, bei ängstlichen Patienten Oberst-Leitungsanästhesie (S. 205).
  - Mit steriler Kanüle unter Drehbewegungen ein Loch in den Nagel über dem Bluterguss bohren, bis Blut herausfließt.

    – Wichtig: Nur minimalen Druck ausüben, um nicht in das schmerzempfindliche Nagelbett durchzustoßen.

    – Blutfluss durch ständiges Besprühen mit Desinfektionsmittel und Abtupfen fördern bzw. ein vorzeitiges Verkleben des Bohrloches verhindern.

▶ **Chassaignac-Subluxation bei Kindern:**

- *Definition:* Subluxation des Radiusköpfchens aus dem Lig. anulare. Häufiger Grund für Vorstellung von *1–4-jährigen Kindern* in der chirurgischen Notaufnahme.
- *Unfallmechanismus:* Wenn das Kind plötzlich am Arm hochgezogen wird oder sich an der Hand gehalten plötzlich fallen lässt.
- *Klinik:* Typische Schonhaltung des Armes in Pronation, das Kind benutzt den Arm nicht mehr.
- *Röntgen-Bild:* Nur notwendig nach Sturz und wenn klinische Auffälligkeiten auch nach der Reposition persistieren.
- *Reposition:* Kindlicher Ellenbogen ist 90° gebeugt, Unterarm in Pronation → dieser wird mit Zug gleichzeitig supiniert und gestreckt, der Therapeut übt dabei mit der Hand leichten Druck auf das Radiusköpfchen aus → das Radiusköpfchen springt spürbar und hörbar zurück. Der Arm darf/kann sofort frei bewegt werden.

    ☐ *Praxistipp:* Meist dauert es ein paar Minuten bis das Kind sich wieder traut den Arm zu benutzen. Locken mit Spielzeug, Schlüssel o. Ä. kann helfen.

Häufige Verletzungen der unteren Extremitäten

▶ **Schenkelhalsfraktur (SHF):**

- *Unfallmechanismus:* Sturz auf die seitliche Hüfte oder auf das abgespreizte Bein. Häufig ältere Frauen mit Osteoporose.
- *Lokalisation:* Mediale (intrakapsuläre) SHF > laterale (extrakapsuläre) SHF.
- *Einteilung nach Pauwels =* nach Winkel zwischen Frakturlinie und der Horizontalen:
  - I: < 30°: Abduktionsfraktur, meist verkeilt (d. h. stabil), kann belastungsfähig sein.
  - II: 30–70°: Adduktionsfraktur: Dislokation, Risiko für Femurkopfnekrose.
  - III > 70°: Abscherfraktur: Sehr instabil, hohe Gefahr für Pseudarthrose.
- *Klinik:* Typisch bei instabiler Fraktur: Bein außenrotiert und verkürzt, schmerzhafter Funktionsverlust. *Hinweis:* Bei einer stabilen Fraktur kann das Bein trotzdem belastungsfähig sein!
- *Röntgen:* Beckenübersicht und betroffene Hüfte a. p. und axial.
- *Konservative Therapie:* Möglich bei verkeilter stabiler Abduktionsfraktur. Frühzeitige Mobilisation anstreben!
- *Operative Therapie* bei allen instabilen Frakturen:
  - Bei jüngeren Patienten kopferhaltend: Spongiosaschrauben, dynamische Hüftschraube (DHS), anschließend sofortige Mobilisation mit Teilbelastung.
  - Bei älteren Patienten alloplastischer Ersatz durch Duokopfprothese oder Totalendoprothese (bei vorbestehende Koxarthrose oder unkooperativen Patienten). Anschließend Vollbelastung möglich, frühzeitige Mobilisation!

▶ **Sprunggelenksfraktur** (OSG = oberes Sprunggelenk):

- *Unfallmechanismus:* Meist durch Stolpern oder Ausrutschen verursacht; Supinations- oder Pronationstrauma mit Ab- oder Adduktion und Rotation.
- *Einteilung* (nach Höhe der Außenknöchelverletzung, s. Abb. 14.42):
  - Weber A: Fibulafraktur unterhalb der intakten Syndesmose.
  - Weber B: Fibulafraktur auf Höhe der Syndesmose, Syndesmosenverletzung in 50 % der Fälle.
  - Weber C: Fibulafraktur oberhalb der Syndesmose mit Verletzung von Membrana interossea und Syndesmose.
  - Sonderform Maisonneuve-Fraktur: Hohe Fibula-Fraktur, häufig begleitende Innenknöchelfraktur.
  - Volkmann-Fraktur: Abscherfraktur der dorsalen Tibiakante („Volkmann-Dreieck"), kann bei jedem Typ zusätzlich auftreten.

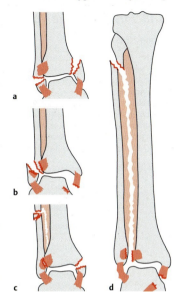

Abb. 14.42 • Einteilung der Sprunggelenks-frakturen. a) Weber-A-Fraktur: unterhalb der Syndesmose. b) Weber-B-Fraktur: auf Höhe der Syndesmose (Verletzung der Syndesmose möglich). c) Weber-C-Fraktur: oberhalb der Syndesmose (Verletzung der Syndesmose und der Membrana interossea). d) Maisonneuve-Fraktur (hohe Fibulafraktur mit Riss der Syndesmose und der Membrana interossea). (nach Härter et al. Checkliste Gipstechnik, Fixationsverbände. 3. Aufl. Stuttgart: Thieme; 1998)

- *Klinik:* Schmerzen, Druckschmerz, Hämatom, Schwellung, Fehlstellungen.
- ❏ *Beachte:* Immer auch prüfen, ob ein Druckschmerz am proximalen Fibulaköpf-chen besteht (z. A. Maisonneuve-Fraktur).
- *Röntgen:* OSG in 2 (–4) Ebenen.
- *Konservative Therapie:* Bei nicht-dislozierten Weber-A- und -B-Frakturen Unter-schenkelgipsverband (S. 305) für 6–8 Wochen.
- *Operative Therapie:*
  - Bei allen dislozierten oder offenen Frakturen.
  - Die OP sollte möglichst bald (<6 h nach Trauma) erfolgen. Andernfalls kann erst wieder nach dem Abschwellen der Verletzung operiert werden.
  - Je nach Fraktur: Zuggurtung, Schraubenosteosynthese, Kirschnerdrähte, Platte-nosteosynthese, ggf. Syndesmosennaht, Stellschraube.
  - Postoperativer Unterschenkelliegegips oder Unterschenkelgehgips für 6 Wochen.
  - Komplikation: Intraoperative Verletzung N. peroneus superficialis/N. saphenus, postoperative Pseudarthrose, CRPS (complex regional pain syndrome).

·WICHTIG
Bei Frakturen mit Luxation sofortige Reposition! Bei klinischer Diagnose damit nicht bis nach dem Röntgen warten!

Schädel-Hirn-Trauma

▶ Siehe Kopfplatzwunde S. 300.

Chirurgische Stationen: Besonderheiten und spezielle Arbeitstechniken

14.13 Postoperative Versorgung

Schmerztherapie

📖 *Merke:* Eine ausreichende Schmerztherapie ermöglicht eine rasche Mobilisation. Dies verringert zahlreiche Komplikationen wie z. B. tiefe Venenthrombosen, Lungenembolien, Pneumonien, Darmparalysen, Stoffwechselentgleisungen.

▸ **Darreichungsformen:**
  • Oral, i. m., subkutan, intravenös, Plexuskatheter, Periduralkatheter.
  • PCA (patientenkontrollierte Analgesie): Der Patient kann über eine „Schmerzpumpe" (peripher- oder zentralvenös/epidural) den Zeitpunkt selbst bestimmen. Tageshöchstdosis und Mindestabstand müssen vorher limitiert werden.
▸ **WHO-Stufenschema:** siehe Tab. 14.4.

Tab. 14.4 • WHO-Stufenschema der Schmerztherapie

Stufen	Schmerzmittel
I	Nichtopioidanalgetika wie NSAR (z. B. Ibuprofen®), Metamizol, Paracetamol
II	niederpotente Opioide wie Tramadol (z. B Tramal®), Tilidin/Naloxon (z. B Valoron®), Dihydrocodein **und** Nichtopioidanalgetika (Stufe I)
III	hochpotente Opioide wie Piritramid (z. B. Dipidolor®), Morphin (z. B. MST®), Buprenorphin (z. B. Temgesic®), Pethidin (z. B. Dolantin®) **und** Nichtopioidanalgetika (Stufe I)

Blutungskontrollen

📖 *Merke:* Nach jeder OP müssen regelmäßige Blutungskontrollen erfolgen!
▸ **Zeitpunkt der Kontrolle:** Abhängig vom OP-Ausmaß. Als Anhaltspunkt für nicht intensivpflichtige Patienten kann gelten: Bei Verlegung aus dem Aufwachraum und (wenn unauffällig) erneut 6 Stunden postoperativ (auf Station wird das z. T. vom Pflegepersonal übernommen). Weitere Kontrollen je nach Befund.
▸ **Durchführung:**
  • Kontrolle der Kreislaufparameter (Blutdruck und Puls), Vigilanz und Hautfarbe.
  • Kontrolle der Wundverbände von außen (Blutung nach außen durchgeschlagen?).
  • Kontrolle der Drainageninhalte (bei Unsicherheit kann eine Bestimmung des Hb-Werts des Sekrets helfen).
  • Ggf. Hb-Kontrolle (schnell und einfach z. B. als venöses Blutgas), v. a. bei Bauch-OPs, da hier Blutungen z. T. erst spät auffällig werden.
▸ **Therapie je nach Ursache:**
  • Kompressionsverband.
  • Volumensubstitution, Bluttransfusion (Notfall: EK 0 rh-negativ), FFP.
  • Erneute OP.

Kostaufbau

📖 *Merke:* Generell gilt: Jeder Patient darf erst dann etwas zu sich nehmen, wenn er richtig wach ist. Ansonsten besteht Aspirationsgefahr!
▸ **Eingriffe ohne Manipulation am Magen-Darm-Trakt:**
  • Schluckweise Wasser oder Tee, sobald der Patient wach ist.
  • Nahrungsaufnahme ab 6 Stunden postoperativ (vorher theoretisch noch Aspirationsgefahr). Zunächst wird „leichte Kost" empfohlen, bei normaler Darmtätigkeit (Peristaltik vorhanden und unauffällig, Windabgang, Stuhlgang, kein Brechreiz,

Magensonde fördert nichts mehr) kann der Patient am 1. postop.Tag bereits wieder normal essen.

* Jede Manipulation in der Bauchhöhle (egal ob offen oder laparoskopisch) kann zu einer Darmparalyse führen. Sollte eine Paralyse auftreten, muss man mit dem Kostaufbau warten.

▸ **Nach Eingriffen am Magen-Darm-Trakt:**
* Generell gilt: Je weiter oral die OP erfolgte, desto länger wartet man mit dem Kostaufbau. Auch hier richtet sich der Kostaufbau nach der Darmfunktion.
* Bei Operationen an Magen und Dünndarm kann man eine Ernährungssonde bis über die OP-Stelle hinauslegen und darüber Sondenkost verabreichen.
* Die früher übliche tagelange Nahrungskarenz wird zunehmend verlassen. Das sog. **„Fast-track-Konzept"** findet immer größere Verbreitung:
  – Angenommen wird dabei, dass sich der Darm schneller erholt, wenn er seine normale Funktion rasch wieder aufnimmt.
  – Kostaufbau: Ab 4 Stunden nach OP Trinken und z. B. Joghurt oder Trinknahrung, anschließend bei Verträglichkeit mit jeder Mahlzeit eine Stufe mehr, d. h. der Kostaufbau ist bei komplikationslosem Verlauf nach 2–3 Tagen abgeschlossen.
  – Das Konzept umfasst außerdem eine lediglich milde präoperative Darmvorbereitung, eine umfassende postoperative Schmerztherapie (u. a. thorakaler Periduralkatheter [PDK]) und eine rasche Mobilisation (bereits 6 Stunden postoperativ).

Mobilisation

▸ **Postoperative Mobilisation:** So früh wie möglich, i. d. R. noch am Abend des OP-Tages, spätestens am 1. postoperativen Tag. Auf ausreichende Schmerzmittelgabe achten!
▸ **Physiotherapie** bei immobilen Patienten mit aktiven oder passiven Bewegungsübungen und **Atemgymnastik** zur Pneumonieprophylaxe ab dem 1. postoperativen Tag.
▸ **Frühfunktionelle Nachbehandlung von Frakturen:** In der Regel bei jeder Fraktur indiziert, um Bewegungseinschränkungen zu vermeiden. Bei angelegten Gipsverbänden ist es wichtig, die angrenzenden Gelenke zu mobilisieren.
▸ **Stabilitätsgrade verschiedener Osteosythesen:**
* *Adaptionsstabil:* Zusätzliche Fixierung notwendig (z. B. Gips, andere Osteosynthesen). Beispiele: Kirschnerdraht/Spickdraht
* *Bewegungsstabil (= übungsstabil):* Passive und aktive Bewegungsübungen möglich, aber nicht gegen Widerstand und *keine Belastung.* Beispiele: Schrauben (Zug-/Stellschrauben), Platten, Fixateur externe, Zuggurtung. *Beachte:* Bei einer Zuggurtung ist postoperativ Bewegung zwingend notwendig, damit die gewünschte dynamische Kompression erzeugt wird (z. B. bei Olekranon-/Patellafrakturen).
* *Belastungsstabil:* Bewegung gegen Widerstand bzw. Belastung möglich, ggf. zunächst Teilbelastung. Beispiele: Marknagel → i. d. R. bei einfachen Schaftfrakturen belastungsstabil, sonst bewegungsstabil; dynamische Hüftschraube → i. d. R. belastungsstabil für mindestens Teilbelastung; Femurkopfprothese; Totalendoprothese.

Thromboembolieprophylaxe

❏ *Merke:* Jede Operation und jede Immobilisation erhöht das Risiko für eine Thrombose!
▸ **Indikation:** Die Prophylaxe richtet sich nach dem individuellen Risiko des Patienten. Dieses setzt sich zusammen aus der Art des Eingriffs und der persönlichen Disposition (s. Tab. 14.5).
* *Niedriges Risiko:* Mobilisation + Kompressionsstrümpfe (meist bekommen bei stationärem Aufenthalt auch diese Patienten eine medikamentöse Prophylaxe).
* *Mittleres und hohes Risiko:* Medikamentöse Prophylaxe + Mobilisation + physikalische Maßnahmen.

Tab. 14.5 • Einschätzung des Risikos einer perioperativen Thrombembolie

niedriges Risiko	mittleres Risiko	hohes Risiko
• kurze Eingriffe <45 min, ohne persönliche Risikofaktoren	• allgemeinchirurgische Eingriffe >45 min, ohne persönliche Risikofaktoren	• Große Operationen, Polytrauma
• unkomplizierte Operationen an der oberen Extremität, ohne persönliche Risikofaktoren	• kurze Eingriffe >45 min mit persönlichen Risikofaktoren*	• mittlere Eingriffe mit persönlichen Risikofaktoren*
	• Immobilisation der unteren Extremität	• Z. n. Thrombose, Z. n. Lungenembolie

* _persönliche Risikofaktoren sind u. a.: Bettlägerigkeit, Rauchen, Schwangerschaft, Adipositas, Kontrazeptiva, über 60.Lj., akute Infektion, Z. n. Thrombembolie, Thrombophilie, Malignome (Auflistung nach steigendem Risiko)_

▶ **Basismaßnahmen:** Frühmobilisation mit aktiver und regelmäßiger Bewegung! Eine ausreichende Schmerzmedikation kann hilfreich sein. Eigenbewegung der Wadenmuskulatur.

▶ **Physikalische Maßnahmen:**
  • _Kompressionsstrümpfe:_
    – Sollten bereits _vor_ der OP angelegt werden.
    – Tragedauer so lange, bis der Patient mehr als die Hälfte des Tages in Bewegung ist.
    ▷ _Hinweis:_ Laut aktuellen AWMF-Leitlinien (2013) sind sie eine „Kann"-Maßnahme, sie werden in der Praxis aber noch sehr regelmäßig eingesetzt.
  • _Intermittierende pneumatische Kompression:_ Über aufblasbare Bein- oder Hosenmanschetten wird intermittierend Druck ausgeübt. Einsatz v. a. auf Intensivstationen.

▶ **Medikamentöse Prophylaxe mit Heparin:**
  • _Heparine_ (niedermolekular und unfraktioniert) sind die bevorzugten Mittel zur kurzfristigen Antikoagulation.
  • _Beginn:_ Zeitnah zur OP! Je nach Eingriff bzw. Substanz am Abend vor oder am Abend nach der OP.
  • _Dauer:_ Variiert je nach Risikogruppe, im Allgemeinen bis zur vollständigen Mobilisation. Empfohlen wird z. B. bei OPs im Bauch- oder Beckenbereich 5–7 Tage, nach Eingriffen am Hüftgelenk oder nach onkologischen Eingriffen 28–35 Tage, also möglicherweise auch über die Entlassung hinaus andauernd (ambulante Thromboseprophylaxe und Kontrolle)!
  • _Kontraindikationen:_ HIT II (Heparininduzierte Thrombozytopenie), Heparinallergie.
  • _Alternativen_ bei Heparin-Unverträglichkeit: Fondaparinux, Dabigatranetexilat, Rivaroxaban.

Unterschiede Heparin
▶ **Niedermolekulares Heparin** (= NMH) z. B. Fragmin®, Fraxiparin®, Mono Embolex NM®, Clexane®.
  • _Vorteil:_ Längere Halbwertszeit → Gabe 1 Mal täglich ausreichend, weniger Nebenwirkungen (z. B. HIT-II-Risiko geringer als bei UFH), Subkutangabe möglich.
  • _Nachteil:_ Höhere Kosten, kontraindiziert bei Niereninsuffizienz → Gefahr der Akkumulation!
  • Bei Adipositas gewichtsadaptierte Dosierung!

▶ **Unfraktioniertes Heparin** (= UFH), z. B. Liquemin®, Calciparin®:
- *Vorteil:* Kostengünstiger als NMH, leicht antagonisierbar.
- *Nachteil:* Kann nur i. v. gegeben werden!
- Regelmäßige Bestimmung der Thrombozytenzahl, da Risiko für HIT II ab 5. Therapietag ↑.

WICHTIG

▶ **Thrombozytenaggregationshemmer** (z. B. ASS, Clopidogrel) sind zur perioperativen Thromboseprophylaxe nicht geeignet!
▶ **Vitamin-K-Antagonisten** (Cumarine wie z. B. Marcumar®) werden i. d. R. zur **Langzeitantikoagulation** eingesetzt und werden perioperativ durch Heparine ersetzt („Bridging", S. 37).

▶ **Ausführliche Informationen**: http://www.awmf.org/leitlinien → Leitlinie Prophylaxe venöser Thromboembolie.

Chirurgische Stationen: Besonderheiten und spezielle Arbeitstechniken

Sachverzeichnis

Orientierungsschema zur Erhebung der Anamnese

Jetzige Anamnese
(zur Aufnahme führende Beschwerden und andere wichtige Symptome):

- Charakter
- Lokalisation
- Verlauf
- mit den Beschwerden assoziierte Umstände
- Was scheint zu helfen? Was scheint zu schaden?
- Auswirkungen auf den täglichen Lebenslauf?
- systematische Befragung des/der Organsysteme, aus denen die Beschwerden hervorgehen könnten

Eigenanamnese (frühe Erkrankungen, Operationen etc.; mit systematischer Befragung aller Organsysteme, soweit nicht schon in der jetzigen Anamnese geschehen):

1. *Herz/Kreislauf/Lunge:* Dyspnoe? Paroxysmale nächtliche Dyspnoe? Orthopnoe? Husten? Auswurf? Thoraxschmerzen? Knöchelödeme? Varizen? Thrombosen?

2. *Gastrointestinaltrakt:* Schluckbeschwerden? Sodbrennen? Bauchschmerzen? Übelkeit/Erbrechen? Gewichtsabnahme? Blähungen (Winde und Aufstoßen)? Stuhlgang (Frequenz, Charakter)?

3. *Urogenitaltrakt:* Dysurie? Nykturie? Hämaturie?

   ♀: Menstruationszyklus; letzte Regel; Dysmenorrhö? Menorrhagie? Zwischenblutungen? Postmenopausale Blutungen? Brustschmerzen? Knoten? Verhütungsmethode?

   ♂: Schwierigkeiten beim Wasserlassen? Schwacher Strahl? Hodenschmerzen? Hodenvergrößerung? Impotenz?

4. *Nervensystem:* Synkopen? Kopfschmerzen? Stimmung? Sehkraft? Hörfähigkeit? Kribbeln/Parästhesien (Hande/Füße)? Gangunsicherheit?

5. *Bewegungsapparat:* Rückenschmerzen? Gelenkbeschwerden? Muskelschmerzen?

Familienanamnese

Vegetative Anamnese

Medikamentenanamnese

Genussmittelanamnese

Sozialanamnese

Orientierendes Schema zum praktischen Vorgehen bei der Erhebung des Befundes

1. Gesamteindruck:

Inspektion:	
▸ krank wirkend?	▸ Adipositas?
▸ altersentsprechendes Aussehen?	▸ Ikterus?
▸ Dyspnoe?	▸ Dehydratation?
▸ Zyanose?	▸ Hautveränderungen?
▸ Anämie?	

2. Hände und Arme:

Inspektion:		Palpation:	
▸ Hautbeschaffenheit?		▸ Temperatur?	
▸ Atrophien?		▸ Feuchtigkeit?	
▸ Gelenkveränderungen?		▸ Radialispuls (Frequenz, Rhythmus, Qualität)?	
▸ Veränderungen der Fingernägel?			

3. Kopf, Hals von vorne:

Inspektion:	Palpation:
▸ Haare	▸ Druckschmerz Nerven-austrittspunkte?
▸ Mimik	▸ Druckschmerz Schädelkalotte?
▸ Pupillen	▸ Klopfschmerz
▸ Schleimhäute	Perkussion: ▸ A. temporalis
▸ Zähne	Auskultation: ▸ A. carotis
▸ Struma?	▸ Prüfung der Hirnnerven II–XII

4. Thorax von vorne:

Inspektion:	Perkussion:
▸ Form	▸ Klopfschall
▸ Jugularvenenpuls	Auskultation: ▸ Atemgeräusche
▸ Atemfrequenz	▸ Herztöne (gleichzeitig Palpation des arteriellen Pulses)
Palpation: ▸ Atembeweglichkeit	▸ Herzgeräusche
▸ Tracheadeviation?	
▸ Cricosternaler Abstand	
▸ Herzspitzenstoß	
▸ Mammae (Knoten?)	

5. Thorax von hinten (gekoppelt mit Schilddrüsenuntersuchung, Untersuchung der Wirbelsäule und Prüfung des Nierenlagers):

Inspektion:	Perkussion:
▸ Thoraxform	▸ Wirbelsäulenklopfschmerz?
▸ Form der Wirbelsäule	▸ Klopfschmerzhaftigkeit des Nierenlagers?
Palpation: ▸ Schilddrüse	▸ Klopfschall
▸ Stimmfremitus	Auskultation: ▸ Atemgeräusche

6. Abdomen:

Inspektion:	Perkussion:
▸ Aspekt (Narben?)	▸ Aszites?
Palpation: ▸ Druckschmerzhaftigkeit?	Auskultation: ▸ Darmgeräusche
▸ Organvergrößerung (Leber, Milz, Nieren)	
▸ Aszites?	
▸ Bruchpforten?	

7. untere Extremität:

Inspektion:	Palpation:
▸ Ödeme?	▸ Ödeme?
▸ Varikosis?	▸ Fußpulse
▸ Atrophien?	
▸ Gelenkveränderungen?	

8. Reflexe (obere und untere Extremität)

9. Blutdruckmessung

10. Rektale Untersuchung